그림으로 이해하는 인체 이야기

생리학의 기본

나카시마 마사미 감수 윤관현 감역 김정아 옮김

BM (주)도서출판 성안당

들어가며

이 책을 현재 손에 들고 공부하려고 하는 분은 의료기술자를 목표로 하고 있는 것일까? 그렇지 않으면 일반 독자로 '인간의 신체'에 매우 흥미를 가지고 있는 분일까? 어느 쪽이든 '인간의 신체'를 '배우고 싶다, 배우려고 한다'고 생각했기 때문에 이 책에 흥미를 갖게 된 것이다.

'인간의 신체'를 배우는데 '해부학'과 '생리학'은 떼려야 뗄 수 없다. 왜냐하면 '해부학'은 '인간의 신체 구조와 그 명칭'을, '생리학'은 그 '구조 각 부분의 작용(기능)'을 배우는 학문이기 때문이다. 예를 들어 심장으로 생각해 보면, 그 구조가 '어떠한 부품으로 되어 있는가? 그 부품의 명칭은?' 등을 아는 것이 '해부학'이고, '그 부품이 어떻게 움직이는가?'를 배우는 것이 '생리학'이다.

이 지구상에 인간으로서 태어나서 살아가고 있는 이상, 자기 자신의 신체를 알고 싶다고 생각하는 것은 매우 멋진 일이다. 그렇기 때문에 이 멋진 학문인 '해부학'과 '생리학'을 즐기면서 배우면 좋겠다고 생각한다.

이번에 이 책을 감수하는데 있어, 독자 여러분이 '과연~', '아~그렇구나', '아~알겠다~'와 같이 말할 수 있게 하는 것을 최우선으로 생각했다. 그렇게 하기 위한 기획이 '좌우 양면 2페이지에서 1항목을 이해한다'는 것이었다. 1페이지에는 해설, 또 다른 1페이지에 해설을 이미지화한 일러스트를 많이 게재했다. 그렇기 때문에 해설을 읽으면서 일러스트를 자세히 보고 확인 작업을 하면, 해설의 의미를 반드시 알게 될 것이다.

'생리학'은 알면 정말로 재미있는 학문이다. 이 책을 다 읽었을 때, '생리학이란 재밌구나. 잘 알게 됐다'라고 말해 주기를 기대하고 있다. 여러분이 '생리학'을 즐겁게 배우는 모습을 마음으로부터 바라며, 저의 '서문'의 글을 마무리한다.

나카시마 마사미

신경계

감각기

호흡기계

소화기계

영양과 대사

목차

콩팥 · 비뇨기

내분비

생식

이 책을 보는 방법

POINT
여기서 학습하는 내용의 포인트를 정리해 두었습니다.

시험에 나오는 어구
생리학을 필요로 하는 각종 자격시험의 출제율이 높은 어구를 픽업해 두었습니다.

키워드
본문 중에서 중요한 용어나 어려운 용어를 해설해 두었습니다.

메모
본문의 용어를 더욱 상세하게 해설해 두었습니다.

2종류의 칼럼

COLUMN

학습하는 내용의 부속 정보를 소개하고, 보다 깊은 본문의 이해를 돕습니다.

Athletics Column

생리학 중에서도 운동에 관한 지식을 깊이 파고들어 소개하고 있다.

사이뇌의 작용

POINT
- 사이뇌는 시상, 시상상부, 시상하부로 구성된다.
- 시상은 뒤뻘 이외의 감각 정보를 중단하고, 대뇌겉질로 보낸다.
- 시상하부는 자율신경계의 중추이다.

뇌의 중심부에 있는 회색질의 덩어리

대뇌의 중심부, 대뇌변연계에 둘러싸인 부분에 있는 회색질의 덩어리가 **사이뇌**이다. 사이뇌의 아래에는 중간뇌, 다리뇌, 숨뇌로 이루어지는 **뇌줄기**가 이어진다. 사이뇌는 시상, 시상상부, 시상하부로 구성되어 있으며, **뒤뻘 이외의 감각 정보를 중계**하거나 **자율신경계를 컨트롤**하고 있다.

시상은 제3뇌실을 좌우에서 끼우는 것처럼 위치하는 계란형의 회색질이다. 대부분의 경우 좌우의 시상은 시상사이붙음로 이어져 있으며, 많은 **신경핵**의 집합체로 되어 있다. 후각을 제외한 시각, 청각 등의 감각 정보를 중계하고 대뇌겉질로 보낸다. 또한 운동의 조정이나 정동, 자율신경과도 관계가 있다고 생각되고 있다.

시상상부는 제3뇌실의 후벽을 만드는 부분을 말하며, **고삐**, **솔방울샘** 등으로 구성된다. 고삐는 대뇌변연계와 관계가 있다고 생각되고 있으며, 솔방울샘은 **멜라토닌**이나 **세로토닌** 등의 호르몬 분비와 관계하고 있다.

시상하부는 시상의 아래 부분으로, 많은 신경핵의 집합체이다. 섭식행동의 조정, 체온 조절, 체내 수분의 조절 등의 중추로서 작용하고, 자율신경계의 중추이기도 하다. 아래에는 내분비샘의 **뇌하수체**가 늘어져 있다.

시험에 나오는 어구

시상하부
뇌저부에 있으며, 신경핵이 모여 있다. 일부의 신경핵은 호르몬을 분비하고, 아래로 늘어져 있는 뇌하수체에 보낸다.

가쪽뇌실, 제3뇌실
대뇌의 중심부에 있는 공간으로, 뇌척수액이 모여 있다. 이외에도 소뇌 앞에 있는 제4뇌실이 있으며, 대뇌나 척수 주변의 거미막밑공간으로 이어져 있다.

키워드

세로토닌, 멜라토닌
서카디안 리듬과 관계하는 호르몬. 세로토닌은 눈뜨는 것에, 멜라토닌은 수면에 관계되어 있다.

메모

사이뇌의 범위
사이뇌는 그 아래에 계속되는 뇌줄기(중간뇌, 다리뇌, 숨뇌)에 포함되는 경우가 있다.

column **시상의 어원은?**

시상은 thalamus opticus의 직역이다. thalamus는 '깊숙한 방', '침실' 등의 의미이고, 뇌의 깊숙한 곳에 있는 것에 유래하고 있다. 근처의 시각신경과 관계가 있다고 해서, '시각'을 의미하는 opticus가 붙어졌다. 그 후 시각 이외의 감각과의 관계도 알게 되어, 학명에서는 opticus가 빠졌지만, 일본어의 시상은 그대로 남았다.

58

컬러 그림 해설의 일러스트
인체의 기능과 구조를 알기 쉬운 일러스트로 해설하고 있다.

구조 · 부위의 해설
일러스트로 나타낸 인체의 기능이나 구조를 보다 상세하게 해설하고 있다.

일러스트 해설
인체의 기능을 클로즈업해, 프로세스 등을 더해 보다 상세하게 해설하고 있다.

간, 쓸개, 샘창자의 구조

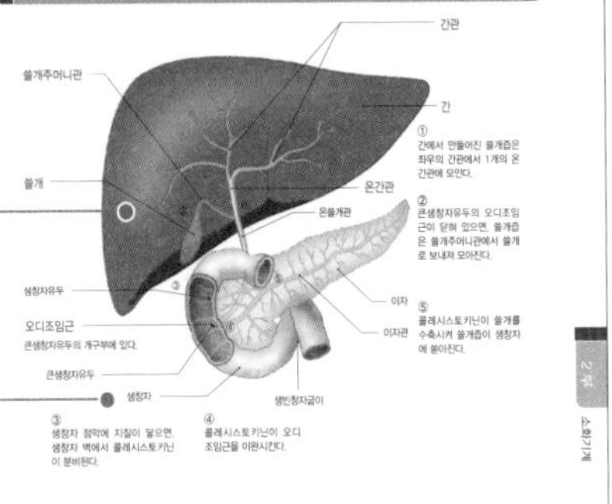
간관
쓸개주머니관
간
① 간에서 만들어진 쓸개즙은 좌우의 간관에서 1개의 온간관에 모인다.
쓸개
온간관
온쓸개관
② 큰샘창자유두의 오디조임근이 닫혀 있으면, 쓸개즙은 쓸개주머니관에서 쓸개로 보내져 모아진다.
샘창자유두
이자
이자관
⑤ 콜레시스토키닌이 쓸개를 수축시켜 쓸개즙이 샘창자에 쏟아진다.
오디조임근
큰샘창자유두의 개구부에 있다.
큰샘창자유두
샘창자
샘빈창자굽이
③ 샘창자 점막에 지질이 닿으면, 샘창자 벽에서 콜레시스토키닌이 분비된다.
④ 콜레시스토키닌이 오디조임근을 이완시킨다.
2장
소화기계

쓸개즙의 작용

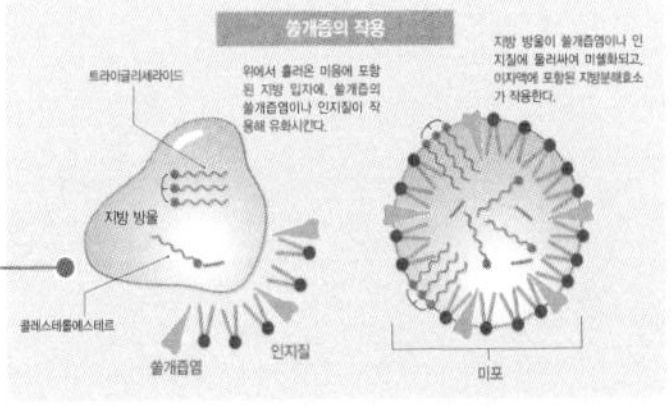
위에서 흘러온 미용에 포함된 지방 입자에, 쓸개즙의 쓸개즙염이나 인지질이 작용해 유화시킨다.
지방 방울이 쓸개즙염이나 인지질에 둘러싸여 미셀화되고, 이자액에 포함된 지방분해효소가 작용한다.
트라이글리세라이드
지방 방울
콜레스테롤에스테르
쓸개즙염
인지질
미포

173

1부

생리학의 기초지식

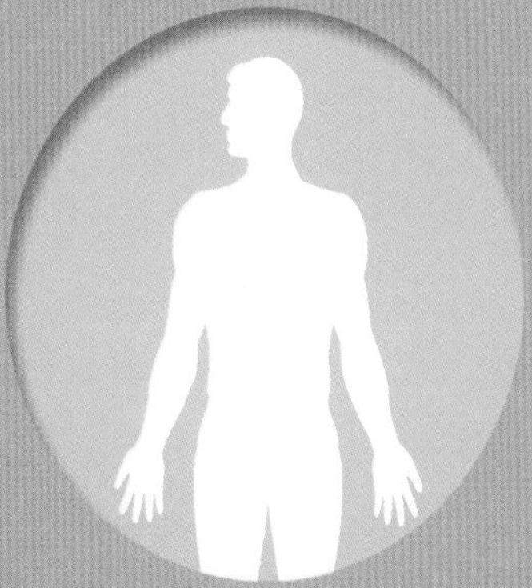

기초지식

생리학이란 무엇인가

POINT
- 생리학은 사람 몸의 구조와 작용을 해명하는 학문이다.
- 건강한 생활을 위한 지식으로서, 생리학은 신변의 학문이다.
- 생리학은 해부학과 함께 이해할 필요가 있다.

사람 몸의 구조를 배우는 학문

생리학은 주로 **동물**의 몸 구조나 작용을 밝히는 학문이다. 그리고 일반적으로 생리학이라고 하는 경우는 사람의 생리를 대상으로 하는 학문을 가리키고 있다.

생리학은 몸의 구조를 밝히는 학문인 **해부학**과 함께 배울 필요가 있다. 해부학이 인체의 하드웨어를 배우는 영역이라고 하면, 생리학은 **소프트웨어**를 이해하는 영역이다. 어느 쪽이 결여되어도 사람의 생명 활동 구조는 이해할 수 없다. 또한 사람의 생리를 이해하는 데는 생리학과 화학, 물리학 등의 기초적인 학문과 생리학 등의 관련 영역의 지식도 필요하다.

인체는 **탄소**, **산소**, **수소**, **질소**를 비롯해 나트륨과 칼슘, 철 등 한정된 종류의 원소가 모인 것이다. 이 단순한 원소의 집합체가 하나의 생명체로서 개성을 가지고, 생각하고, 배우고, 행동하고, 사회를 만들어 생활하고 있다는 것은 생각해 보면 불가사의한 일이다. 생리학은 그러한 생명의 신비의 일단을 가르쳐준다.

생리학을 배우는 의의

생리학은 어렵다고 꺼리는 경향이 있지만, 본래는 매우 가까운 학문이다. 생리학을 이해하면 건강하게 생활하기 위해서는 어떻게 하면 좋을까, 반대로 무엇이 몸에 나쁠까, 의미 없는 것일까를 판단할 수 있게 된다.

또한 의학이나 간호, 건강 케어나 스포츠 등 사람의 건강과 병 · 상처에 관련된 전문직에 있어 생리학이 반드시 필요한 학문인 것은 말할 것까지도 없다.

키워드

생리학
기초과학의 한 분야로, 식물이나 세균 등을 포함하는 모든 생물에 대해 그 형태나 생리뿐만 아니라, 진화와 분류 등을 배우는 학문이다.

생화학
생물의 운영을 화학적으로 해명하는 분야. 생체 내의 화학 반응을 다루므로 생리학과 관계가 깊으며, 양자의 경계에는 약간 애매한 부분도 있다.

메모

생리학의 종류
기본적인 생리학에서 대뇌의 생리, 신경의 생리 등 세분화된 분야와 운동에서의 생리학을 푸는 운동생리학 등의 전문 분야로 나누어져 있다. 최근에는 체내의 현상을 역학적으로 해명하는 생체역학(바이오메커닉스) 등 다른 분야와 융합한 것도 생겨나고 있다.

생리학과 관련 분야

생리학은 해부학과 세트로 배우는 것이 중요하다. 생리학에는 대뇌생리학과 운동생리학 등 전문 분화된 분야가 여러 가지 있다.

생리학

동물의 생명현상을 해명하는 학문으로, 일반적으로 생리학이라고 할 때는 사람의 생리를 대상으로 하고 있다.

뇌와 신경 구조
오감 구조
운동 구조
호흡과 순환 구조
소화와 흡수 구조
호르몬 작용
생식 구조
대사 구조
면역과 지혈 구조

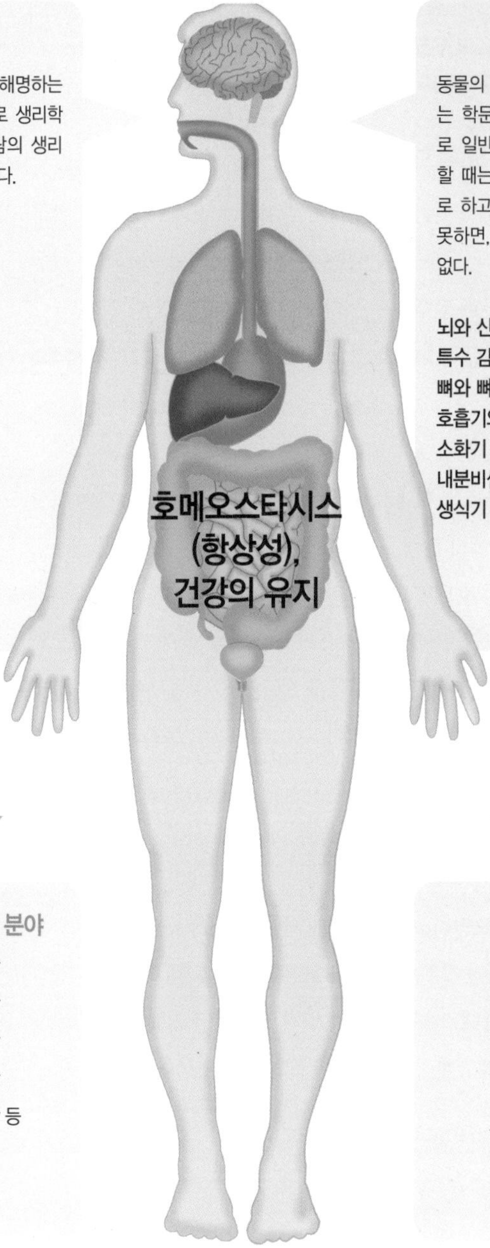

해부학

동물의 형태나 구조를 해명하는 학문. 생리학과 마찬가지로 일반적으로 해부학이라고 할 때는 사람의 몸을 대상으로 하고 있다. 해부학을 알지 못하면, 생리학은 이해할 수 없다.

뇌와 신경 구조
특수 감각기 구조
뼈와 뼈대근육 구조
호흡기와 순환기 구조
소화기 구조
내분비샘 구조
생식기 구조

생리학의 전문 분야

- 세포생리학
- 운동생리학
- 대뇌생리학
- 신경생리학
- 전기생리학 등

관련 분야

- 생물학
- 생화학
- 화학
- 물리학
- 공학
- 분자생리학
- 병리학 등

호메오스타시스란

POINT
- 체내 환경을 일정하게 유지하는 것과 그 구조를 호메오스타시스라고 한다.
- 호메오스타시스의 구조는 수용기와 중추, 효과기의 연계로 성립된다.
- 음성 피드백 구조에 의해 호메오스타시스가 유지된다.

체내 환경을 일정하게 유지하는 구조

호메오스타시스란 **체내의 환경**을 일정하게 유지하는 것과 그 구조를 말하며, **항상성**이라고도 한다. 우리들의 생활 속에서는 외계의 기온이나 습도 등의 환경, 매일의 식사로 섭취하는 영양소, 수면과 운동의 양 등은 날마다 크게 변화한다. 그러한 변화에 노출되어 있어도 사람의 혈액 등 **체액의 양**이나 pH, **체온**과 **혈압** 등의 **체내 환경**은 일정한 범위로 유지된다. 그 작용이 호메오스타시스이다.

호메오스타시스의 구조는 체내의 상태를 감지하는 **수용기**와 중앙제어실로서 중추, 그리고 **중추**에서 명령을 받아 조절을 실행하는 **효과기**의 연계로 성립되어 있다. 예를 들면 대량으로 발한하면 체액이 줄어 혈압이 내려간다. 그러면 심장이나 큰 혈관에 있는 수용기가 그것을 감지, 그 정보를 받아들인 중추가 자율신경계의 교감신경을 통해 전신의 세동맥에 '수축해라'라고 하는 명령을 낸다. 그리고 세동맥이 수축해 혈압이 올라간다.

음성 피드백 기구가 작용한다

중추에서 나온 명령에 의해 혈압이 올라가면, 이번에는 혈압이 올라간 것이 감지되어 중추에 도달하고, 조금 전에 나온 '동맥을 수축해라'라고 하는 명령이 **억제**된다. 이와 같이 중추에서 나온 명령에 의해 작용하는 것을 **음성 피드백 기구**라고 한다. 이 구조가 있기 때문에 어떤 기능의 지나친 상승 하강을 방지, 아주 적절한 범위로 유지할 수 있는 것이다.

시험에 나오는 어구

호메오스타시스(항상성)
체액의 양이나 pH, 체온, 혈당값, 혈압 등의 체내 환경을 일정한 범위로 유지하는 것과 그 구조이다. 자율신경계나 내분비계, 혈관이나 신장 등이 중요한 역할을 한다.

음성 피드백 기구
중추에서 명령을 억제하는 구조로 인체 조절기구의 대부분은 이와 같이 이루어지고 있다.

키워드

효과기
중추에서 명령이 그 효과를 발휘하는 기관이다. 예를 들면 중추에서 세동맥을 수축시키는 명령이 나왔을 때 효과기는 세동맥 벽의 민무늬근이다.

화학수용기
혈액 등의 산소 농도와 이산화탄소 농도, pH 등을 감지하는 센서로 대동맥활이나 목동맥 등에 있다.

메모

피드백 기구
호메오스타시스를 유지하기 위한 조절기구의 대부분은 음성 피드백 기구에 의해 조절되고 있다. 그러나 분만에 관계된 반응과 혈액 응고에 관해서는 양성 피드백 기구가 작용한다.

호메오스타시스란

환경이나 생활 습관 등이 변화해도 체내의 환경을 일정한 범위로 유지하는 작용이 호메오스타시스이다.

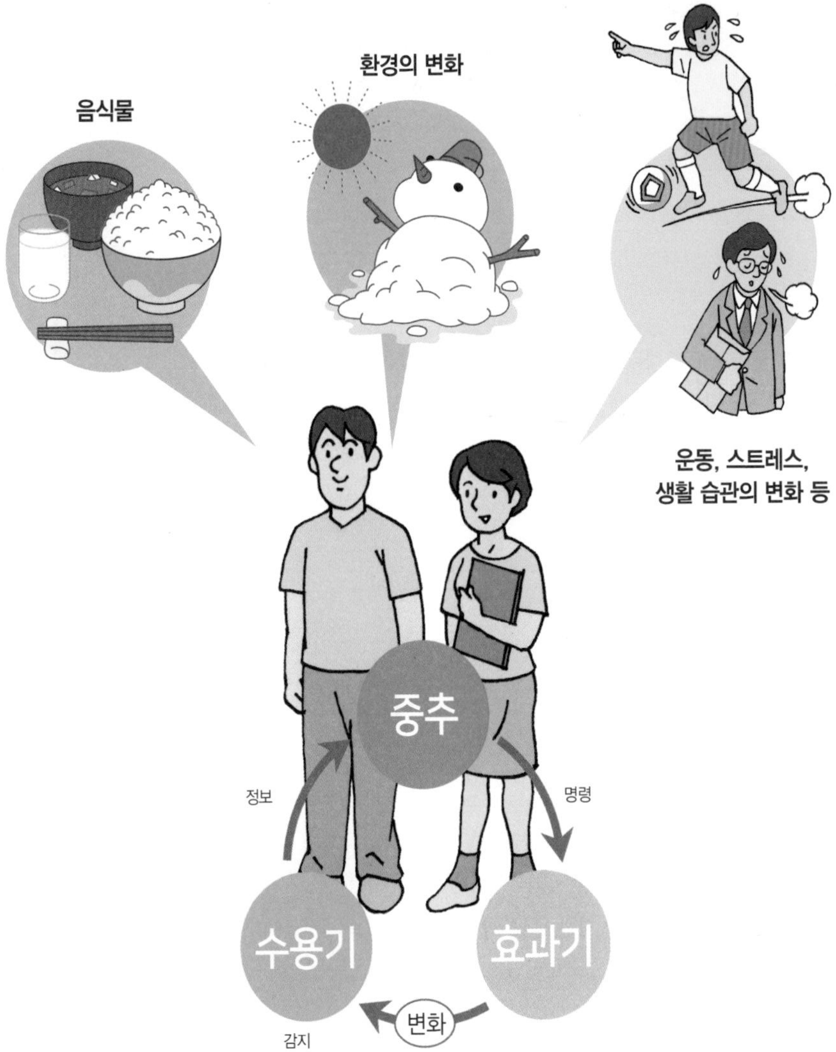
환경의 변화
음식물
운동, 스트레스,
생활 습관의 변화 등
중추
정보
명령
수용기
효과기
변화
감지

음성 피드백 기구

수용기의 정보를 기초로 중추에서 나온 명령에 의해 효과기가 변화를 일으키면, 그 변화가 수용기에 의해 중추에 보고되고 조금 전의 명령이 억제된다. 중추에서 나온 명령에 의해 일어난 변화가 이번에는 중추의 명령을 억제하게 되기 때문에 음성 피드백 기구라고 한다. 이것에 의해 밸런스가 유지된다.

기초지식

성장 · 발달과 노화

POINT

- 길이나 무게 등 몸의 양적 요소가 증대하는 것을 성장이라고 한다.
- 몸의 기능이 질적으로 성숙하는 것을 발달이라고 한다.
- 성장과 발달이 피크를 지나, 퇴행성 변화를 일으키는 것을 노화라고 한다.

발생, 성장, 발달의 차이

1개의 수정란이 세포분열을 반복, 증가한 세포가 특별한 기능을 가진 세포로 분화하면서 전신의 기관과 장기를 구성하고, 하나의 생체가 되는 과정을 **발생**이라고 한다.

출생한 후부터는 형태와 기능은 성숙을 향해 크게 변화해 간다. 그 프로세스 중에 몸의 길이나 무게 등이 양적으로 증대하는 것을 **성장**이라고 한다. 한편, 몸의 기능이 질적으로 성숙해 가는 것을 **발달**이라고 한다. 성장과 발달의 속도는 소아기에 뚜렷하며, 사람은 거의 20세 전후에 성숙하다. 단, 성숙의 피크는 기능에 따라 다르다. 예를 들면 지식이나 사고, 판단 등의 지적 활동은 중년기를 지나도 더 발달된다고 생각되고 있다.

노화란 무엇인가

성장과 발달이 피크를 지나, 몸의 형태와 기능이 나이가 듦에 따라 **퇴행성 변화**를 일으키는 것을 **노화**라고 한다. 사람의 경우, 성인 후에는 몸의 형태나 기능 등의 많은 요소가 노화의 프로세스에 들어간다. 노화가 왜 일어나는지에 대해서는 여러 가지 설이 있으며, 아직 완전히 해명되지 않았다.

체력이나 시력, 청력 등의 저하, 피부의 주름이나 기미 등은 자각하기 쉬운 **노화현상**이다. 한편, 면역 기능의 저하, 동맥경화, 골량의 감소, 허파의 가스 교환 기능의 저하, 신장 기능의 저하 등은 병적인 범위까지 저하하지 않는 한, 자각하기 어려운 노화현상이라고 할 수 있다. 또한 심장근육 자체의 수축 능력이나 영양소의 소화 · 흡수 기능 등 고령이 되어도 뚜렷한 저하를 보이지 않는 요소도 있다.

시험에 나오는 어구

발달
몸의 여러 가지 기능의 성숙. 걸을 수 없었던 아기가 생후 1년쯤 걸을 수 있게 되는 것은 뼈대근육과 운동신경, 대뇌와 소뇌의 기능이 발달하기 때문이다.

노화
몸의 형태나 기능이 성숙해 피크에 달한 후, 나이가 듦에 따라 퇴행성 변화를 나타내는 것이다. 어떠한 사람에게나 일어나는 생리적인 노화와 그것을 넘어 병을 일으키는 수준에 이르는 병적 노화가 있다.

키워드

노화현상
노화의 과정에서 나타나는 몸의 형태나 기능의 변화이다. 노화현상이 나타나는 방식은 노화의 진행도 차이에 의해 기관이나 장기 등에 따라 또는 사람에 따라 다르다.

메모

뇌의 노화
뇌의 뉴런은 나이가 듦에 따라 조금씩 잃게 돼, 고령이 되면 어느 정도의 뇌 위축이 일어난다. 그러나 뇌의 기능은 뉴런들 사이에 구축된 복잡한 네트워크에 의해 유지되고, 또한 발달할 수 있다.

성장 · 발달과 노화의 프로세스

노화

형태나 기능의 퇴행성 변화

성장에 비해 노화의 진행도는 개인차가 크다. 생활 습관이나 병의 유무 등에도 영향을 받는다.

발달

몸의 기능 성숙

성장이나 발달의 속도는 요소에 따라 다르다. 예를 들면 신장 · 체중이나 운동 기능 등은 출생에서 2~3년 사이나 사춘기에 뚜렷한 성장 · 발달을 이룬다. 또한 면역 기능은 소아기에 많은 항원에 조우함으로써 뚜렷하게 발달하고, 그 후는 성인 수준으로 안정된다.

성장

키, 체중, 장기 크기 등의 증대

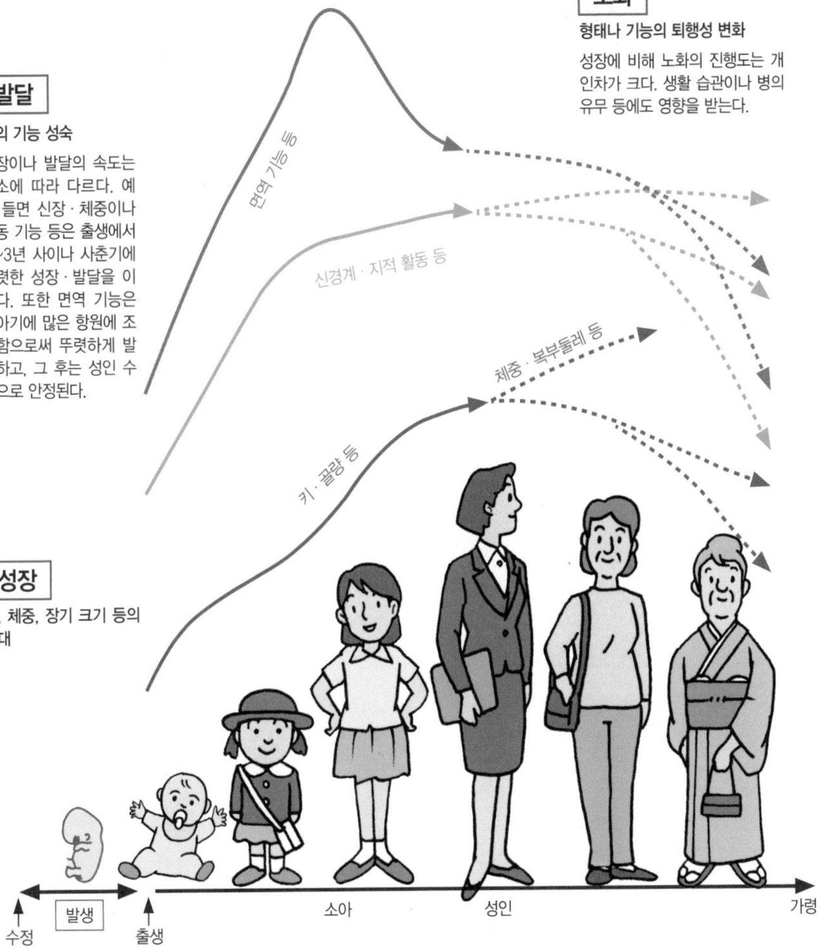

Athletics Column

체력의 발달은 20세 전후가 피크

악력이나 배근력 등의 근력, 수직뛰기 등의 순발력 체력 테스트의 성적은 20세쯤이 피크이다. 빛을 신호로 점프해 반응 속도를 측정하는 테스트 성적은 10대 후반, 볼 던지기의 거리나 균형 능력을 측정하는 테스트의 성적은 20대 중반에 피크를 나타내며, 어떤 체력 요소나 나이가 듦에 따라 저하한다. 그러나 고령이 되어도 적절한 트레이닝을 하면, 체력의 저하를 방지하거나 또는 어느 정도 증진시키는 것도 가능하다.

참고문헌 : 도쿄도립대학 체력표준값연구회 편 '신 일본인의 체력표준값 2000' 후마이도(不昧堂) 출판

SPECIAL COLUMN ①

운동을 통해 생리학을 추구하는 **운동생리학**

운동생리학은 생리학의 한 분야이다. 생리학은 인체의 모든 기능을 밝히는 학문으로, 기본적으로는 몸이 활동하고 있지 않은 상태의 기능을 다룬다. 그것에 대해 운동생리학은 운동이나 스포츠 활동일 때에 몸의 기능이 어떻게 작용하는지를 추구한다. 따라서 당연하지만 운동생리학은 생리학의 지식이 베이스가 된다. 곧잘 어렵고 잘 못하겠다고 여겨지는 생리학이지만, 좋아하는 스포츠를 통해 몸의 기능을 해명해 가다 보면 이해가 보다 깊어질지도 모른다.

운동생리학을 연구하기 위해서는 우선 뼈대근육이 수축하는 구조의 이해가 필요하다. 그렇지만 이것은 시작에 지나지 않는다. 뼈대근육은 그것을 지탱하고 운동의 지점이 되는 뼈와 운동의 명령을 전달하는 신경계가 없으면 기능하지 않는다. 또한 뼈대근육의 수축에 필요한 산소나 에너지원을 받아들여, 운반하는 호흡기, 소화기, 순환기의 이해도 필수이다. 운동생리학은 호흡이나 순환의 기능이 운동 퍼포먼스에 어떠한 영향을 미치는지, 반대로 운동을 함으로써 이들 기능이 어떻게 발달하는지를 탐색한다. 또한 동체 시력이나 평형감각, 위치감각 · 운동감각 등 심부 감각 등의 감각기 기능도 운동의 중요한 팩터이다.

운동과는 직접 관계가 없을 것 같은 분야 중에도 운동생리학의 테마가 되는 것이 많이 있다. 예를 들면 체액의 pH나 체내 수분량이 운동 퍼포먼스에 어떻게 영향을 미치는지 등의 의문에 대해서는 체액의 산염기 평형이나 그 조절에 관련된 콩팥 기능의 지식을 가지고 대응해야 한다. 적당한 운동이 면역 기능 향상에 도움이 된다는 것이 알려지게 된 것도 운동생리학의 연구에 의한 것이다. 내분비나 생식의 기능과 운동의 관계에서는 여성 운동선수의 호르몬 이상이나 월경불순의 문제, 근력 향상과 남성 호르몬, 피로 회복과 성장 호르몬의 관계 등 대응해야 할 과제는 많이 있다.

2부

생리의 기본과 구조

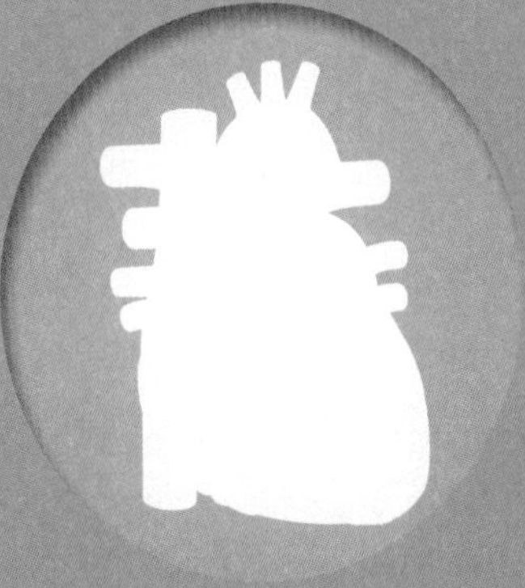

세포

세포의 생리

POINT

- 인체에는 약 200종류, 60조 개의 세포가 있다.
- 세포는 생명활동의 기본적인 단위이다.
- 세포는 세포질과 핵이 세포막으로 덮인 구조를 하고 있다.

모든 생명활동은 세포의 운영

세포는 생물을 구성하는 기본 단위이다. 세포의 안팎에서 **물질을 주고받**으며, 들어온 물질을 **분해해 에너지를 생산**하거나 생체에 필요한 물질을 합성한다. 또한 **세포분열**을 해 생명을 유지하고 자손을 남긴다.

60조 개나 되는 세포로 구성되어 있는 사람도 원래는 1개의 수정란이다. 세포분열을 반복해 수를 늘리고, 그들이 여러 가지 기능을 가진 세포로 분화해 전신의 장기와 기관이 만들어진다. 인체에는 200종류나 되는 세포가 있다고 알려져 있지만, 기본적인 구조는 동일하다. 세포는 **핵**과 **리보솜**이나 **미토콘드리아** 등의 세포내 소기관 등을 포함하는 **세포질**, 그들을 감싸는 **세포막**으로 구성되어 있다.

■ 세포의 구조와 작용

주된 구조와 작용은 다음과 같다.

① **세포막** : 세포 안과 밖을 사이에 두고 물질을 주고받기 한다(P.20 참조).

② **핵** : 유전정보를 전달하는 DNA가 들어가 있다(P.22 참조).

③ **세포질** : 콜로이드 모양의 물질과 세포내 소기관. 물질대사를 한다.

④ **리보솜** : 아미노산을 연결해 단백질을 합성한다(P.22 참조).

⑤ **미토콘드리아** : 에너지의 기초가 되는 ATP를 합성한다.

⑥ **소포체** : 세포내의 물질 수송을 한다. 리보솜이 부착된 조면소포체와 리보솜이 부착되어 있지 않은 활면소포체가 있다.

시험에 나오는 어구

세포질
세포막과 핵을 제거한 부분으로 대부분이 물이고, 단백질, 포도당, 지방, 이온 등을 포함하는 콜로이드 모양의 원형질(사이토졸)과 리보솜 등의 세포내 소기관으로 구성된다.

키워드

세포내 소기관
세포질 속에 떠 있는 여러 가지 장치를 말한다. 본문에 들은 것 외에 중심체, 골지기관(골지체), 리소좀, 소포 등이 있다.

조면 · 활면소포체
조면소포체는 단백질의 합성에 관계되고, 활면소포체는 지방의 합성에 관계된다.

메모

세포의 크기
인체 세포의 평균적인 크기는 10~30㎛ 정도, 작은 세포의 대표는 림프구로 직경은 5㎛ 정도, 가장 큰 세포는 난자로 직경 200㎛ 정도이다. 1㎛란 1000분의 1mm.

세포의 구조와 작용

중심체
2개 있다. 세포분열을 할 때에 염색체를 좌우로 끌어당겨 간다.

조면소포체
리보솜이 붙는 조면소포체는 단백질의 합성에 관계된다.

리소좀
내부의 산소에 의해 세포내의 노폐물을 처리한다.

핵
DNA가 들어가 있다.

세포막
이중 인지질로 구성된다. 세포의 안과 밖을 사이에 두고 물질을 주고받기 한다.

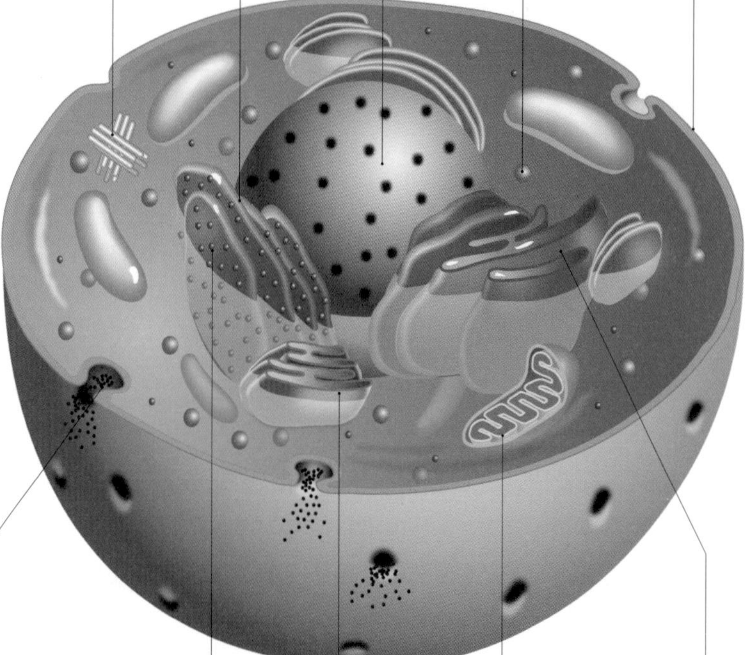

소포
세포내에서 만들어진 물질이 들어간 주머니. 내부의 물질은 세포막에서 방출된다.

골지기관
세포내에서 합성된 물질의 가공이나 수송을 한다.

활면소포체
일부가 핵막으로 연결된다. 리보솜이 붙지 않는 활면소포는 지질대사에 관계한다.

리보솜
아미노산을 연결해 단백질을 만든다. 소포체에 붙는 부착 리보솜과 세포질 내에 부유하는 유리 리보솜이 있다.

미토콘드리아
ATP를 합성한다(에너지를 생산한다).

세포

세포막의 물질 수송

POINT

- 2층의 지질로 이루어진 세포막은 지질을 쉽게 통과한다.
- 세포막에 묻힌 막단백질은 물질 수송에 관여한다.
- 에너지를 사용해 물질을 이동시키는 구조를 능동 수송이라고 한다.

수동 수송의 단순 확산과 촉진 확산

세포막을 통해 세포의 안과 밖에서 물질을 주고받는 구조는 물질이 자연적으로 이동하는 수동 수송과 에너지를 사용해 물질을 이동시키는 능동 수송으로 나누어진다.

수동 수송에는 단순 확산과 촉진 확산이 있다. 확산이란 물질이 농도가 높은 쪽에서 낮은 쪽으로 이동하는 현상을 말하며, 에너지를 필요로 하지 않는다.

단순 확산이란 지질로 이루어진 막을 통과할 수 있는 지용성 물질이나 산소 등의 분자가 작은 가스가 세포막을 그대로 통과하는 것이다. 물이나 이온 등의 하전 분자는 세포막에 묻혀 있는 단백질의 막채널을 통과한다.

촉진 확산이란 세포막에 묻혀 있는 단백질로 이루어진 캐리어(운반체)가, 분자가 큰 물질이나 지질에 녹지 않기 때문에 세포막을 통과할 수 없는 물질이며, 또한 하전되어 있지 않은 분자(포도당 등)를 통과시키는 구조이다. 현상으로서는 확산이고, 에너지는 필요로 하지 않는다.

능동 수송의 구조

능동 수송은 에너지를 사용해 펌프와 같은 장치를 움직여 물질을 이동시키는 구조이다. 예를 들면, 나트륨-칼륨 펌프는 나트륨 이온(Na^+)을 항상 세포 밖으로 퍼내고, 칼륨 이온(K^+)을 세포내에 거둬들이고 있다. 그렇기 때문에 나트륨과 칼륨의 이온 농도는 세포의 안과 밖에서 크게 다르다.

시험에 나오는 어구

수동 수송
에너지를 사용하지 않고 물질이 이동하는 구조. 확산 등의 물리적 현상에 의한다.

능동 수송
에너지를 사용해 펌프를 움직여 물질을 이동시키는 구조. 그러기 위한 에너지는 ATP를 사용한다.

키워드

하전 분자
플러스 또는 마이너스 전기를 갖는 분자. 예를 들면 나트륨은 체액 중에서는 하전된 나트륨 이온(Na^+)으로서 존재한다. 포도당 등은 체액 중에서도 전기를 갖지 않는다(비하전).

메모

세포막의 통과
세포막은 2층의 인지질로 이루어져 있기 때문에 지질은 막을 그대로 통과할 수 있다. 물 등의 지질에 녹지 않는 물질은 통과할 수 없다.
세포막에는 막단백질이라고 불리는 장치가 묻혀 있다. 막단백질에는 물질을 운반하기 위한 캐리어 외에, 외부에서 자극을 캐치하는 수용체의 작용을 하는 것이 있다.

세포막의 구조와 막단백질

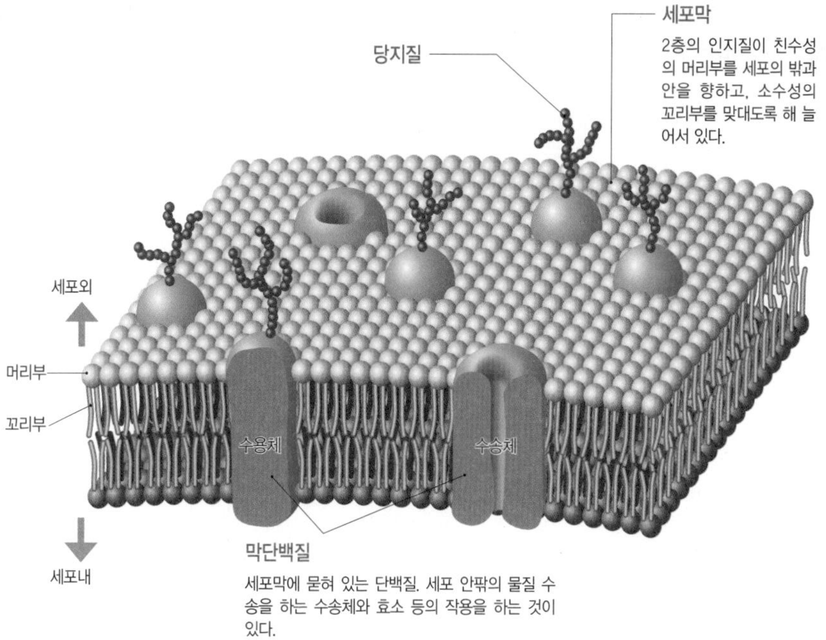

당지질
세포막
2층의 인지질이 친수성의 머리부를 세포의 밖과 안을 향하고, 소수성의 꼬리부를 맞대도록 해 늘어서 있다.
세포외
머리부
꼬리부
수용체
수송체
세포내
막단백질
세포막에 묻혀 있는 단백질. 세포 안팎의 물질 수송을 하는 수송체와 효소 등의 작용을 하는 것이 있다.

세포막 물질의 수송 방법

① 단순 확산

세포막의 안과 밖인 물질의 농도가 다를 때, 물질은 농도가 높은 쪽에서 낮은 쪽으로 이동한다. 이 확산 현상에 의해 물질이 세포막을 자연적으로 통과하는 구조로 스테로이드 등의 지질이나 산소와 이산화탄소 등 분자가 작은 가스의 이동에서 일어난다.

② 이온 채널

막단백질로 이루어진 채널(경로)을 물, 나트륨과 칼륨, 칼슘 등의 이온(지질에 녹지 않으므로 세포막을 그대로 통과할 수 없다)이 확산 현상에 의해 통과하는 구조로 수송 방법으로서는 단순 확산이다.

③ 촉진 확산

막단백질로 이루어진 캐리어(운반체)가 포도당 등 하전되지 않은 분자나 큰 분자를 통과하는 구조로 에너지는 필요로 하지 않는다.

④ 이온 펌프

에너지를 사용해 펌프와 같은 장치를 움직여, 물질을 이동시키는 구조로 에너지는 ATP를 사용한다. 나트륨을 세포 안에서 밖으로 퍼내는 나트륨-칼륨 펌프 등이 있다.

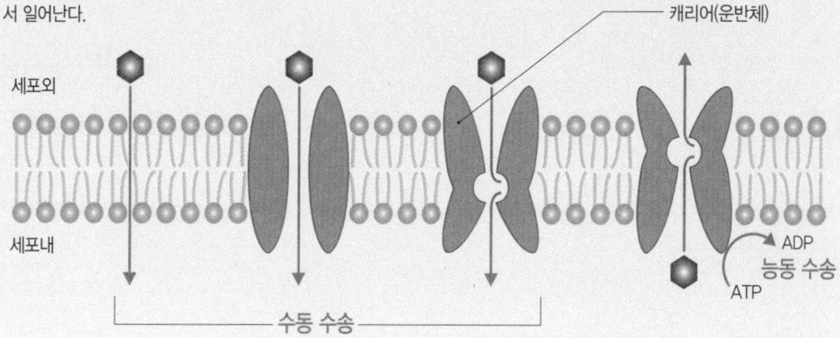

캐리어(운반체)
세포외
세포내
ADP
능동 수송
ATP
수동 수송

세포

DNA와 단백질의 합성

POINT
- DNA의 염기서열은 단백질의 설계도이다.
- DNA의 설계도는 mRNA에 의해 전사된다.
- 설계도를 따라 tRNA가 아미노산을 연결, 단백질을 만든다.

DNA는 단백질의 설계도이다

DNA(디옥시리보핵산)의 염기서열은 몸을 만드는 단백질의 설계도이다. 염기의 서열이 나타내는 **아미노산**을 연결해 **단백질**이 합성되는 것이다. 단백질의 합성에는 DNA와 RNA(리보핵산), **리보솜**과 **조면소포체**가 관계되어 있다.

■ 단백질이 합성되는 프로세스

세포내에서는 다음과 같은 프로세스로 단백질의 합성이 이루어지고 있다.

① 핵 안에서 DNA의 사슬이 풀어진다.

② mRNA(메신저 RNA)가 DNA의 염기에 맞춰 나란히 연결된다. 이것이 DNA의 유전정보가 된다. 이 프로세스를 **전사**라고 한다.

③ mRNA가 핵을 나와 조면소포체에 부착하는 리보솜에 붙는다.

④ mRNA의 염기 3개씩(이것을 코돈이라고 한다)이 나타내는 아미노산을 tRNA(트랜스퍼 RNA)가 운반해 와서 아미노산을 차례로 연결, 단백질을 만든다. 이 프로세스를 **번역**이라고 한다.

DNA는 아데닌(A), 티민(T), 구아닌(G), 시토신(C) 등 4종류의 염기를 가지고 있다. 아데닌은 티민과, 구아닌은 시토신과 짝을 이뤄 마주 보며 **이중 나선 구조**를 만들고 있다. RNA에는 티민이 없고 대신에 우라실(U)이 있으며, 우라실은 항상 아데닌과 짝을 이룬다. mRNA는 DNA의 염기 상대가 되는 염기를 연결해 감으로써 **전사**를 한다.

시험에 나오는 어구

DNA
디옥시리보핵산. 디옥시리보오스와 인산과 염기로 구성되는 뉴클레오타이드가 연결된 것. 2개의 DNA가 마주 보고 이중 나선 구조를 만든다. 아데닌(A), 티민(T), 구아닌(G), 시토신(C).

RNA
리보핵산. 리보오스와 인산과 염기로 구성된다. 아데닌(A), 우라실(U), 구아닌(G), 시토신(C).

키워드

전사
핵 안에서 mRNA가 DNA의 유전정보를 취하는 것.

번역
리보솜에서 mRNA가 나타내는 설계도(유전정보)를 따라, tRNA가 아미노산을 연결해 DNA의 설계도대로 단백질을 합성하는 것.

메모

DNA의 정보
DNA는 설계도가 그려진 '종이'이고, 유전자는 거기에 있는 그림이나 글자 등의 정보이다.

모습을 바꾸는 염색체
염색체란 세포분열 시에 DNA가 X나 Y의 글자를 닮은 형태로 모습을 바꾼 것이다.

단백질을 합성하는 구조

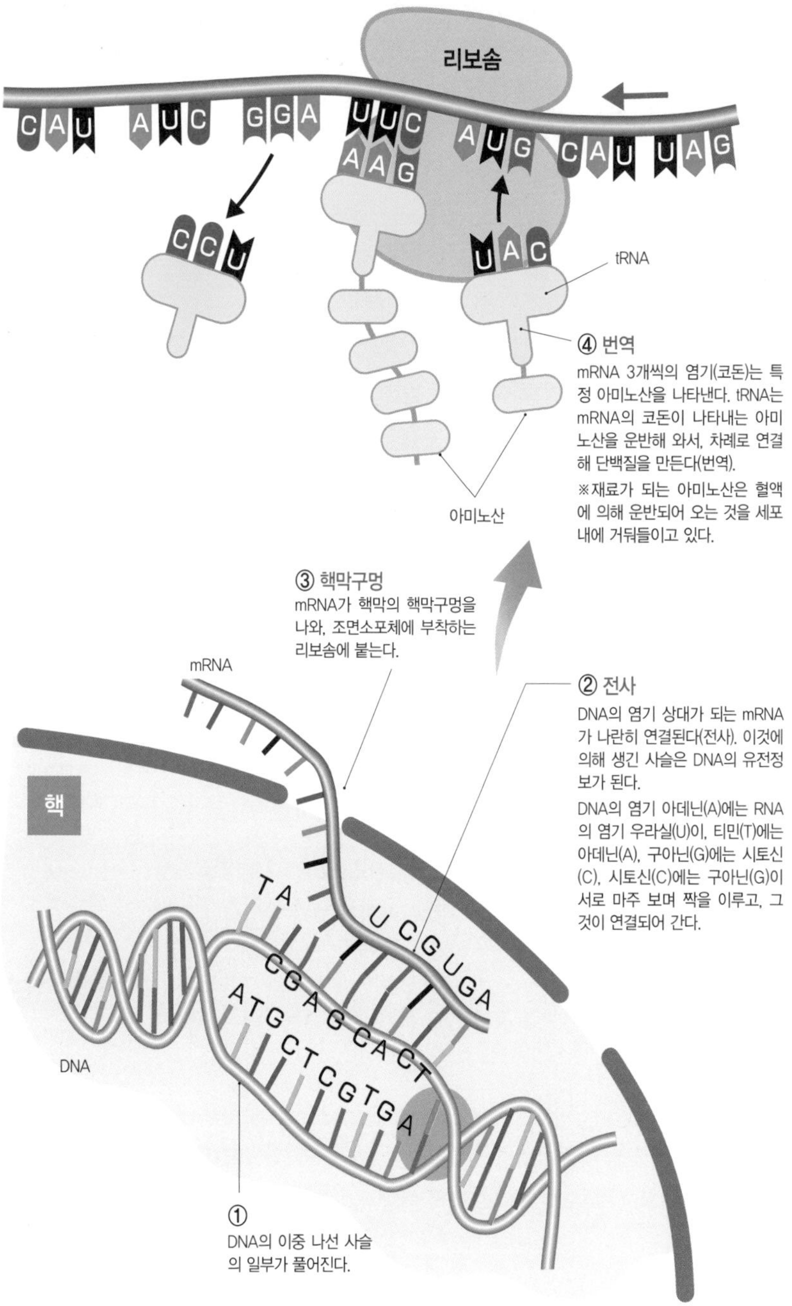

리보솜
C A U
A U C
G G A
U U C
A A G
A U G
C A U
U A G
C C U
U A C
tRNA
아미노산
④ 번역
mRNA 3개씩의 염기(코돈)는 특정 아미노산을 나타낸다. tRNA는 mRNA의 코돈이 나타내는 아미노산을 운반해 와서, 차례로 연결해 단백질을 만든다(번역).
※재료가 되는 아미노산은 혈액에 의해 운반되어 오는 것을 세포 내에 거둬들이고 있다.
③ 핵막구멍
mRNA가 핵막의 핵막구멍을 나와, 조면소포체에 부착하는 리보솜에 붙는다.
mRNA
② 전사
DNA의 염기 상대가 되는 mRNA가 나란히 연결된다(전사). 이것에 의해 생긴 사슬은 DNA의 유전정보가 된다.
DNA의 염기 아데닌(A)에는 RNA의 염기 우라실(U)이, 티민(T)에는 아데닌(A), 구아닌(G)에는 시토신(C), 시토신(C)에는 구아닌(G)이 서로 마주 보며 짝을 이루고, 그것이 연결되어 간다.
핵
T A
U C G U G A
C G A G C A C T
A T G C T C G T G A
DNA
①
DNA의 이중 나선 사슬의 일부가 풀어진다.

세포분열의 구조

POINT
- 몸의 세포 복제는 체세포분열에 의해 이루어진다.
- 난자나 정자는 감수분열에 의해 만들어진다.
- 체세포분열과 감수분열은 염색체 수와 DNA 양의 변화가 다르다.

체세포분열과 감수분열

세포가 하는 세포분열에는 몸의 세포를 그대로 복제하는 **체세포분열**과 자손을 남기기 위한 배우자(난자, 정자)를 만드는 **감수분열**이 있다.

■ 체세포분열의 프로세스

체세포분열로 만들어지는 새로운 세포는 원래의 세포와 동일한 46개의 **염색체**를 가지며, 유전정보도 동일하다.

① 핵에서 DNA가 복제되어 2배가 된다. 복제된 DNA는 **센트로미어**라고 하는 점에서 부착한 대로의 상태이다.

② DNA가 굵게 염색체의 모양이 된다. **핵막**이 사라진다.

③ 염색체가 세포의 적도면에 늘어선다. 세포의 양측으로 나누어진 중심체에서 **방추사**가 늘어나 염색체의 센트로미어에 붙는다.

④ 방추사에 의해 염색체가 분리되고, 세포의 양측으로 끌어당겨진다.

⑤ 핵막이 재형성되고, 중앙이 잘록해져 세포가 2개로 된다.

■ 감수분열의 프로세스

감수분열로 생기는 세포는 기본이 되는 세포의 반인 23개의 염색체를 가진다. 프로세스 도중에 일부의 유전정보가 바뀌는 **교차**가 일어나는 것이 특징이다.

❶ DNA의 복제로부터 염색체의 형태가 되고, 핵막이 사라지기까지는 체세포분열과 동일하다.

❷ 동일한 번호의 염색체 사이에 **교차**가 일어난다.

❸ DNA가 2배인 그대로, 염색체의 수가 반이 되도록 분열한다(제1분열).

❹ 염색체가 분리되고, 세포의 양측으로 끌어당겨져 각각이 **배우자**가 된다(제2분열).

시험에 나오는 어구

체세포분열
1개의 세포에서 동일한 내용의 세포를 2개 복제하는 세포분열. 방추사에 의해 염색체가 나누어지기 때문에 유사분열이라고도 한다.
※감수분열에서도 방추사는 관계하지만, 일반적으로 유사분열이라고 하는 경우, 감수분열은 포함하지 않는다.

감수분열
난모세포에서 난자를, 정모세포에서 정자를 만드는 세포분열. 1개의 세포에서 4개의 배우자가 생긴다.

키워드

센트로미어
염색체의 중앙 부근에 있으며, 세포 분열할 때에 중심체에서 늘어나는 방추사가 붙는 부분을 말한다. 중심절이라고도 한다.

메모

감수분열과 유전자 정보
감수분열에서는 동일한 번호의 염색체(상동 염색체) 사이에 일부 유전자가 바뀌는 교차가 일어난다. 그렇기 때문에 동일한 부모에서 태어난 형제자매라도 외모 등은 항상 다르다.

체세포분열과 감수분열

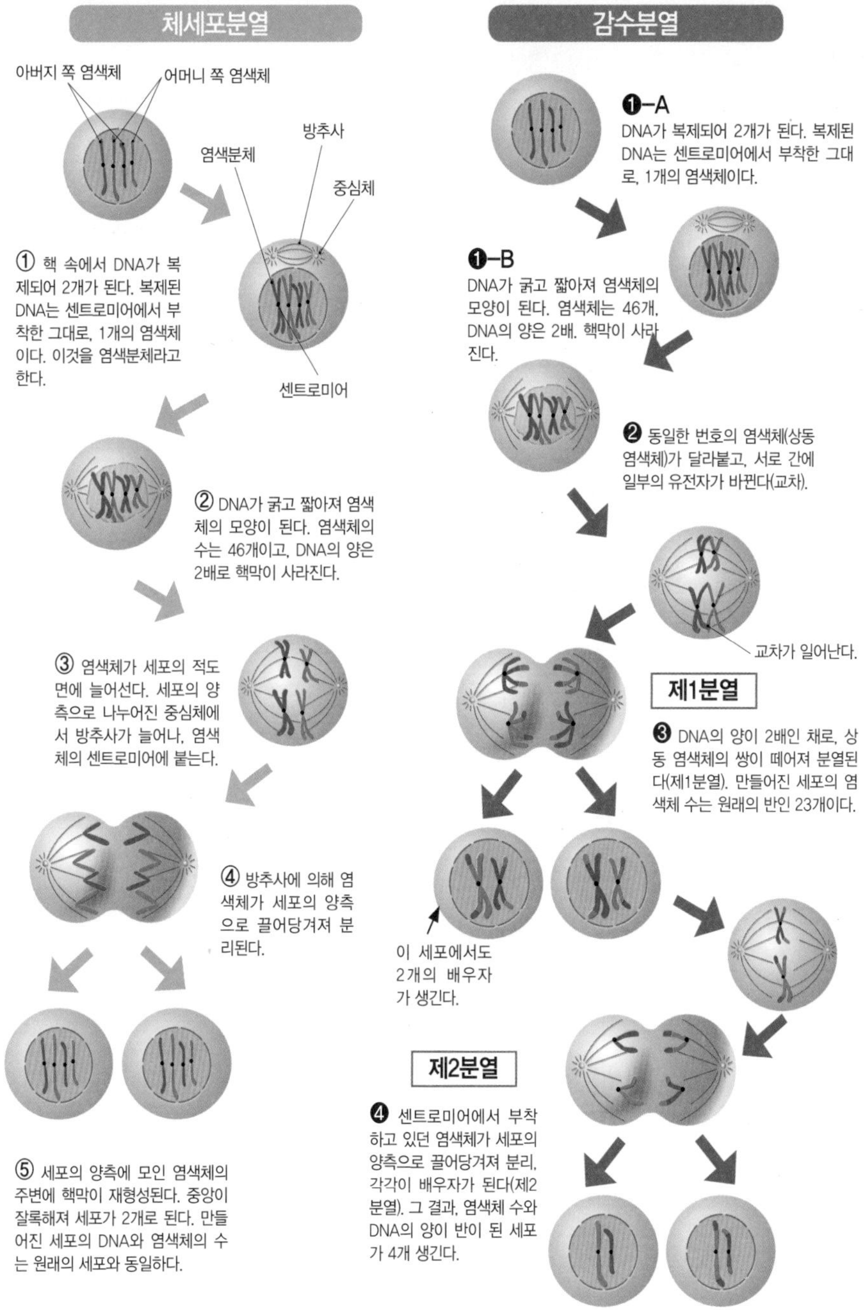
체세포분열
아버지 쪽 염색체
어머니 쪽 염색체
방추사
염색분체
중심체
센트로미어
① 핵 속에서 DNA가 복제되어 2개가 된다. 복제된 DNA는 센트로미어에서 부착한 그대로, 1개의 염색체이다. 이것을 염색분체라고 한다.
② DNA가 굵고 짧아져 염색체의 모양이 된다. 염색체의 수는 46개이고, DNA의 양은 2배로 핵막이 사라진다.
③ 염색체가 세포의 적도면에 늘어선다. 세포의 양측으로 나누어진 중심체에서 방추사가 늘어나, 염색체의 센트로미어에 붙는다.
④ 방추사에 의해 염색체가 세포의 양측으로 끌어당겨져 분리된다.
⑤ 세포의 양측에 모인 염색체의 주변에 핵막이 재형성된다. 중앙이 잘록해져 세포가 2개로 된다. 만들어진 세포의 DNA와 염색체의 수는 원래의 세포와 동일하다.
감수분열
❶–A
DNA가 복제되어 2개가 된다. 복제된 DNA는 센트로미어에서 부착한 그대로, 1개의 염색체이다.
❶–B
DNA가 굵고 짧아져 염색체의 모양이 된다. 염색체는 46개, DNA의 양은 2배. 핵막이 사라진다.
❷ 동일한 번호의 염색체(상동 염색체)가 달라붙고, 서로 간에 일부의 유전자가 바뀐다(교차).
교차가 일어난다.
제1분열
❸ DNA의 양이 2배인 채로, 상동 염색체의 쌍이 떼어져 분열된다(제1분열). 만들어진 세포의 염색체 수는 원래의 반인 23개이다.
이 세포에서도 2개의 배우자가 생긴다.
제2분열
❹ 센트로미어에서 부착하고 있던 염색체가 세포의 양측으로 끌어당겨져 분리, 각각이 배우자가 된다(제2분열). 그 결과, 염색체 수와 DNA의 양이 반이 된 세포가 4개 생긴다.

뼈의 작용

POINT
- 뼈는 몸의 지주이며, 운동의 지점이기도 하다.
- 뼈 속에 있는 골수에서 적혈구 등의 혈구를 만든다.
- 칼슘의 저장고가 된다.

골격을 만드는 것만이 아니다

인체에 있는 대략 206개의 뼈는 인체의 뼈대를 이룬다. 뼈가 없으면 사람은 그 형상을 유지하는 것도, 서거나 걷거나 하는 운동을 할 수도 없다. 그리고 뼈의 작용은 골격을 형성할 뿐만 아니라 **조혈**과 **칼슘의 저장** 등에도 관련되어 있다.

우선 사람의 뼈는 **골격**을 형성하고, 운동의 지점이 된다. 인체의 뼈 이외의 조직은 부드럽기 때문에 뼈가 없으면 사람은 그 형태를 유지할 수 없다. 또한 여러 개의 뼈가 관절을 만듦으로써 걷거나 수작업을 하는 등의 운동이 가능해진다.

다음으로 뼈는 **내장**을 보호한다. 머리뼈는 뇌를, 갈비뼈, 복장뼈, 등뼈로 구성되는 가슴우리는 허파와 심장을, 골반은 여성의 자궁 등을 보호하고 있다.

혈구를 만드는 것도 뼈의 역할

뼈 속에 있는 골수에서는 **조혈모세포**에서 적혈구, 백혈구, 혈소판이 만들어진다. 골수에서 만들어진 혈구는 뼈조직을 뚫고 있는 혈관에 들어가 뼈의 외부로 보내진다.

또한 뼈는 인산칼슘과 콜라겐으로 이루어져 있다. 인체에 있는 약 1kg의 칼슘 중에 99%는 뼈에 있다. 칼슘은 **지혈**과 **신경**의 흥분 전달 등 생체의 여러 가지 기능에 중요한 미네랄로, 혈액 중의 **칼슘** 농도가 낮아지면 뼈에서 빼내져 혈액 중으로 보내진다.

시험에 나오는 어구

조혈모세포
적혈구, 백혈구, 혈소판의 기초가 되는 세포. 모든 혈구는 조혈모세포가 분화함으로써 만들어진다.

가슴우리
갈비뼈, 복장뼈, 등뼈로 구성되는 바구니 모양의 구조를 말한다. 허파와 심장, 대혈관 등을 보호하는 것 외에 호흡운동에 관계되어 있다.

키워드

골수
넙다리뼈 등 긴뼈의 뼈몸통과 엉덩뼈, 복장뼈 등의 속에 있다. 골수의 조혈모세포가 분화해 적혈구, 백혈구, 혈소판이 만들어진다.

메모

뼈조직에 있는 터널
뼈조직에는 하버스관, 볼크만관이라고 불리는 터널이 있고, 그 안을 혈관이 통과하고 있다. 골수에서 만들어진 혈구는 이 혈관을 통해 전신에 보내진다.

뼈의 작용

뼈는 골격을 형성할 뿐만 아니라, 조혈과 칼슘의 저장 외에 내장을 보호하는 역할도 있다.

① 골격을 형성한다

몸의 지주가 된다. 여러 가지 형태의 뼈가 있으며, 이들이 관절을 만듦으로써 운동이 가능해진다.
긴뼈의 중앙부는 강도를 높이고, 또한 경량화하기 위해 내부가 비어 있다. 또한 뼈끝의 해면뼈 내부에는 강도가 필요한 방향을 향해 작은 세밀한 뼈조직이 달리고 있다. 이것을 뼈잔기둥이라고 한다.

② 내장을 보호한다

머리뼈는 뇌를, 가슴우리는 허파, 심장, 대혈관 등을 지킨다. 골반은 방광과 여성의 자궁 등을 보호한다.

③ 골수에서 조혈

골수의 조혈모세포가 분화해, 적혈구, 백혈구, 혈소판이 만들어진다.

④ 칼슘의 저장고

혈중 칼슘 농도가 저하했을 때는 뼈를 녹여 칼슘을 꺼낸다.

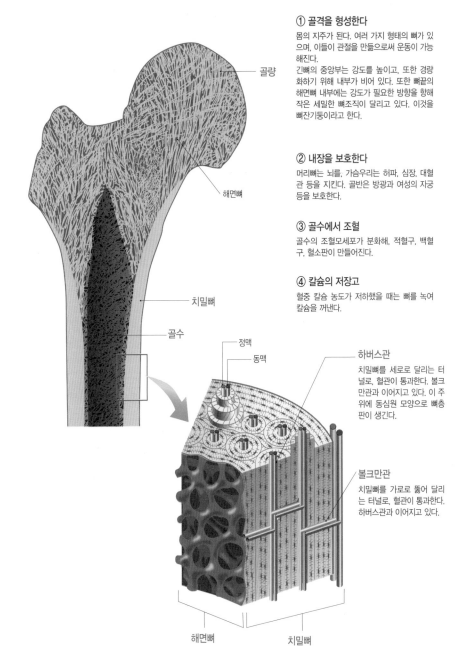

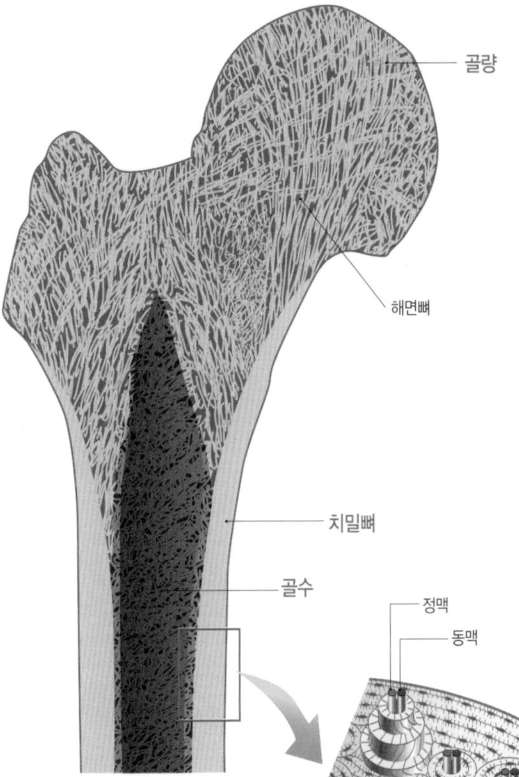

골량
해면뼈
치밀뼈
골수

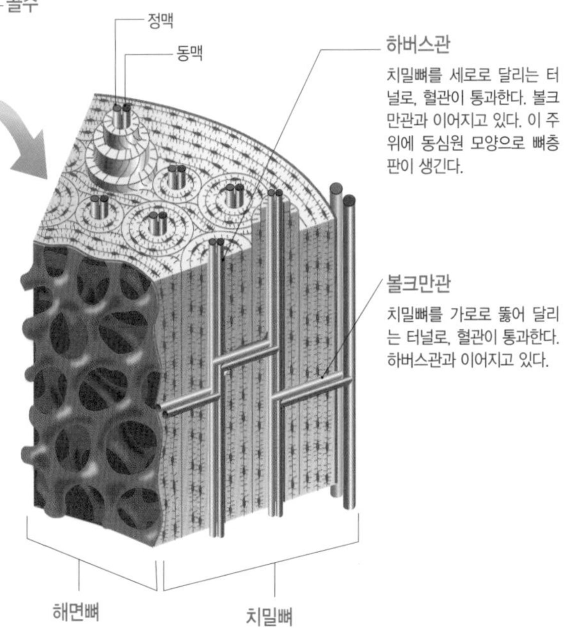

정맥
동맥
하버스관
치밀뼈를 세로로 달리는 터널로, 혈관이 통과한다. 볼크만관과 이어지고 있다. 이 주위에 동심원 모양으로 뼈층판이 생긴다.
볼크만관
치밀뼈를 가로로 뚫어 달리는 터널로, 혈관이 통과한다. 하버스관과 이어지고 있다.
해면뼈
치밀뼈

운동기

뼈의 성장과 대사

POINT

- 뼈 길이의 성장은 뼈끝선의 뼈끝연골이 늘어남으로써 이루어진다.
- 성장호르몬의 분비 저하로 뼈끝연골이 소실되면 성장이 멈춘다.
- 뼈파괴세포와 뼈모세포에 의해 뼈는 항상 신진대사를 반복하고 있다.

뼈의 성장은 뼈끝선에서 이루어진다

성장기의 뼈 신장은 뼈끝 근처에 있는 **뼈끝연골**에서 일어난다. 뼈끝연골에서 연골이 잇따라 형성되면서 **뼈몸통** 측에서 골화가 진행됨으로써 뼈가 늘어난다. 이와 같이 연골의 부분이 골화돼 뼈가 생기는 것을 **연골속뼈발생**이라고 한다. 뼈끝연골 부분은 X선으로 촬영하면, 투과돼 선이 보이기 때문에 **뼈끝선**이라고 불린다.

뼈 굵기의 성장에는 **뼈막**이 관계되어 있다.

■ 뼈가 성장하는 구조

뼈의 성장은 **뼈끝연골**에서 일어난다.

① 뼈끝 근처에 있는 뼈끝연골의 **연골세포**가 증식한다.

② 뼈몸통 측에서는 연골세포가 죽고, **뼈모세포**가 뼈를 만들어 간다. **뼈끝선**이 뼈끝 방향으로 이동, 뼈가 늘어난다.

③ 뼈의 굵기는 뼈막에서 뼈가 생기고 성장한다.

뼈는 성장이 멈춰도 신진대사를 하고 있다

성인이 되어 성장이 멈춰도 뼈는 항상 신진대사를 반복하고 있다. **뼈파괴세포**가 뼈를 녹이고(**뼈흡수**), 그 부분에 **뼈모세포**가 새로운 뼈를 만듦(**뼈형성**)으로써 조금씩 새로운 뼈로 교체되고 있는 것이다.

■ 뼈흡수와 뼈형성의 구조

뼈는 뼈파괴세포와 뼈모세포에 의해 신진대사가 이루어지고 있다.

❶ **뼈파괴세포**가 뼈의 조직을 녹여 간다.

❷ 녹여진 부분에 **뼈모세포**가 붙어, 칼슘을 뼈에 침착시키면서 스스로도 뼈의 일부가 된다.

시험에 나오는 어구

뼈흡수
뼈파괴세포가 뼈를 녹이는 것으로, 뼈파괴세포는 혈중 칼슘 농도의 조절에도 관계된다.

뼈형성
뼈모세포가 새로운 뼈를 만드는 것이다.

키워드

연골속뼈발생
연골이 골화함으로써 뼈가 형성되는 구조로, 태아기에는 대부분의 뼈가 연골속뼈발생으로 형성된다.

메모

골다공증이란
고령이 되면 뼈흡수와 뼈형성의 밸런스가 무너져 뼈흡수 쪽이 항진하기 때문에 뼈가 서서히 약해진다. 일정 이상으로 골량이 감소한 것을 골다공증이라고 한다. 골다공증은 고령 여성에게 많다.

뼈끝연골 성장 호르몬
뼈끝연골은 성인 성장 호르몬의 분비 저하로 소실되면 성장이 멈춘다.

뼈가 성장하는 구조

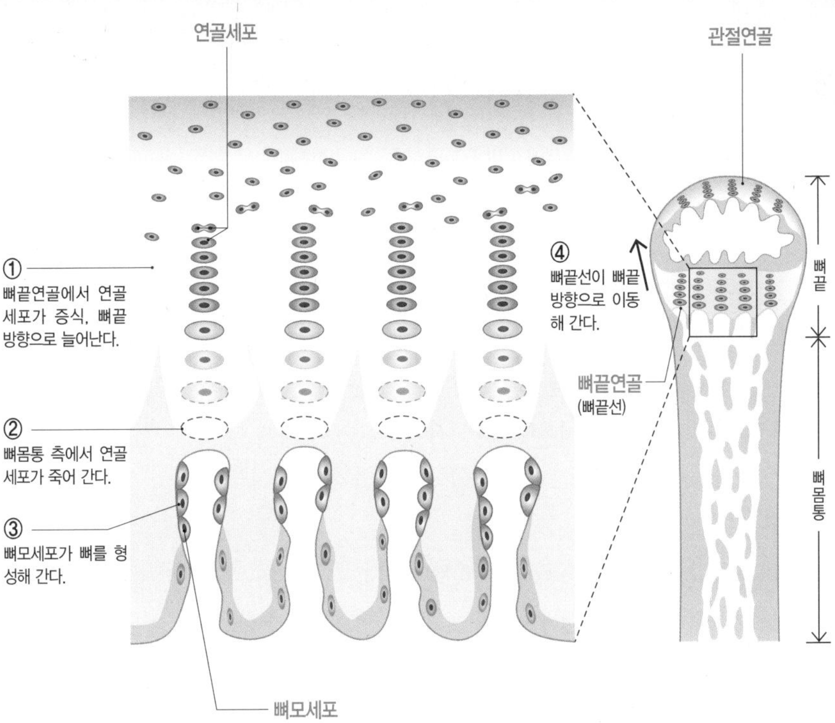

뼈의 신진대사

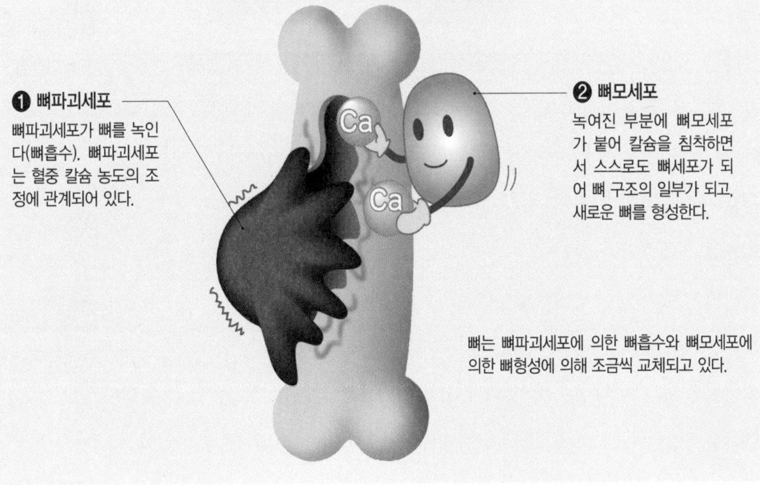

❶ 뼈파괴세포
뼈파괴세포가 뼈를 녹인다(뼈흡수). 뼈파괴세포는 혈중 칼슘 농도의 조정에 관계되어 있다.
❷ 뼈모세포
녹여진 부분에 뼈모세포가 붙어 칼슘을 침착하면서 스스로도 뼈세포가 되어 뼈 구조의 일부가 되고, 새로운 뼈를 형성한다.
Ca
Ca
뼈는 뼈파괴세포에 의한 뼈흡수와 뼈모세포에 의한 뼈형성에 의해 조금씩 교체되고 있다.

관절의 구조와 작용

POINT
- 관절은 2개 이상의 뼈와 관절주머니나 인대 등으로 구성되어 있다.
- 관절의 움직임을 돕는 윤활제와 쿠션재 등이 있다.
- 관절머리와 관절오목의 형태에 따라 관절의 움직임이 결정된다.

관절의 기본 구조

뼈가 마주보고 관절을 형성하고 있을 때 뼈끝이 볼록형인 쪽이 **관절머리**, 그것을 받는 오목형 쪽을 **관절오목**이라고 한다. 관절의 움직임은 관절머리와 관절오목의 모양으로 어느 정도 결정된다. 또한 관절에는 관절을 보호하거나, 그 움직임을 돕기 위한 구조가 갖추어져 있다.

어느 관절이나 기본적인 구조는 거의 동일하며, 다음의 네 가지와 같이 되어 있다.

① 관절머리와 관절오목의 표면은 **관절연골**로 덮여 있다.
② 관절 전체는 **관절주머니**로 둘러싸여 있으며, 관절주머니의 내측 **윤활막**에서 분비되는 **윤활액**은 관절의 움직임을 돕는다.
③ 관절을 보강하는 **인대**가 붙어 있다.
④ 관절 내에 연골의 쿠션재가 붙어 있는 것이 있다.

관절의 종류

관절에는 거의 움직이지 않는 **못움직관절**과 잘 움직이는 **움직관절**이 있다. 일반적으로 관절이라고 하는 경우는 **움직관절**을 말한다. 관절은 형상에 따라 다음과 같은 6개의 종류로 분류할 수 있다.

❶ **구관절** : 관절머리가 공 모양인 것으로 회전도 가능하다.
❷ **타원관절** : 관절머리가 타원형인 것으로 세로와 가로만 움직인다.
❸ **안장관절** : 말의 안장 모양으로 세로와 가로만 움직인다.
❹ **중쇠관절** : 한쪽의 뼈를 축으로 다른 쪽의 뼈가 회전한다.
❺ **경첩관절** : 도어의 경첩과 동일하게 움직인다.
❻ **평면관절** : 움직임은 거의 없고, 어긋나는 정도이다.

시험에 나오는 어구

안장관절
말의 안장에 사람이 가랑이를 벌리고 타고 있는 형상의 관절. 세로방향과 가로방향으로는 움직이지만, 비스듬히 움직이거나 회전운동은 불가능하다. 엄지손가락의 손허리 등에 있다.

중쇠관절
한쪽의 뼈를 축으로 해, 다른 쪽의 뼈가 그 주위를 도는 움직임이다. 아래팔의 2개 뼈와 제1 · 제2목뼈에서 볼 수 있다.

윤활막
관절주머니의 안쪽 막으로, 관절운동의 윤활유가 되는 윤활액을 분비한다.

키워드

못움직관절
전혀 또는 거의 움직이지 않는 뼈끼리의 결합을 말하며, 부동결합(synarthrosis)이라고도 한다. 머리뼈끼리의 봉합이나 두덩결합 등에서 볼 수 있다.

메모

관절의 쿠션재
관절에 가해지는 충격을 완화시키거나, 움직임을 매끄럽게 하기 위한 쿠션재에는 무릎의 관절반달, 척추의 척추사이원반, 턱관절의 관절원반 등이 있다.

관절의 기본 구조

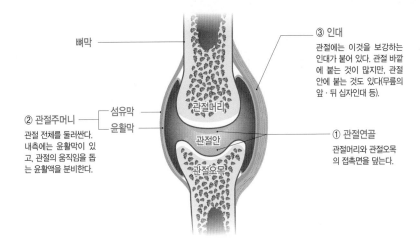

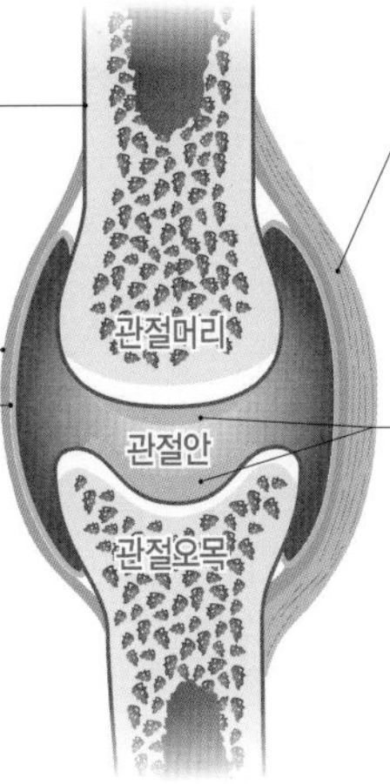
뼈막
③ 인대
관절에는 이것을 보강하는 인대가 붙어 있다. 관절 바깥에 붙는 것이 많지만, 관절 안에 붙는 것도 있다(무릎의 앞 · 뒤 십자인대 등).
② 관절주머니
섬유막
윤활막
관절 전체를 둘러싼다. 내측에는 윤활막이 있고, 관절의 움직임을 돕는 윤활액을 분비한다.
관절머리
관절안
관절오목
① 관절연골
관절머리와 관절오목의 접촉면을 덮는다.

관절의 종류

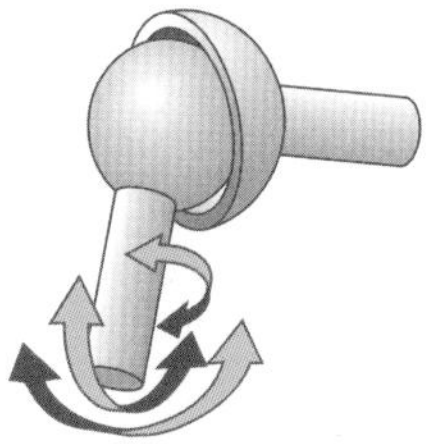

❶ 구관절
관절머리가 공 모양이고, 관절오목는 둥근 그릇 모양의 관절이다. 세로 · 가로 · 경사 방향의 운동과 회전도 가능하다.

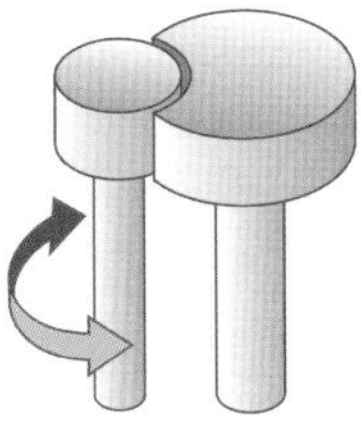

❹ 중쇠관절
한쪽 뼈를 축으로, 또 다른 한쪽의 뼈가 그 주위를 회전하는 움직임을 하는 관절이다.
예 아래팔의 몸쪽노자관절, 제1 · 제2목뼈의 관절

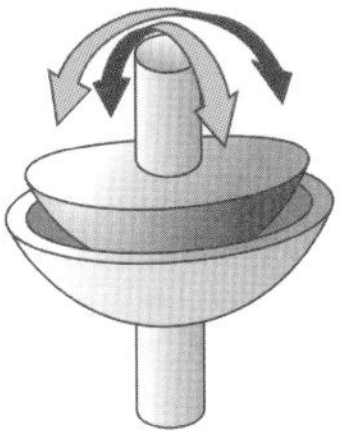

❷ 타원관절
관절머리가 타원형이고, 관절오목는 타원형의 그릇 모양의 관절. 세로와 가로 방향만 움직일 수 있다.
예 손목의 손목관절

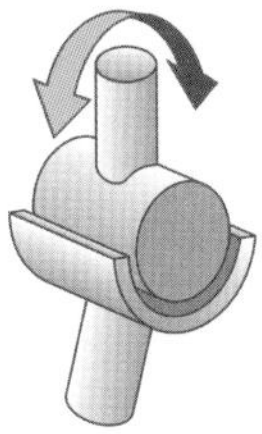

❺ 경첩관절
도어의 경첩과 동일한 움직임을 하는 관절로 굽힘과 폄만 가능하다.
예 팔꿈치의 팔꿉관절

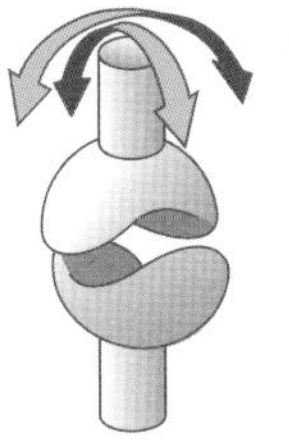

❸ 안장관절
말의 안장에 사람이 타고 있는 것 같은 형상의 관절로 세로와 가로방향만 움직일 수 있다.
예 엄지손가락의 손허리에 있는 손목손허리관절

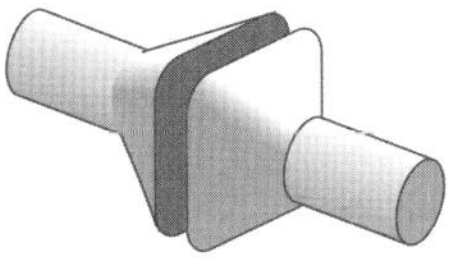

❻ 평면관절
면과 면이 접하고 있으며 거의 움직이지 않던가, 어긋나는 정도의 움직임만 가능한 관절이다.
예 손목뼈사이관절

운동기

뼈대근육의 구조와 수축의 구조

POINT

- 뼈대근육의 기본 단위는 근육섬유이고, 근육섬유를 근육세포라고 한다.
- 근육섬유 속에 차 있는 근육원섬유를 구성하는 액틴필라멘트와 미오신필라멘트가 서로 미끄러져 들어가 수축을 일으킨다.

뼈대근육은 근육섬유의 다발

뼈대근육을 구성하고 있는 것은 근육섬유이다. 많은 근육섬유가 근육다발막으로 묶어지고, 그것이 많이 모여 근막으로 둘러싸인 것이 뼈대근육이다.

1개의 근육섬유는 1개의 근육세포이고, 세포 속에 많은 핵이 있는 것이 특징이다. 세포 속에는 근육원섬유가 가득 차 있다. 근육원섬유를 확대하면, 밝게 보이는 I대와 어둡게 보이는 A대가 교대로 배열하고, 가로 줄무늬가 보이기 때문에 뼈대근육은 가로무늬근육이라고 불린다. 근육원섬유에는 가는 액틴필라멘트와 굵은 미오신필라멘트가 있으며, 교대로 배치되어 있다.

뼈대근육이 수축하는 구조

뼈대근육의 수축은 근육원섬유의 액틴필라멘트가 미오신필라멘트 사이로 미끄러져 들어감으로써 일어난다고 생각되고 있다. 그 움직임에는 ATP(아데노신 3인산)의 에너지가 사용된다.

■ 뼈대근육 수축 시의 근육원섬유 움직임

필라멘트가 서로 미끄러져 들어가도록 움직인다.

① 빽빽한 빗살 같이 배열된 액틴필라멘트 사이에, 미오신필라멘트가 위치하고 있다. 양측의 액틴필라멘트 사이에는 거리가 있다.

② 미오신필라멘트에 있는 돌기 모양의 미오신 머리부가 ATP의 에너지에 의해 움직여 액틴필라멘트를 끌어당겨 넣고, 양측의 액틴필라멘트 사이의 거리가 줄어든다. 이것이 힘줄 전체에 일어나고, 근육이 수축한다.

시험에 나오는 어구

액틴필라멘트
주로 액틴이라는 단백질로 이루어져 있는 끈 모양의 것으로 근육원섬유마디의 양 끝에 있는 Z선에 붙어 있고, 전체로서는 빽빽한 빗살과 같은 형상이 된다.

미오신필라멘트
주로 미오신이라는 단백질로 이루어져 있다. 돌기 모양의 미오신 머리부를 갖는다. 액틴필라멘트 사이에 위치하고 있다.

키워드

근육섬유
뼈대근육을 구성하는 기본 단위로, 뼈대근육 세포의 하나이다. 1개의 뼈대근육 세포는 1개의 근육섬유이다.

메모

미끄럼설
액틴필라멘트가 미오신필라멘트로 미끄러져 들어가 뼈대근육이 수축하는 메커니즘은 '미끄럼설'이라고 불리는 가설이다.

뼈대근육의 구조

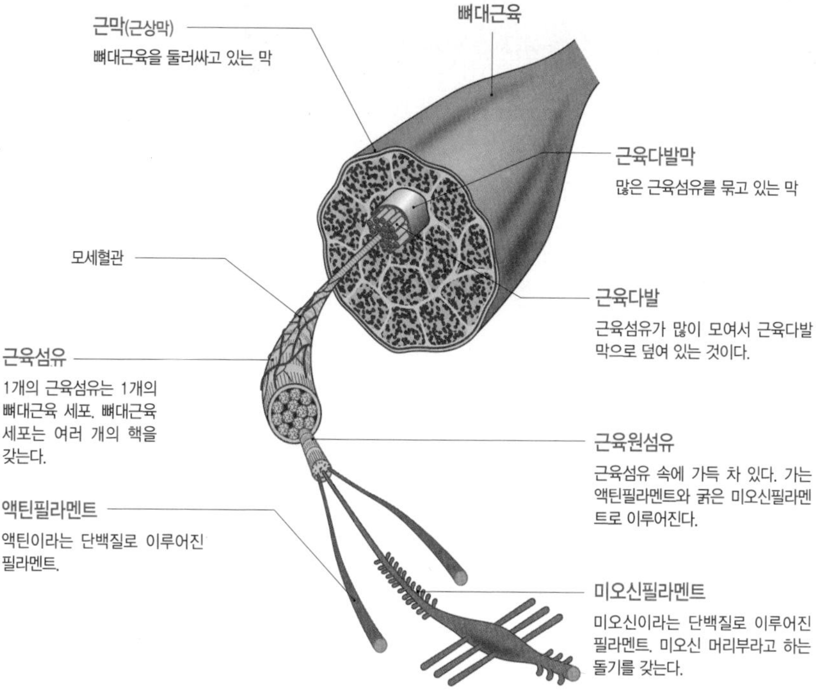

근막(근상막)
뼈대근육을 둘러싸고 있는 막
뼈대근육
근육다발막
많은 근육섬유를 묶고 있는 막
모세혈관
근육다발
근육섬유가 많이 모여서 근육다발막으로 덮여 있는 것이다.
근육섬유
1개의 근육섬유는 1개의 뼈대근육 세포. 뼈대근육 세포는 여러 개의 핵을 갖는다.
근육원섬유
근육섬유 속에 가득 차 있다. 가는 액틴필라멘트와 굵은 미오신필라멘트로 이루어진다.
액틴필라멘트
액틴이라는 단백질로 이루어진 필라멘트.
미오신필라멘트
미오신이라는 단백질로 이루어진 필라멘트. 미오신 머리부라고 하는 돌기를 갖는다.

뼈대근육이 수축하는 구조

뼈대근육은 근육섬유(세포) 속에 있는 필라멘트가 서로 미끄러져 들어가도록 해 수축한다.

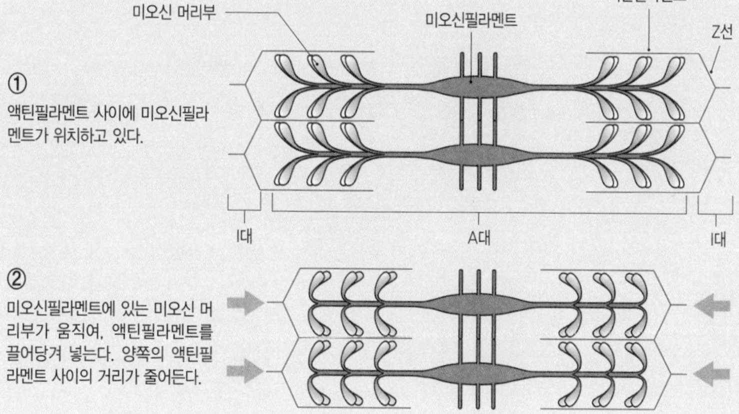

미오신 머리부
미오신필라멘트
액틴필라멘트
Z선
①
액틴필라멘트 사이에 미오신필라멘트가 위치하고 있다.
I대
A대
I대
②
미오신필라멘트에 있는 미오신 머리부가 움직여, 액틴필라멘트를 끌어당겨 넣는다. 양쪽의 액틴필라멘트 사이의 거리가 줄어든다.

근육수축의 종류

POINT

- 무게에 따른 힘으로 관절을 움직이는 수축을 등장성 수축이라고 한다.
- 등장성 수축에는 단축성 수축과 신장성 수축이 있다.
- 뼈대근육의 길이가 변화하지 않는 수축을 등척성 수축이라고 한다.

동적 운동의 근육수축과 정적 운동의 근육수축

모든 동작은 뼈대근육의 수축에 의해 이루어진다. 뼈대근육의 수축에는 뼈대근육의 길이가 변화하면서 일어나는 **등장성 수축**(아이소토닉 컨트랙션)과 길이가 변하지 않는 채로 수축하는 **등척성 수축**(아이소메트릭 컨트랙션)이 있다.

등장성 수축은 뼈대근육을 수축시켜 관절을 움직이는 **동적 운동**을 할 때의 수축 방법이다.

어떤 무게의 물건을 들어 올릴 때, 뼈대근육은 무게에 대항할 수 있는 만큼의 힘(장력)을 발휘한다. 뼈대근육이 발휘하는 장력은 물건의 무게가 변하지 않으면 들어 올리기 시작할 때도, 들어 올리는 도중에도 변하지 않는다. 이 수축을 **등장성 수축**이라고 한다. 또한 이 경우, 뼈대근육은 수축과 함께 근육길이가 짧아지기 때문에 이것을 **단축성**(구심성) **수축**(콘센트릭 컨트랙션)이라고 한다.

들어 올린 것을 천천히 내릴 때 근육길이는 길어지지만, 근육은 그 무게에 적합한 힘(장력)을 발휘해 계속 수축한다. 이 수축도 뼈대근육이 발휘하는 장력은 변하지 않기 때문에 **등장성 수축**이지만, 뼈대근육의 근육길이는 길어지기 때문에 **신장성**(원심성) **수축**(엑센트릭 컨트랙션)이라고 한다.

한편, 물건이 너무 무거워 들어 올릴 수 없을 때 움직임은 없지만, 뼈대근육은 수축하고 있다. 이와 같은 운동을 **정적 운동**이라고 하며, 이때의 뼈대근육 수축을 뼈대근육의 근육길이가 변하지 않기 때문에 **등척성 수축**이라고 한다.

시험에 나오는 어구

등장성 수축
뼈대근육이 발휘하는 힘(장력)이 변하지 않는 수축으로 어떤 무게의 물건을 들어 올리는 동작일 때에 일어난다.

등척성 수축
뼈대근육의 길이가 변하지 않는 수축으로 움직임도 생기지 않는다. 양손의 바닥을 가슴 앞에서 모아 서로 미는 운동일 때에 일어난다.

키워드

동적 운동
뼈대근육의 수축에 의해 관절이 움직이는 운동으로 일상적인 활동은 대부분이 동적 운동이다.

정적 운동
몸에 움직임은 없지만, 뼈대근육이 수축하고 있는 것으로 몸의 일부에 힘을 넣는 행위도 정적 운동이다.

메모

이름의 변경
'단축성 수축'과 '신장성 수축'은 '등장성 수축'이나 '등척성 수축'과 혼동하지 않게 '단축성 근활동', '신장성 근활동'이라고 하는 경우가 있다.

근육길이와 수축
근육길이란 뼈대근육의 전체 길이를 말한다. 근육길이가 짧아지는 수축이 단축성 수축, 근육길이가 길어지는 수축이 신장성 수축이다.

등장성 수축과 등척성 수축

① 등장성 수축 뼈대근육이 동일한 장력을 계속 발휘하는 수축

단축성(구심성) 수축

물건을 들어 올릴 때의 움직임 시에 일어나는 수축이다. 동일한 장력을 발휘하면서 뼈대근육의 길이는 짧아진다.

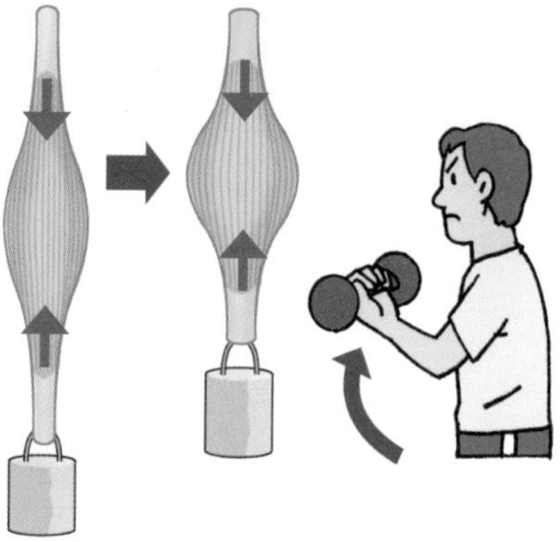

신장성(원심성) 수축

물건을 천천히 내릴 때의 움직임 시에 일어나는 수축이다. 동일한 장력을 발휘하면서 뼈대근육의 길이는 길어진다.

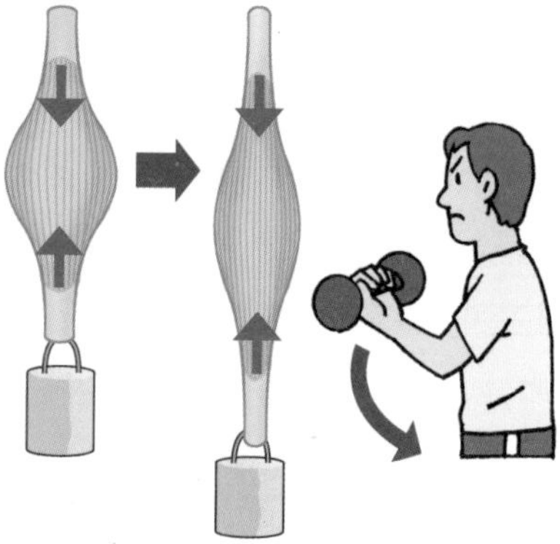

② 등척성 수축 뼈대근육의 길이가 변하지 않는 수축. 부하와 균형을 이루고 있다.

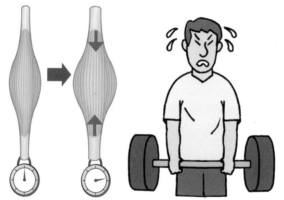

Athletics Column

등척성 수축을 이용한 근력 트레이닝

등척성 수축을 이용하면 단시간에 효과적인 근력 트레이닝이 가능하다. 예를 들면 양손을 가슴 앞에 모아 양손을 꽉 서로 밀면 큰가슴근의 트레이닝이, 머리 뒤쪽에서 양손을 끼고 머리는 뒤쪽으로 하고 손은 앞으로 밀듯이 하면 뒤목부위의 트레이닝이 된다. 이 운동은 7초 정도로 효과가 있다. 호흡을 멈추면 혈압의 상승을 초래하므로 반드시 호흡을 하면서 한다. 또한 고혈압 경향이 있는 사람은 무리를 하지 않는 것이 중요하다.

운동기

운동의 명령 전달과 근육수축

POINT
- 뼈대근육의 수축 명령은 대뇌의 운동영역에서 나온다.
- 대뇌에서 뼈대근육에 운동의 명령을 전달하는 것은 운동신경이다.
- 운동신경의 자극과 근육수축에는 '실무율의 법칙'이 성립된다.

대뇌에서 나오는 운동의 명령과 전달

자신의 의사에 의한 뼈대근육의 수축은 대뇌의 운동영역에서 명령이 나와 **운동신경**이 흥분함으로써 생긴다. 운동신경의 말단은 **근육섬유**의 표면에 접속하고 있으며, 접속부를 **신경근육이음부**라고 한다.

■ 뼈대근육이 수축하는 구조

뼈대근육은 대뇌의 명령에 의해 자극받아 수축한다.

① 대뇌의 운동영역에서 나온 운동 명령은 **전기적 자극**(신경 임펄스)으로서 운동신경의 말단에 도착한다.

② 전기적 자극이 운동신경의 말단에 도달하면, 신경근육이음부에 **신경전달물질**(아세틸콜린)이 방출된다.

③ 근육섬유의 세포막에 있는 수용체에 **아세틸콜린**이 작용하면, 세포막이 흥분하고 수축이 일어난다.

자극의 강도와 근육 수축의 관계

뼈대근육은 운동신경에서 자극의 정도가 어느 수준(역치)을 넘었을 때 수축한다. 자극이 역치를 넘지 않으면 수축은 일어나지 않고, 수축의 강도는 자극의 정도와는 비례하지 않는다. 이것을 **'실무율의 법칙'**이라고 한다.

1회의 자극으로 근육섬유가 1회 수축하는 것을 **단일수축**이라고 한다. 근육섬유의 수축 중에 자극이 가해지면, 수축이 가산된다(가중). 그리고 자극이 짧은 간격으로 반복되면 수축이 잇따라 거듭되고, 이것을 **강축**이라고 한다.

1개의 운동신경과 그것에 지배되는 근육섬유군을 **운동단위**라고 한다. 손가락 끝 등 섬세한 운동이 필요한 부위는 1개의 운동신경이 지배하는 근육섬유는 적게 되어 있다.

시험에 나오는 어구

신경근육이음부
운동신경 말단과 근육섬유가 접속하는 부분이다. 운동신경과 근육섬유는 밀착해 있지 않으며, 쌍방 사이에 연접틈새라고 불리는 틈새가 있다.

키워드

실무율의 법칙
자극이 어떤 수준을 넘었을 때, 자극의 강도에 관계없이 일정한 수축이 일어나는 것으로 자극이 약할 때는 수축이 일어나지 않는다. ON이나 OFF 중 어느 한쪽밖에 없는 것이다.

메모

운동단위
운동단위는 손가락 끝 등 섬세한 운동이 필요한 부위에서는 작고, 넓적다리 등 무딘 운동을 하는 부위에서는 크다.

신경근육이음부의 구조와 수축의 구조

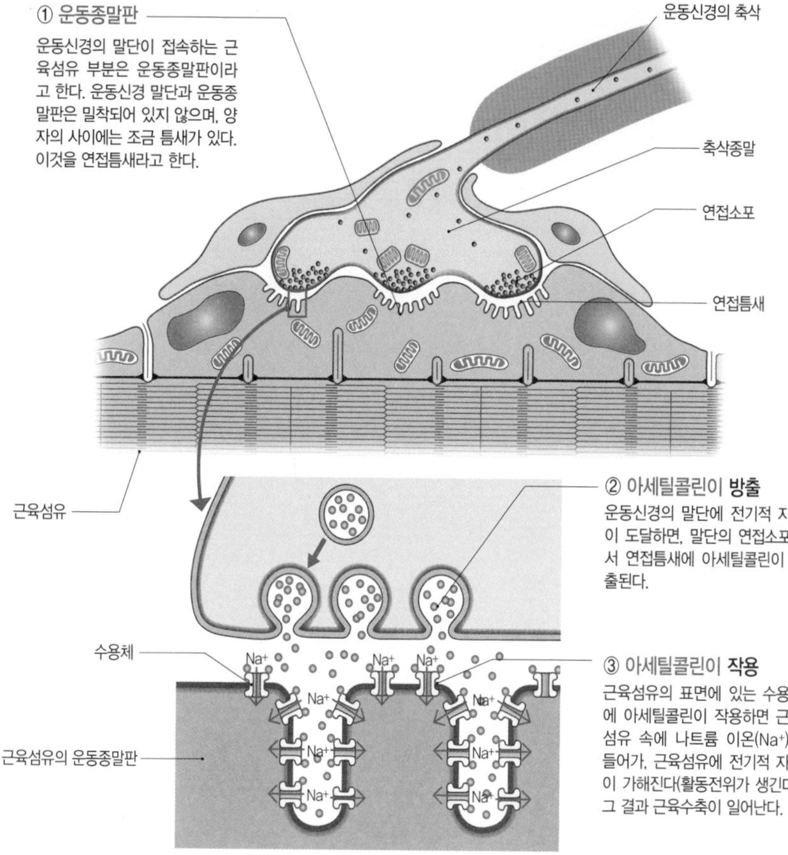

① 운동종말판

운동신경의 말단이 접속하는 근육섬유 부분은 운동종말판이라고 한다. 운동신경 말단과 운동종말판은 밀착되어 있지 않으며, 양자의 사이에는 조금 틈새가 있다. 이것을 연접틈새라고 한다.

② 아세틸콜린이 방출

운동신경의 말단에 전기적 자극이 도달하면, 말단의 연접소포에서 연접틈새에 아세틸콜린이 방출된다.

③ 아세틸콜린이 작용

근육섬유의 표면에 있는 수용체에 아세틸콜린이 작용하면 근육섬유 속에 나트륨 이온(Na^+)이 들어가, 근육섬유에 전기적 자극이 가해진다(활동전위가 생긴다). 그 결과 근육수축이 일어난다.

자극과 근육수축

뼈대근육은 자극받으면 수축하고, 수축 중에 더 자극받으면 수축이 가산되어 간다.

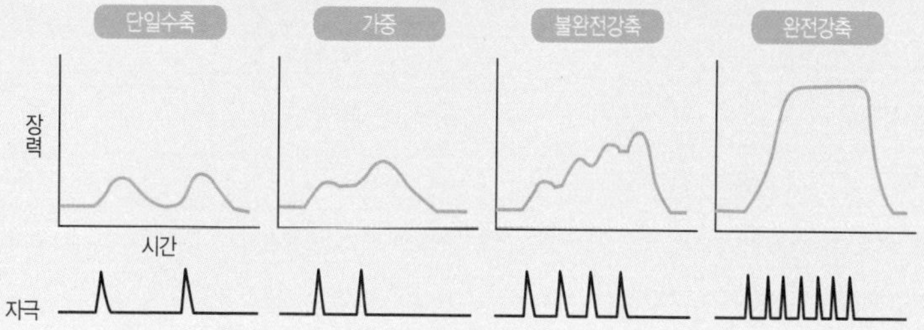

운동기

근육과 힘줄의 센서

POINT

- 뼈대근육이나 힘줄에는 그 신축 상황을 감지하는 센서가 붙어 있다.
- 근육방추와 골지힘줄기관은 근육이나 힘줄이 늘어나는 것을 감지한다.
- 근육방추는 자세의 제어에 관계되어 있다.

근육과 힘줄이 지나치게 늘어나는 것을 방지하는 구조

뼈대근육 중에는 근육섬유에 파묻히는 것처럼 **근육방추**라고 하는 장치가 붙어 있다. 또한 근육에서 힘줄로 이행한 부분에는 **골지힘줄기관**이라고 하는 장치가 있다. 양쪽 모두 센서로, 근육과 힘줄이 늘려지면 그것을 감지, 그 정보를 **감각신경**에 의해 **중추**에 보낸다. 이들은 몸이 한쪽으로 쓰러지는 것을 방지하거나, 근육과 힘줄이 너무 늘어나 상처 입는 것을 방지하는데 도움이 되고 있다.

▪근육방추의 작용과 폄반사

근육방추가 뼈대근육의 길이 변화를 감지하면, 척수에서 폄반사가 일어난다.

① 뼈대근육이 늘어나면, **근육방추** 속의 **방추속근육섬유**에 코일과 같이 감겨 있는 **감각신경**이 이것을 감지한다.

② 뼈대근육이 늘어났다고 하는 정보가 **척수**에 보내진다.

③ 척수반사에 의해 척수에서 늘어난 뼈대근육에 대해 '**수축해라**' 하는 명령이 나온다.

④ 늘어나 있던 뼈대근육이 수축한다(**폄반사**).

⑤ 동시에 반사의 작용을 하는 **뼈대근육**(대항근)이 억제되어 이완된다(상반 억제).

▪골지힘줄기관이 작용

골지힘줄기관은 힘줄에 걸리는 장력의 정도를 감지한다.

❶ **뼈대근육**이 강하게 수축하면, 힘줄에 잡아 늘리는 힘이 걸린다.

❷ 힘줄이 늘어났다고 하는 정보가 **척수**에 보내진다.

❸ 척수반사가 일어나 수축하고 있는 뼈대근육의 수축을 억제하고, 동시에 그 **대항근**을 수축시킨다.

시험에 나오는 어구

폄반사
급격하게 강하게 늘어난 근육에 일어나는 수축이다. 무릎인대를 치면 넙다리네갈래근이 수축하는 무릎반사는 폄반사이다.

키워드

골지힘줄기관
힘줄방추라고도 한다. 힘줄 자체에 신축성은 없지만, 근육이 수축함으로써 힘줄이 당겨지면 이것을 감지한다.

대항근
어떤 움직임을 하는 뼈대근육에 대해, 그 반사의 작용을 하는 뼈대근육을 말한다. 폄근의 대항근은 굽힘근이다.

메모

자세의 유지
몸이 어느 방향으로 쓰러지려고 하면, 그 반대측의 근육이 늘어난다. 이것을 근육방추가 감지해 근육을 수축시키면 자세를 유지할 수 있다.

근육방추와 골지힘줄기관의 구조

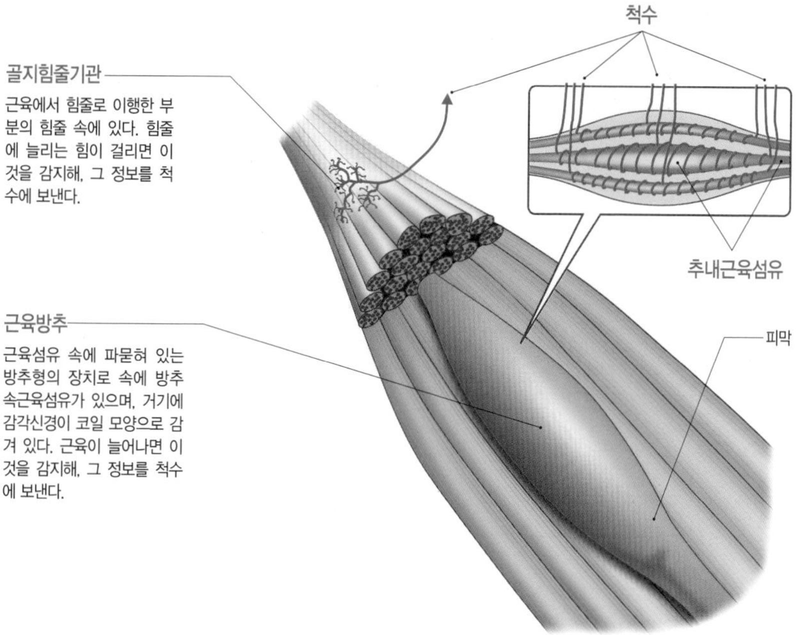
척수
골지힘줄기관
근육에서 힘줄로 이행한 부분의 힘줄 속에 있다. 힘줄에 늘리는 힘이 걸리면 이것을 감지해, 그 정보를 척수에 보낸다.
추내근육섬유
근육방추
근육섬유 속에 파묻혀 있는 방추형의 장치로 속에 방추속근육섬유가 있으며, 거기에 감각신경이 코일 모양으로 감겨 있다. 근육이 늘어나면 이것을 감지해, 그 정보를 척수에 보낸다.
피막

폄반사의 구조

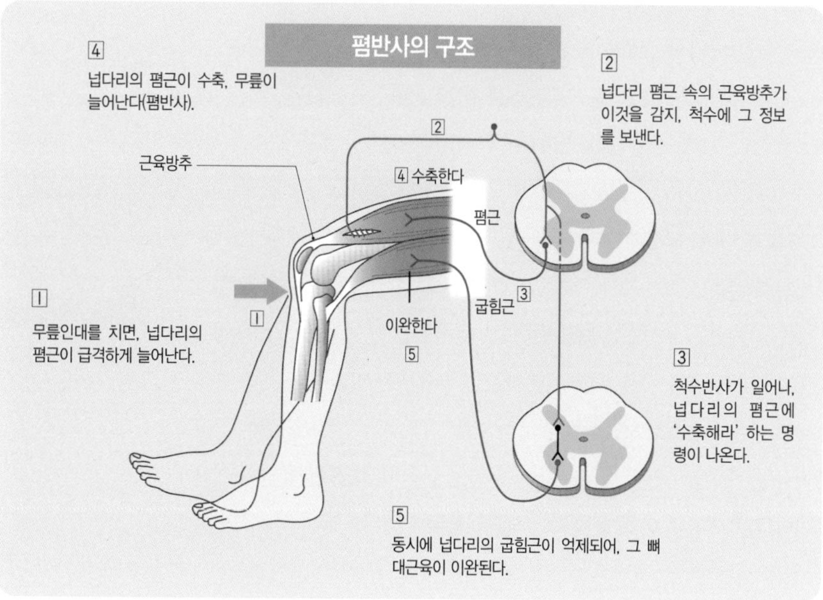
4
넙다리의 폄근이 수축, 무릎이 늘어난다(폄반사).
2
넙다리 폄근 속의 근육방추가 이것을 감지, 척수에 그 정보를 보낸다.
2
근육방추
4 수축한다
폄근
굽힘근 3
1
1
무릎인대를 치면, 넙다리의 폄근이 급격하게 늘어난다.
이완한다
5
3
척수반사가 일어나, 넙다리의 폄근에 '수축해라' 하는 명령이 나온다.
5
동시에 넙다리의 굽힘근이 억제되어, 그 뼈대근육이 이완된다.

근육수축의 에너지

POINT
- 근육수축을 위한 에너지는 ATP에서 꺼낸다.
- 뼈대근육 내에 저장되어 있는 ATP의 양은 적어, 즉시 없어진다.
- 크레아틴 인산이나 포도당을 분해해 ATP를 얻는다.

근육수축에는 ATP의 에너지가 사용된다

뼈대근육의 수축에는 ATP(아데노신 3인산)를 ADP(아데노신 2인산)와 **인산**으로 분해할 때에 생기는 에너지가 사용된다. 그러나 뼈대근육 내에 저장되어 있는 ATP의 양은 적어, 격한 운동을 하면 몇 초 내에 다 사용해 버리게 된다. 운동 시간이 길 때는 뼈대근육 내에 저장되어 있는 **크레아틴 인산**이나 **포도당**을 분해해 ATP를 만들고, 거기에서 에너지를 꺼낸다.

■ 근육수축의 에너지를 조달하는 구조

근육수축에서는 다음과 같이 에너지를 조달하고 있다.

① 뼈대근육 내에 저장되어 있는 ATP를 ADP와 **인산**으로 분해, 에너지를 꺼내어 이용한다.

② 뼈대근육 내에 저장되어 있는 크레아틴 인산을 크레아틴과 인산으로 분해, 얻어진 에너지로 ADP와 **인산**을 ATP로 재합성해 이용한다.

③ 포도당을 **무산소성 해당작용**과 **유산소성 해당작용**(P.190 참조)에 의해 분해해 얻어진 ATP를 이용한다.

무산소운동과 유산소운동

단시간에 강한 근육수축을 하는 운동에서는 주로 산소를 사용하지 않고 포도당을 분해하는 **무산소성 해당작용**으로 얻어지는 에너지를 사용한다(**무산소운동**). 약한 근육수축을 길게 지속하는 운동에서는 산소를 사용해 포도당을 분해하는 **유산소성 해당작용**에 의해 에너지를 얻는다(**유산소운동**). 근육섬유에는 마이오글로빈이 많고 유산소운동에 특화된 **적근육섬유**와 마이오글로빈이 적고 무산소운동에 특화된 **백근육섬유**가 있다.

시험에 나오는 어구

ATP(아데노신 3인산)
아데노신에 3개의 인산이 결합한 물질이다. 인산을 1개 떼어내고, 그 결합부의 에너지를 꺼내서 이용한다.

크레아틴 인산
뼈대근육 내에 저장되어 있는 물질이다. 인산 결합 부분의 에너지를 이용한다.

키워드

포도당
에너지원. 뼈대근육 내에는 포도당이 많이 이어진 글리코겐으로서 저장되어 있다.

마이오글로빈
근육섬유 내에 있으며, 산소를 저장하는 작용을 가진 단백질로, 붉은색. 적혈구의 헤모글로빈과 비슷하지만, 산소친화성은 마이오글로빈 쪽이 높다.

메모

붉은 근육과 흰 근육
뼈대근육에는 적근육섬유가 많고 유산소운동에 적합한 적근과 백근육섬유가 많고 무산소운동에 적합한 백근, 그리고 그 중간의 중간근(핑크근)이 있다. 예를 들면 종아리세갈래근의 가자미근은 적근이고, 장딴지근은 백근이다.

근육수축을 위한 에너지 조달

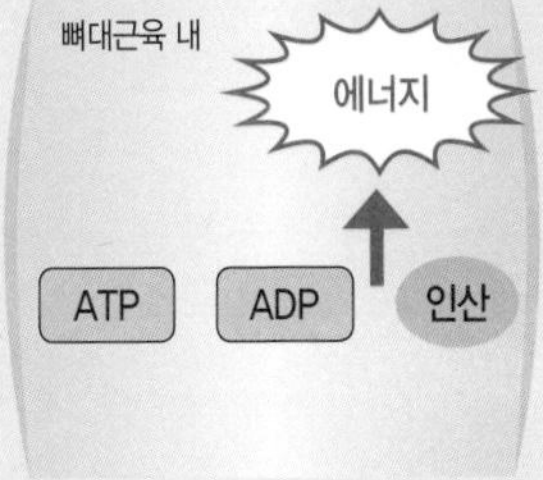

①

ATP에서 에너지를 꺼낸다

뼈대근육 내에 저장되어 있는 ATP를 ADP와 인산으로 분해, 에너지를 꺼낸다.

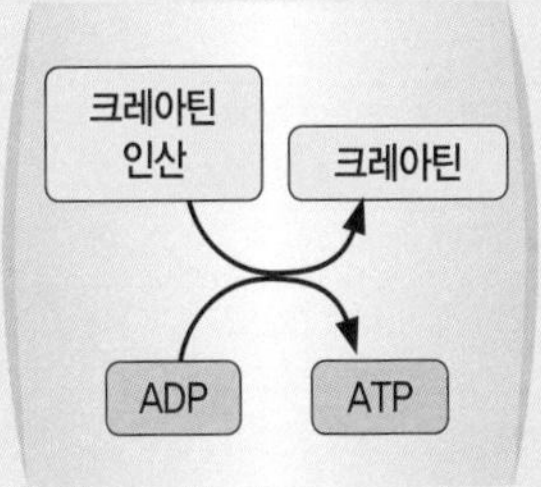

②

크레아틴 인산으로 ATP를 재합성한다

뼈대근육 내에 저장되어 있는 크레아틴 인산을 크레아틴과 인산으로 분해, 얻어지는 에너지로 ADP와 인산을 ATP로 재합성하고, 거기에서 에너지를 꺼낸다.

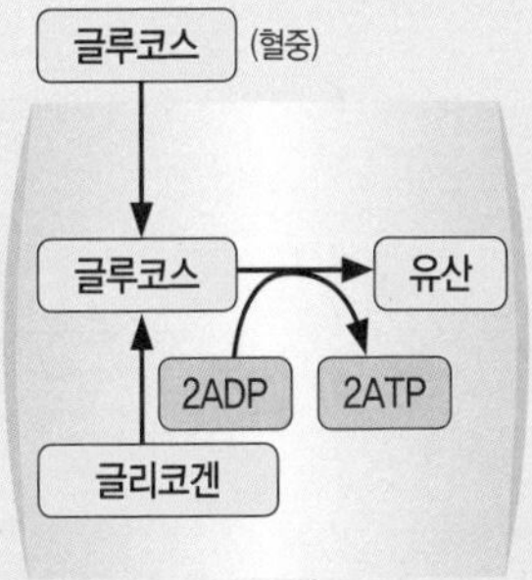

③-1

포도당(글루코스)을 무산소성 해당작용으로 분해해 ATP를 얻는다

뼈대근육 내에 저장되어 있는 글리코겐을 분해해 포도당을 얻거나, 또는 혈중에서 포도당을 받아들여 포도당을 무산소성 해당작용으로 분해해 ATP를 꺼낸다.

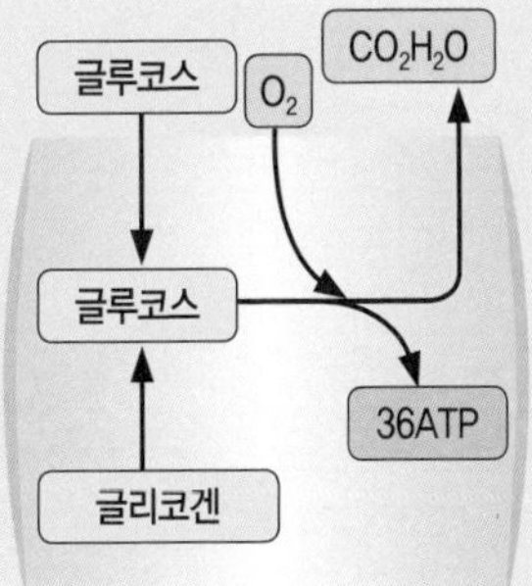

③-2

포도당(글루코스)을 유산소성 해당작용으로 분해해 ATP를 얻는다

뼈대근육 내의 글리코겐 분해 또는 혈중에서 받아들여 얻은 포도당을 산소를 사용한 유산소성 해당작용으로 분해해 ATP를 꺼낸다. 시간이 걸리지만, 가장 많은 ATP를 얻을 수 있다.

피부와 부속기의 작용

POINT
- 피부는 외부의 여러 가지 자극으로부터 인체를 지킨다.
- 피부는 체온 조절을 하고, 피부감각을 감지한다.
- 털이나 손톱은 피부 부속기라고 불린다.

피부는 인체의 방어벽

전신을 덮은 피부의 가장 중요한 작용은 외부의 여러 가지 자극으로부터 몸을 지키는 것이다.

피부에는 다음과 같은 네 가지 작용이 있다.

첫 번째는 ① **몸의 보호**이다. 체내의 수분을 잃게 되는 것을 방지한다. 기계적 외력과 세균 등 외부의 여러 가지 자극으로부터 몸을 지키고, 표피에서 생성되는 **멜라닌 색소**는 **자외선**을 차단한다.

두 번째는 ② **체온을 조절**하는 것이다. 더울 때는 피하 혈관을 확장시켜 혈류를 늘리는 동시에, 땀을 내서 **기화열**을 이용해 체온을 내린다. 추울 때는 피하의 혈관을 수축시켜 **체온의 발산**을 방지한다.

세 번째는 ③ **피부감각의 감각기**로서의 역할이다. 통각이나 온각 등의 피부감각을 감지한다(P.90 참조).

네 번째는 ④ **비타민D의 생성**이다. 자외선을 쬐면 피부에서 비타민D가 생성된다.

털, 손톱의 작용

사람의 경우, 두피나 음부 등을 제외한 대부분의 털은 얇아 피부를 보호하는 기능은 거의 없다. 머리카락 등 잘 길어지는 털에는 수은 등의 유해한 **중금속**을 털에 모아 **배설**하는 작용이 있다고 알려져 있다.

손톱은 손가락 끝을 보호하는 동시에, 물건을 집을 때에 손가락 끝을 지지해 힘을 전달한다. 또한 **빈혈**이나 **호흡장애** 등의 신체적 이상이 있으면, 손톱에 특유의 증상이 나타나는 경우가 있다.

시험에 나오는 어구

표피
표면의 0.1~0.2mm 정도의 층. 표면에서 순서대로 각질층, 과립층, 가시층, 바닥층으로 이루어진다. 손바닥이나 발바닥의 피부에는 각질층 아래에 투명층이 있다.

진피
표피의 아래 1~3mm 두께의 층. 혈관이나 림프관, 신경이 풍부하게 분포되어 있다. 콜라겐이나 엘라스틴이라고 하는 단백질이 구조를 지지하고, 탄성력을 유지하고 있다.

키워드

땀
진피에 있는 땀샘에서 분비되어 땀구멍에서 나온다. 대부분이 물이고, 염분이나 요소 등을 포함한다.

기화열
액체가 증발할 때에 주위에서 빼앗는 열. 증발열이라고도 한다.

메모

피부의 범위
표피와 진피만이 아니라, 그 아래의 피부밑조직도 피부에 포함하는 경우가 있다. 피부밑조직에 있는 피부밑지방은 체온의 유지에 도움이 되고 있다.

피부의 구조와 작용

[피부의 구조]

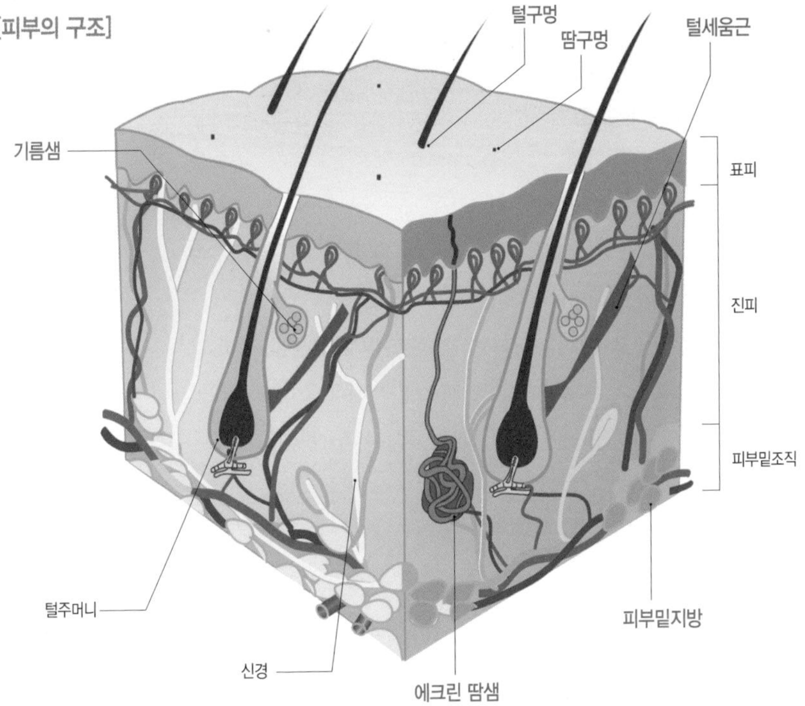

[피부의 작용]

① 몸을 보호한다

전신을 덮어 체내의 수분을 잃는 것을 방지한다. 부딪치는 등의 기계적 외력이나 세균, 화학물질 등 외부의 여러 가지 자극으로부터 몸을 지킨다. 표피에서 생성되는 멜라닌 색소는 자외선을 차단해, 자외선이 피하에 도달하는 것을 방지한다.

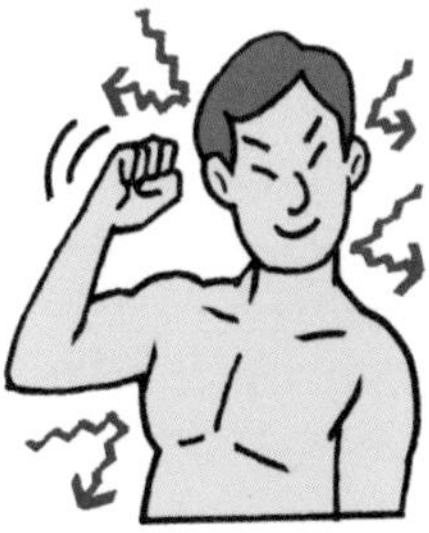

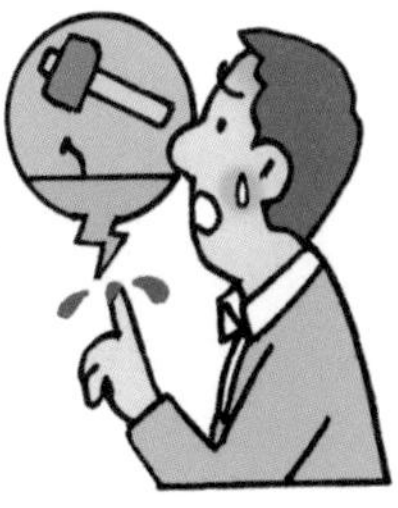

③ 피부감각의 감각기

피부에는 여러 가지 감각 수용기가 있으며, 통각, 온각, 냉각, 압각 등의 피부감각을 감지한다(P.90 참조).

② 체온을 조절한다

더울 때는 피부밑층의 혈관을 확장시켜 혈류를 늘리고 체열을 발산한다. 또한 땀을 내어 기화열을 이용해 체온을 내린다. 추울 때는 피부밑층의 혈관을 수축시켜 체온의 발산을 방지한다.

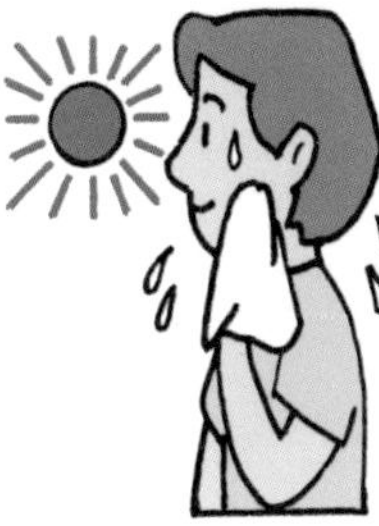

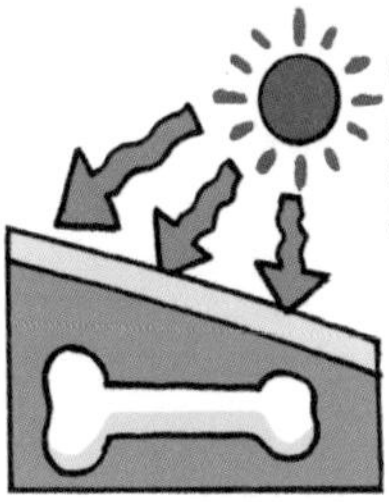

④ 비타민D의 생성

자외선을 쬐면 피부에서 비타민D가 생성된다. 비타민D는 뼈 형성에 필요하다.

신경계란

POINT
- 신경계는 몸의 모든 기능을 컨트롤하고, 항상성을 유지한다.
- 신경계는 중추신경계와 말초신경계로 구성된다.
- 말초신경계는 기능적으로는 체성신경계와 자율신경계로 나누어진다.

모든 운영을 컨트롤하는 신경

사람의 사고나 행동, 전신의 장기 기능 등 모든 운영을 컨트롤하고, 항상성을 유지하는 것이 신경계이다.

신경계에는 전신에서 모이는 정보를 분석해 판단을 내리거나, 여러 가지 기능의 명령을 내는 **중추신경계**와 전신에서 나온 정보를 중추에 보내거나, 중추의 명령을 전신에 전하는 **말초신경계**로 나눌 수 있다.

중추신경계와 말초신경계의 구성

중추신경계는 뇌와 척수로 구성되어 있다. **중추신경계**의 작용은 전신에서 모이는 정보를 집약해 분석 · 판단해 전신에 여러 가지 명령을 내는 것과, 그 중계를 하는 것이다. 대뇌, 사이뇌, 뇌줄기, 소뇌로 이루어지는 뇌와 뇌줄기의 숨뇌에서 이어진 척수로 구성되어 있다.

말초신경계는 부위로부터 보아 **뇌신경**과 **척수신경**으로 나누어지고, 기계적으로 **체성신경계**(감각신경과 운동신경)와 **자율신경계**(교감신경과 부교감신경)로 나누어진다.

뇌신경은 뇌에 출입하는 **말초신경**으로 12쌍이 있다. 또한 척수신경은 척수에 출입하는 **말초신경**으로 31쌍이 있다.

체성신경계란 전신의 감각기에서 나온 정보를 중추에 전달하는 **감각신경**과 몸을 움직이기 위한 명령을 **대뇌**에서 **전신**의 근육에 보내는 **운동신경**을 말한다. **자율신경계**는 전신의 장기나 기관의 기능을 조정하는 말초신경으로, **교감신경**과 **부교감신경**이 있다.

시험에 나오는 어구

감각신경
전신의 피부나 눈, 귀 등에 있는 감각기에서 감지한 정보를 중추에 보내는 신경. 정보가 중추를 향하는 구심성 신경이다. 감각신경이라고도 한다.

운동신경
대뇌의 운동영역에서 전신의 뼈대근육에 운동의 명령을 전하는 신경. 정보가 말초를 향하는 원심성신경이다.

키워드

체성신경계
감각신경과 운동신경을 말한다. 이들 신경이 담당하는 기능은 동물 기능이라고도 불린다.

자율신경계 **(P.76 참조)**
자율이란 의사와는 관계없이 자율적으로 작용한다는 의미이다. 자율신경계가 담당하는 기능은 식물 기능이라고도 불린다.

메모

신경의 다발
해부로 눈에 보이는 끈 모양의 신경은 많은 신경섬유 다발로, 그 속에는 감각신경, 운동신경, 자율신경의 섬유가 섞여 있는 것도 많다.

전신의 신경계 구조

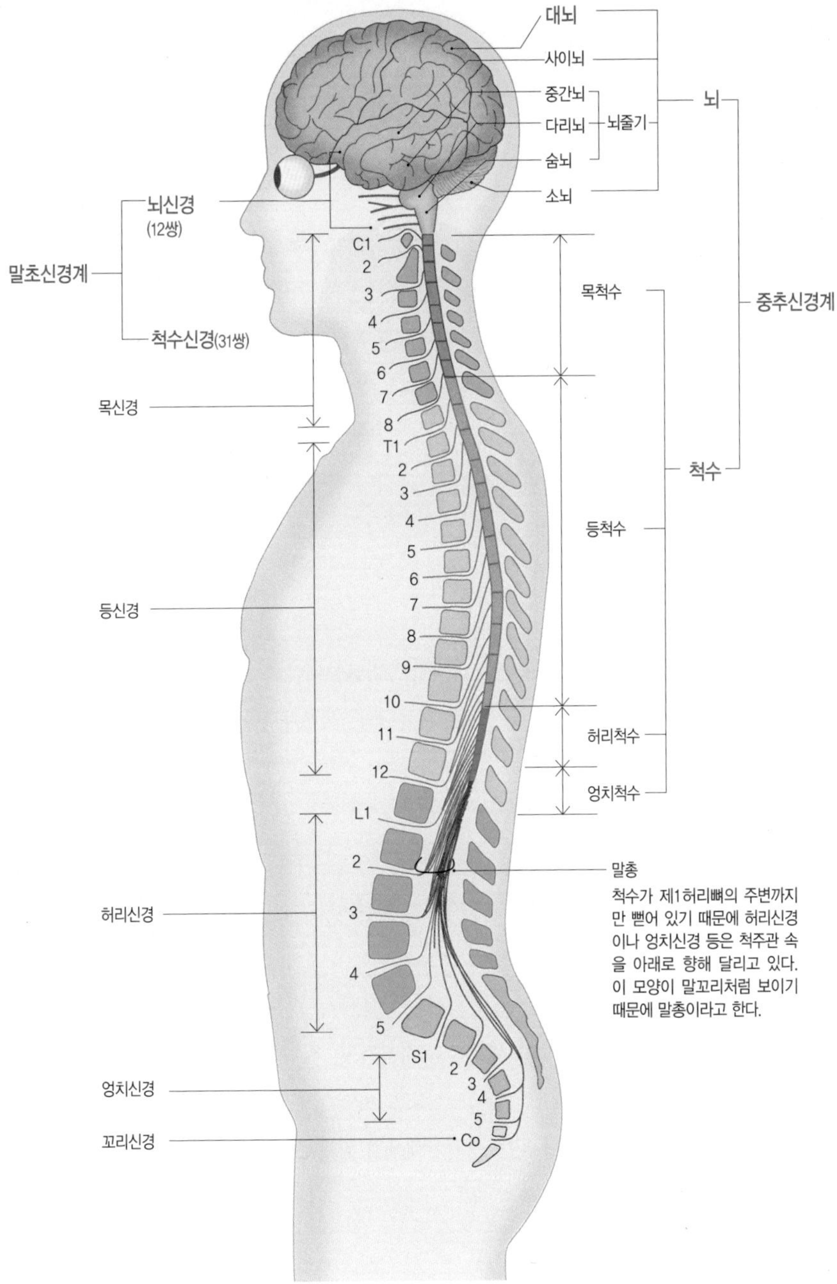

대뇌
사이뇌
중간뇌
다리뇌
뇌줄기
숨뇌
소뇌
뇌
중추신경계
뇌신경
(12쌍)
말초신경계
척수신경(31쌍)
목척수
척수
등척수
허리척수
엉치척수
목신경
등신경
허리신경
엉치신경
꼬리신경
C1
2
3
4
5
6
7
8
T1
2
3
4
5
6
7
8
9
10
11
12
L1
2
3
4
5
S1
2
3
4
5
Co
말총
척수가 제1허리뼈의 주변까지 만 뻗어 있기 때문에 허리신경 이나 엉치신경 등은 척주관 속 을 아래로 향해 달리고 있다. 이 모양이 말꼬리처럼 보이기 때문에 말총이라고 한다.

신경계

뉴런과 신경의 흥분

POINT
- 신경계에서 정보를 주고받는 것은 뉴런(신경세포)이다.
- 뉴런의 흥분으로 생긴 임펄스가 신경을 전달해 간다.
- 축삭에 붙는 수초는 임펄스의 전달 속도를 향상시킨다.

신경 임펄스가 신경을 전달해 간다

신경계에서 여러 가지 정보를 주고받고 있는 것은 **뉴런**(신경세포)이다. 뉴런은 **세포체**와 거기에서 가지 모양으로 **뻗어 있는 돌기**가 **축삭**이고, 이것이 **신경섬유**이다. 축삭에는 지질(슈반세포)로 이루어진 **말이집**(수초)이 붙어 있는 경우가 있다. 수초가 감겨 있는 신경을 **유수신경**, 수초가 감겨 있지 않은 신경을 **무수신경**이라고 한다.

뉴런이 흥분하면 세포에 활동전위가 생기고, 그것이 임펄스 또는 흥분으로서 신경섬유를 전해 간다.

■ 임펄스가 전달되는 구조

임펄스는 다음과 같이 전달된다.

① 뉴런이 흥분해 있지 않을 때, 세포내는 전기적으로 **음성**이다.

② 뉴런이 흥분하면 세포 외부에서 Na^{+}가 흘러 들어와, 세포내가 전기적으로 **양성**이 된다(활동전위의 발생).

③ 양성으로 바뀐 부위의 옆에 잇따라 동일한 것이 일어나고, 활동전위가 신경섬유를 전해 간다.

④ **임펄스**가 말단에 도달하면, 다음 뉴런에 자극이 전달된다(P.48 참조).

뉴런을 지지하는 글리아세포

뇌나 척수에는 뉴런 사이를 메우고 세포를 지지하거나, 영양을 공급하거나 하는 세포가 있으며, 이것을 **글리아세포**(신경아교세포)라고 한다. 중추신경 내에는 신경세포의 5~10배나 되는 글리아세포가 있다.

시험에 나오는 어구

수초, 랑비에결절
수초는 슈반세포가 축삭의 주위에 감겨 생긴 지질성 말이집. 수초와 수초 사이의 틈새를 랑비에 결절이라고 한다.

글리아세포
중추신경계에는 별아교세포, 희소돌기아교세포, 미세아교세포, 뇌실막세포 등의 종류의 글리아세포가 있다. 축삭에 수초를 만드는 슈반세포도 글리아세포의 일종이다.

키워드

축삭
세포체에서 가장 길게 뻗어 있는 돌기가 축삭으로, 이것이 신경섬유이다. 긴 것은 수십 cm가 된다.

신경 임펄스
뉴런의 흥분으로 생기고, 신경섬유에 의해 전달되어 가는 활동전위.

메모

뉴런의 종류
뉴런에는 세포체에서 뻗은 돌기가 1개뿐인 단극성 뉴런, 2개 있는 양극성 뉴런, 3개 이상 있는 다극성 뉴런 등이 있다.

뉴런과 글리아세포

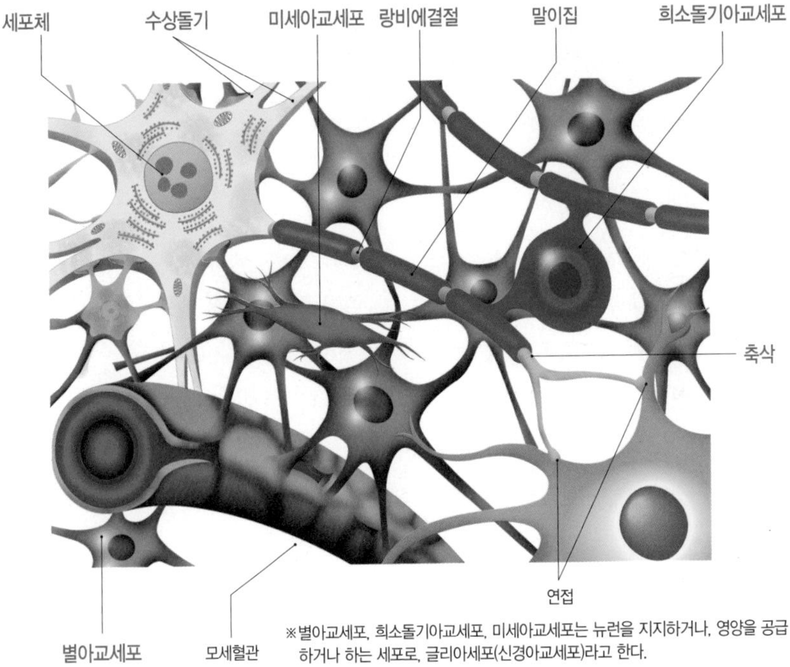

※별아교세포, 희소돌기아교세포, 미세아교세포는 뉴런을 지지하거나, 영양을 공급하거나 하는 세포로, 글리아세포(신경아교세포)라고 한다.

무수신경과 유수신경에 흥분이 전달되는 구조

무수신경에서 활동전위는 옆으로 차례로 전해 간다. 유수신경에서 활동전위는 랑비에결절을 도약하듯이 전하기 때문에 전달 속도가 빠르다.

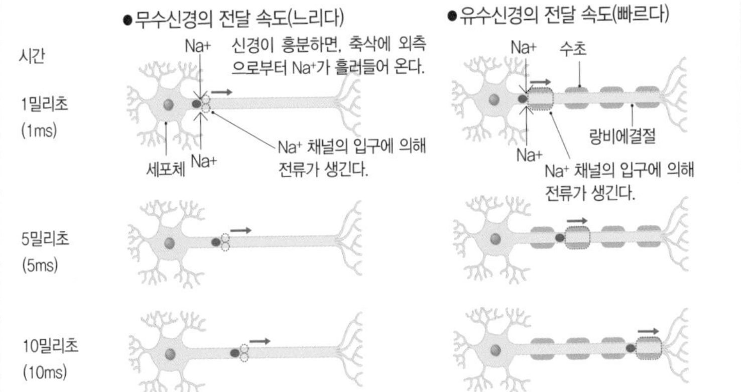

연접(시냅스)의 정보 전달

POINT
- 뉴런과 다음 뉴런이나 세포와의 접속부를 연접이라고 한다.
- 연접에는 연접틈새가 있고, 전기적인 신호는 전해지지 않는다.
- 연접의 정보 전달은 신경전달물질에 의해 이루어진다.

신경전달물질에 의해 정보가 전달된다.

뉴런의 말단은 다음 뉴런이나 근육섬유 등의 세포로 이어져 자극을 전달하고 있다. 이 연결 부분을 **연접**, 자극을 전하는 측의 뉴런 말단을 **축삭종말**, 자극을 받는 측을 **연접후신경세포**라고 한다. 축삭종말과 시냅스후 세포는 밀착되어 있지 않으며, 정말 조금 틈새가 벌려져 있다. 이것을 **연접틈새**이라고 한다. 이 틈새가 있기 때문에 축삭종말까지 전해진 임펄스는 전기적인 신호 그대로 연접후신경세포에 전할 수 없다. 임펄스는 **신경전달물질**이라고 불리는 화학 물질을 방출시키고, 이것이 연접후신경세포를 흥분시켜 자극이 전달되는 것이다.

■ 연접에서 자극이 전해지는 구조

자극은 신경전달물질에 의해 다음과 같이 전달된다.

① 임펄스가 축삭을 통해 **축삭종말**까지 도달하면, 축삭종말의 전위의존성 Ca^{2+} 채널이 열리고 축삭종말에 Ca^{2+}가 흘러들어 간다.

② 축삭종말 속의 연접소포에서 **신경전달물질**이 방출된다.

③ 연접후신경세포의 세포막에 있는 신경전달물질 수용체에 신경전달물질이 작용하면, **연접후신경세포**가 흥분해 활동전위가 생긴다(**흥분성 전달**). 또는 연접후신경세포의 활동전위를 일으키기 어렵게 한다(**억제성 전달**).

④ 연접틈새에 방출된 신경전달물질은 효소에 의해 불활성화되거나, 축삭종말 속에 들어가 재이용된다.

시험에 나오는 어구

연접틈새
연접을 구성하는 축삭종말과 연접후신경세포 사이에 있는 틈새를 말한다.

신경전달물질
축삭종말에서 방출되는 화학물질로 아세틸콜린, β엔도르핀, 도파민, 노르아드레날린, 세로토닌 등이 있다.

키워드

흥분성 전달
신경전달물질이 작용하면, 연접후신경세포에 활동전위를 생기게 하는 전달이다.

억제성 전달
신경전달물질이 작용하면, 연접후신경세포의 세포막 내를 전기적으로 더욱 음성으로 해 흥분이 일어나기 어렵게 하는 전달이다.

메모

신경전달물질의 종류
신경전달물질에는 60개 이상의 종류가 있으며, 신경의 종류에 따라 방출되는 물질이 다르다. 예를 들면 운동신경의 말단에서는 아세틸콜린이, 교감신경의 말단에서는 노르아드레날린이 방출된다.

시냅스의 구조와 정보의 전달

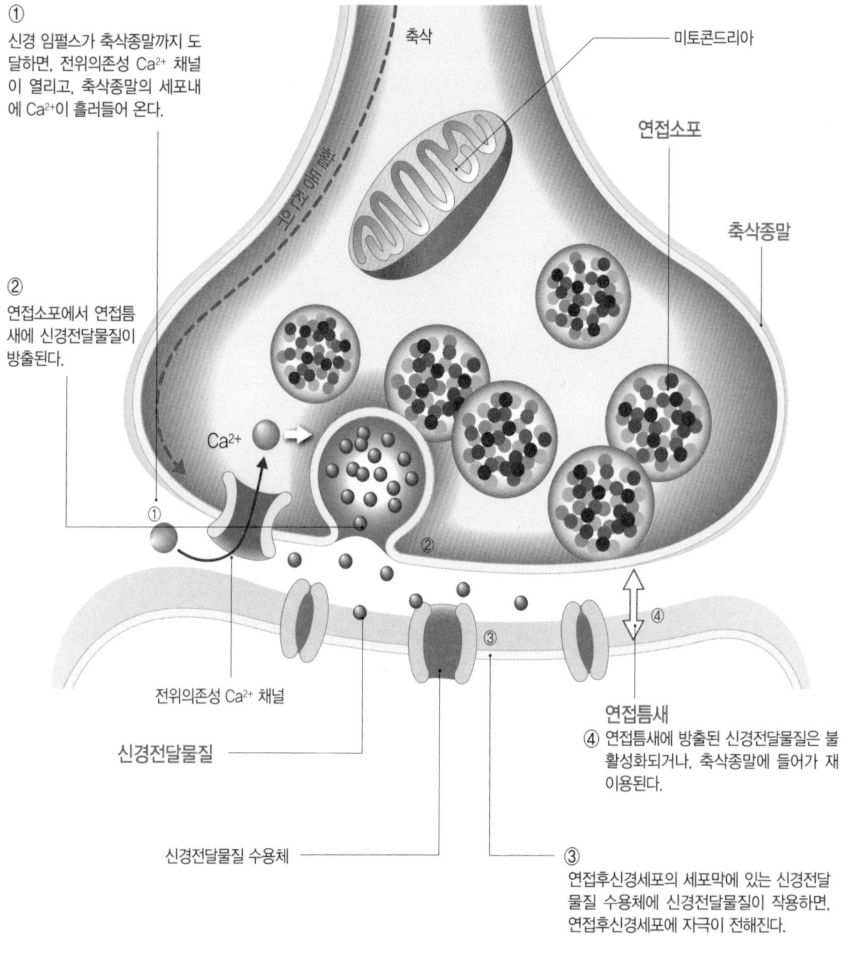

①
신경 임펄스가 축삭종말까지 도달하면, 전위의존성 Ca^{2+} 채널이 열리고, 축삭종말의 세포내에 Ca^{2+}이 흘러들어 온다.
②
연접소포에서 연접틈새에 신경전달물질이 방출된다.
축삭
활동전위
미토콘드리아
연접소포
축삭종말
Ca^{2+}
전위의존성 Ca^{2+} 채널
신경전달물질
연접틈새
④ 연접틈새에 방출된 신경전달물질은 불활성화되거나, 축삭종말에 들어가 재이용된다.
신경전달물질 수용체
③
연접후신경세포의 세포막에 있는 신경전달물질 수용체에 신경전달물질이 작용하면, 연접후신경세포에 자극이 전해진다.

Athletics Column

반복 연습에 의한 운동의 향상과 연접형성

운동의 동작은 뼈대근육뿐만 아니라, 운동의 명령을 전하는 신경계와 어떠한 운동이 이루어졌는가를 감지하는 감각기 등을 총동원해 이루어진다. 처음에는 서툴렀던 운동도 반복해서 연습하면 서서히 잘하게 되는 것은 그 운동에 관계하는 뇌와 감각기, 뼈대근육들을 연결하는 뉴런이 운동의 보다 좋은 수행에 필요한 다른 뉴런과 새로운 연접을 형성, 신경의 네트워크를 발달시켜 가기 때문이다.

신경계

대뇌겉질의 기능성국재

POINT

- 대뇌 표면의 대뇌겉질에는 뉴런의 세포체가 모여 있다.
- 대뇌겉질은 부위에 따라 담당하는 기능이 다르다.
- 운동영역과 체성감각영역에는 담당하는 몸의 부위도 나누어져 있다.

대뇌겉질은 뉴런의 세포체 층

대뇌의 단면에 보이는 색이 진한 부분을 **회색질**이라고 하며, 여기에는 뉴런의 세포체가 모여 있다. 대뇌 표면의 회색질은 **대뇌겉질**이라고 불린다. 또한 대뇌 단면의 하얗게 보이는 부분에는 신경섬유가 모여 있으며, 이것을 **백색질**이라고 한다.

언어 등의 고도의 기능을 담당하는 대뇌겉질은 부위에 따라 담당하는 역할이 다르고, 이것을 대뇌겉질의 기능성국재라고 한다.

■ 대뇌겉질의 기능과 부위

대뇌겉질의 주된 기능과 그 기능을 담당하는 부위는 이하와 같다.

① **일차운동영역**은 운동의 명령을 내는 부위로, 중심고랑 앞의 이랑(중심앞이랑)에 있다. 담당하는 몸의 부위도 각각 나누어져 있다.

② **일차체성감각영역**은 피부나 관절 등의 감각을 처리하는 부위로, 중심고랑의 뒤쪽 이랑(중심뒤이랑)에 있다.

③ **언어영역**은 말을 하는 것을 담당하는 운동언어영역(브로카 영역)이 가쪽고랑의 위에, 말을 읽고 듣는 기능을 담당하는 감각언어영역(베르니케 영역)이 가쪽고랑의 후방에 있다.

④ **일차청각영역**은 청각 정보를 처리하는 부위로, 관자엽 가쪽고랑의 아래에 있다.

⑤ **일차시각영역**은 시각 정보를 처리하는 부위로, 뒤통수엽에 있다.

시험에 나오는 어구

운동언어영역
말을 하는 운동을 담당한다. 여기서 장애에 의한 운동성 실어증은 이야기를 듣거나 문장을 읽거나 해서 이해하는 것은 가능하지만, 말을 하기 어렵게 된다.

감각언어영역
말을 시각이나 청각으로 캐치해 이해하는 것을 담당한다. 여기서 장애에 의한 감각성 실어증은 쓰여 있는 문장이나 말하는 것을 이해할 수 없게 된다.

키워드

일차 ○○영역
운동영역과 체성감각영역 등의 '일차'란 우선 그들의 정보가 들어가고 나오는 장소라는 의미이다. 이들 영역 이외에, 그 정보를 통합하거나 조정하거나 하는 '연합영역'이나 '이차 ○○영역'이 있다.

메모

언어영역의 위치
언어영역은 90% 이상의 사람이 왼대뇌반구에 있다. 언어영역이 오른대뇌반구에 있는 사람의 비율은 왼손잡이 사람 쪽이 많다.

대뇌의 단면

단면의 하얗게 보이는 부분을 백색질, 색이 진한 부분을 회색질이라고 하며, 중앙의 뇌들보는 좌우의 대뇌반구를 연결하고 있다.

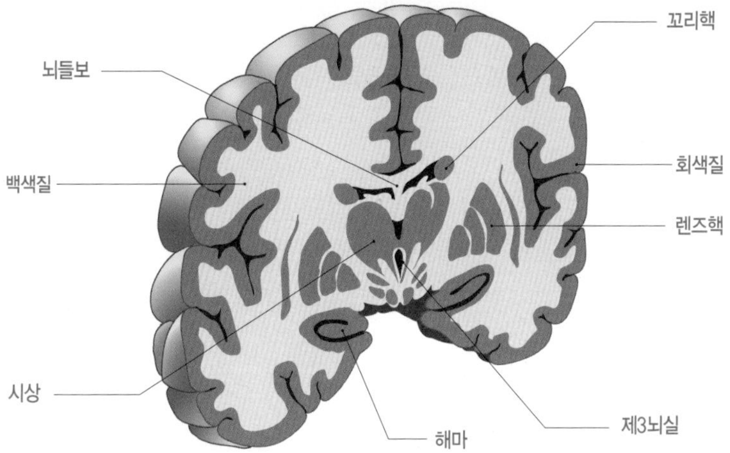

뇌들보
꼬리핵
백색질
회색질
렌즈핵
시상
해마
제3뇌실

대뇌겉질의 기능성국재

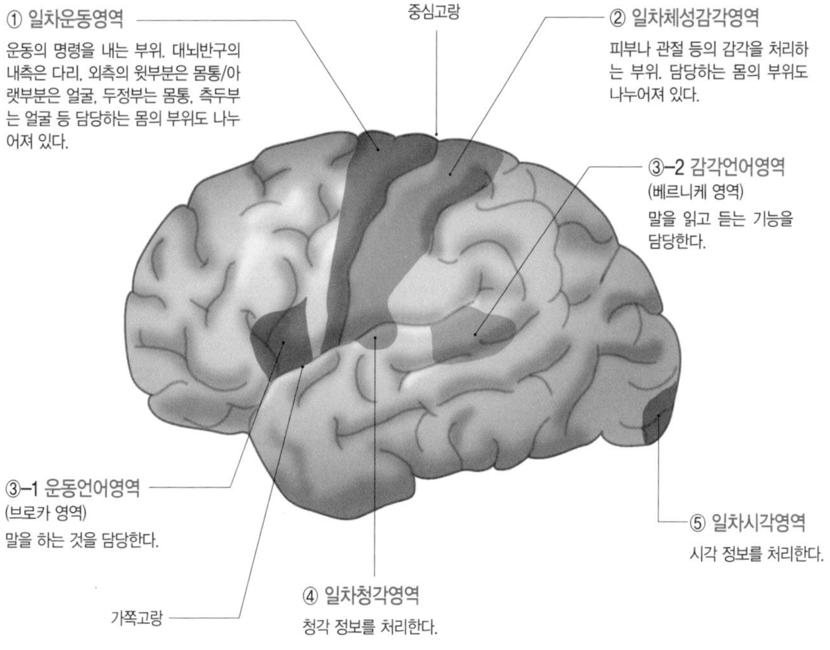

① 일차운동영역
운동의 명령을 내는 부위. 대뇌반구의 내측은 다리, 외측의 윗부분은 몸통/아랫부분은 얼굴, 두정부는 몸통, 측두부는 얼굴 등 담당하는 몸의 부위도 나누어져 있다.
중심고랑
② 일차체성감각영역
피부나 관절 등의 감각을 처리하는 부위. 담당하는 몸의 부위도 나누어져 있다.
③-2 감각언어영역
(베르니케 영역)
말을 읽고 듣는 기능을 담당한다.
③-1 운동언어영역
(브로카 영역)
말을 하는 것을 담당한다.
⑤ 일차시각영역
시각 정보를 처리한다.
④ 일차청각영역
청각 정보를 처리한다.
가쪽고랑

신경계

대뇌변연계와 대뇌기저핵의 작용

POINT

- 좌우의 대뇌반구를 연결하는 뇌들보를 둘러싸는 부분을 대뇌변연계라고 한다.
- 해마는 기억의 형성에 관계하고 있다고 생각되고 있다.
- 대뇌기저핵은 대뇌의 기저부에 있는 뉴런 덩어리이다.

본능적 행동을 담당하는 대뇌변연계

대뇌변연계는 좌우의 대뇌반구를 연결하는 뇌들보를 둘러싸는 영역을 중심으로 한 부분을 말하며, **후각망울**, **띠이랑**, **해마**, **편도체**, **유두체** 등을 포함한다.

대뇌변연계는 진화의 과정에서 옛날부터 갖추어져 있었다고 여겨지는 **옛겉질**로 이루어져 있으며, 후각이나 쾌감 · 불쾌감, 공포, 분노 등의 정동, 식욕이나 성욕 등의 본능적 행동 등 동물 모두에 공통되는 작용을 담당하고 있다. **해마**는 기억의 형성에 관계되어 있다고 생각되지만, 상세한 것은 아직 해명되어 있지 않다. 대뇌변연계는 자율신경계의 중추가 되는 **시상하부**나 생명 기능의 중추인 **뇌줄기**와도 밀접한 연결이 있다.

운동의 조정에 관계되어 있는 대뇌기저핵

대뇌기저핵이란 대뇌의 기저부에 있는 **신경핵**(뉴런의 세포체 덩어리)이라는 의미이다. 대뇌기저핵은 꼬리핵, 조가비핵, 창백핵으로 구성되어 있다. 꼬리핵과 조가비핵은 합쳐 **줄무늬체**라고도 불린다.

대뇌기저핵은 대뇌겉질이 발달하지 않은 새 이하의 동물에서는 운동의 최고위 중추로서 작용한다. 그러나 사람은 대뇌겉질이 발달했기 때문에 대뇌기저핵은 하위 중추로서 작용하고 있다. 중간뇌의 흑색질이나 사이뇌의 시상, 그리고 대뇌겉질과 정보를 주고받으면서 상황에 따라 행동하는 것과 인지 기능이나 정동 등에 관계하고 있다고 생각되고 있다. 대뇌기저핵에 장애가 생기면, 의지에 반해 몸이 움직이는 **불수의운동**이 일어난다.

시험에 나오는 어구

대뇌기저핵
대뇌변연계를 구성하는 해마의 위쪽, 사이뇌의 양 외측에 위치하고 있다. 조가비핵과 창백핵을 합쳐 렌즈핵이라고도 한다.

키워드

뇌들보
좌우의 대뇌반구를 중앙에서 연결하고 있는 부분으로 신경섬유 다발이다.

불수의운동
의사와 관계없이 몸이 움직이는 것. 천천히 몸이 비틀어지는 것 같은 움직임을 하는 아테토시스나 손을 접고 펴거나 혀를 넣거나 빼는 등의 빠른 운동이 일어나는 무도운동 등이 있다.

메모

해마의 명명
해마라고 하는 명칭은 그리스신화의 해신 포세이돈이 타는 해마의 앞다리와 모양이 닮은 것으로부터 붙여졌다고 알려져 있다.

대뇌기저핵의 장애
대뇌기저핵은 운동 기능을 억제하는 신호를 낸다. 그렇기 때문에 이 부분에 장애가 일어나면, 운동의 억제가 되지 않아 불수의운동이 생기게 된다.

대뇌변연계의 구조

뇌들보를 둘러싸는 부분에 위치하는 대뇌변연계는 정동이나 본능적 행동을 담당하고, 기억과도 관계가 깊다.

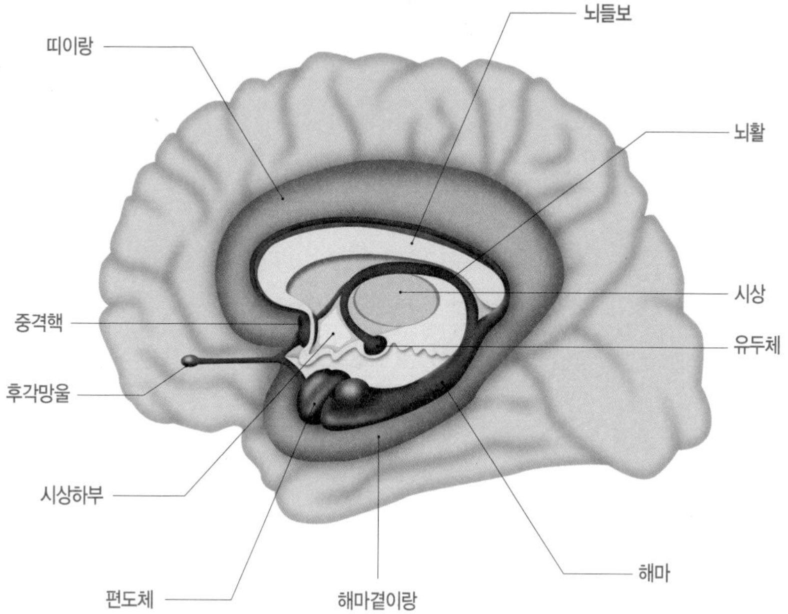

대뇌기저핵의 구조

대뇌기저핵은 사이뇌의 외측에 위치하는 신경핵의 집합체로, 운동의 조절에 관계하고 있다.

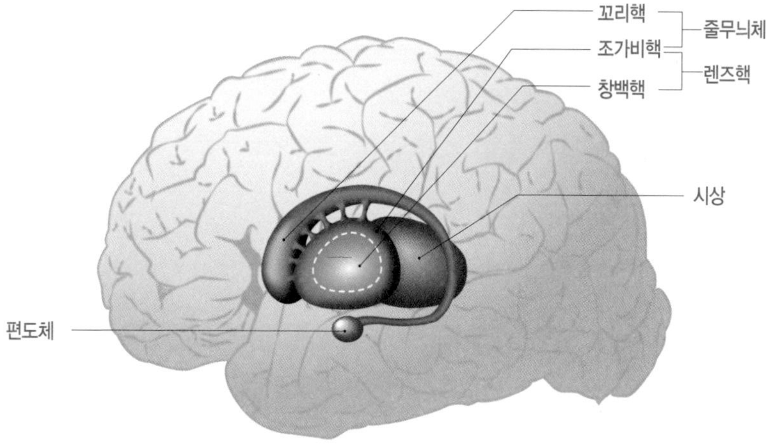

기억의 생리

POINT

- 기억에는 에피소드 기억과 의미 기억으로 구성되는 진술 기억과 몸으로 기억하는 절차 기억이 있다.
- 단기 기억이 장기 기억이 되는 작용에는 해마가 관련되어 있다.

진술 기억과 절차 기억

기억이란 단순히 사물을 기억하는 것뿐만 아니라, 필요에 따라 그것을 꺼내는 기능이다. 기억은 **진술 기억**과 **절차 기억**으로 나눌 수 있다.

진술 기억은 이야기하거나 쓰거나 할 수 있는 것으로, 지식이나 과거의 체험 등의 기억을 가리킨다. 이것은 또한 **에피소드 기억**과 **의미 기억**의 2종류로 분류할 수 있다.

에피소드 기억은 자신의 개인적인 체험이나 매일의 일화에 대한 기억을 말하며, **일화 기억**이라고도 한다. **의미 기억**은 말의 의미나 물건의 명사 등의 기억이다.

절차 기억은 몸으로 기억하고 있는 행동이나 기능을 말하며, 자전거를 타거나 스포츠를 하거나 하는 것이 이것에 해당된다.

단기 기억과 장기 기억

기억에는 보고 듣고 하거나 체험한 것을 몇 분에서 몇 시간 정도 기억하고 있는 **단기 기억**과 시간이 지나도 생각해낼 수 있는 **장기 기억**이 있다.

단기 기억은 그대로는 잊어버리게 되지만, 그것이 반복되거나 다른 기억과 연결되거나 하면 **장기 기억**으로서 등록된다고 생각되고 있다.

이 작용에는 대뇌변연계의 **해마**가 관계하고 있다. 새로운 정보는 우선 해마에 들어가 정리되고 그것에 동일한 정보가 반복적으로 들어오면, 그것은 중요한 정보라고 판단되어 장기 기억으로서 대뇌겉질에 전송되어 보존되는 것이다.

시험에 나오는 어구

에피소드 기억
일화나 체험의 기억. 반복되는 일화나 강렬한 체험 등은 장기 기억이 된다.

의미 기억
지식을 말한다. 사람의 이름 등도 의미 기억이다. 반복해서 기억하면 장기 기억이 된다.

절차 기억
운동 기능과 관계되어 있으며, 소뇌나 대뇌기저핵 등도 관계되어 있다.

키워드

단기 기억
20초 정도 기억하고 있는 기억으로 하는 경우도 있고, 동시에 기억할 수 있는 것은 7개±2개의 정보라고 여겨진다. 또한 보인 것을 한순간만 기억하고 있는 것을 감각성 기억이라고 하는 경우가 있다.

메모

정보의 강화
해마에 들어온 새로운 정보는 그것이 강화되지 않으면, 조만간 잊어버리게 된다고 생각되고 있다.

기억의 종류

기억
- 진술 기억
  - 에피소드 기억
    일화나 체험의 기억
    캠프 등의 이벤트나 재해의 체험 등

  - 의미 기억
    지식, 고유명사 등의 기억
    테스트를 위해 단어를 외우거나, 오랜만에 만난 사람의 이름을 기억해내는 등

- 절차 기억
  몸으로 기억하고 있는 운동, 기능 등의 기억
  자전거를 타거나, 요리를 하는 등

기억의 형성

자극 → 감각성 기억 — 인지한다. → 단기 기억 — 반복 기억의 상기 등 → 장기 기억

- 감각성 기억: 한순간 보였을 뿐인 것 등. 인지하지 않으면 잊어버린다.
  - 인지하지 않는다. → 잊어버린다.
- 단기 기억: 몇 분에서 몇 시간 정도 기억하고 있는 것이다.
  - 반복 등을 하지 않는다. → 잊어버린다.
- 장기 기억: 정착해, 나중에 기억해낼 수 있는 기억

Athletics Column

몸에 붙은 운동의 기능은 장기 기억이다

자전거를 타는 것이나 줄넘기, 수영 등의 운동은 오랜만이라도 비교적 문제없이 할 수 있다. 이들 운동은 본문 중에 있는 대로 절차 기억이지만, 기억의 형성에 관해 말하면 장기 기억이고 완전히 잊어버리는 일은 없다. 단, 공백이 너무 길면 생각한 것보다 잘 되지 않는 경우도 많은 것이다. 이것은 나이가 듦에 따라, 또는 운동 부족에 의한 근력의 저하나 뼈대근육과 신경계의 네트워크 쇠퇴 등이 원인이다.

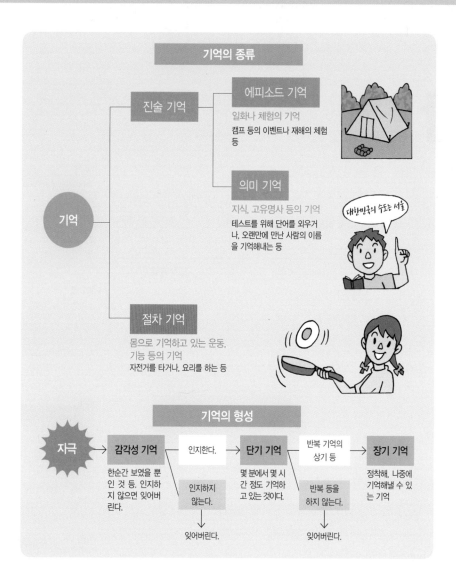

신경계

서카디안 리듬과 수면

POINT

- 생체 기능이 1일 주기로 변화하는 것을 서카디안 리듬이라고 한다.
- 서카디안 리듬은 시상하부가 만들어내고 있다.
- 수면에는 렘수면과 비렘수면이 있고, 약 90분의 주기가 있다.

생체 기능은 약 24시간의 주기로 변화한다

호르몬의 분비나 체온 등의 생체 기능은 거의 24시간의 주기로 변화하고 있다. 이것을 **서카디안 리듬**(개일 리듬)이라고 한다. 이 작용은 체내 시계나 생체 시계라고도 불린다.

서카디안 리듬은 자율신경의 중추인 시상하부에 있는 **교차위핵**(P.59 참조)이 만들어내고 있다. 교차위핵에는 밝기나 어두움 정보가 시각신경에서 들어가기 때문에 밤낮의 변화에도 영향을 받는다.

건강을 유지하기 위해서는 서카디안 리듬에 맞춰 식사나 수면을 취하는 것이 중요하다고 생각된다. 불규칙한 생활이나 야간업무의 연속 등이 컨디션을 무너트리기 쉬운 것은 서카디안 리듬에 맞지 않기 때문이다. 해외여행에서 생활시간이 급격하게 변화해 컨디션을 무너트리는 **시차병**도 서카디안 리듬이 관계되어 있다.

렘수면과 비렘수면

수면에는 안구가 미세하게 움직이는 **급속눈운동**(rapid eye movement : REM)을 볼 수 있는 얕은 수면의 **렘수면**과, 안구가 움직이지 않는 깊은 수면인 **비렘수면**이 있다. 비렘수면은 4단계의 깊이로 나누어지며, 수면 중에는 렘수면에서 서서히 깊어지고 또한 얕아져 렘수면이 되는 것을 약 **90분** 주기로 반복하고 있다.

렘수면에서는 전신의 골격은 이완하고 있지만, 호흡이나 심박수가 변동해 꿈을 본다. 비렘수면은 뇌가 휴식하기 위한 수면이 되며, 뇌의 혈액량이나 체온이 약간 저하한다.

시험에 나오는 어구

교차위핵
시상하부에 있는 신경핵의 하나. 시각신경이 교차하는 시각교차의 상후방에 있으며, 시각신경에서 정보도 받는다.

렘수면
rapid eye movement의 머리글자인 REM으로부터 렘수면이라고 한다. 수면 중인데 안구가 무언가를 보고 있는 것처럼 미세하게 움직인다. 꿈은 이 때에 본다고 한다.

키워드

서카디안
circadian은 '개일의', '일주기의' 등으로 번역된다. '대개'와 '하루'를 나타내는 라틴어가 어원. '대개 하루의'라고 하는 의미이다.

메모

25시간 주기
서카디안 리듬의 주기는 24시간보다 조금 길다는 보고가 있다. 기본적으로는 25시간 정도의 주기를 갖는데, 아침의 햇볕에 의해 리셋된다고 하는 설이다.
수면이 얕아지거나 깊어지거나 하는 주기는 고령이 되면 흐트러지고, 얕은 수면이 많아진다.

체온과 호르몬의 개일 리듬

수면 외에 체온이나 호르몬의 분비에도 서카디안 리듬이 관계하고 있다.

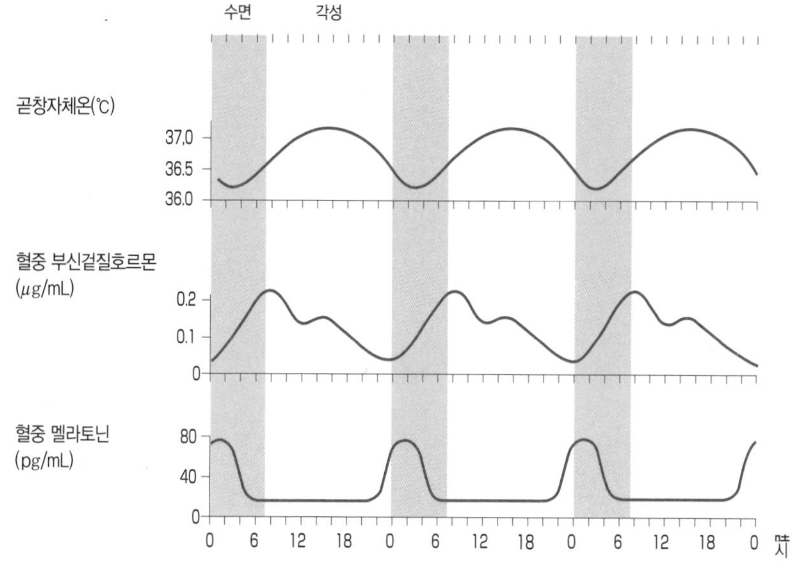

수면의 깊이와 사이클

각성에서 비렘수면의 단계가 진행되면 수면은 깊어져 간다.

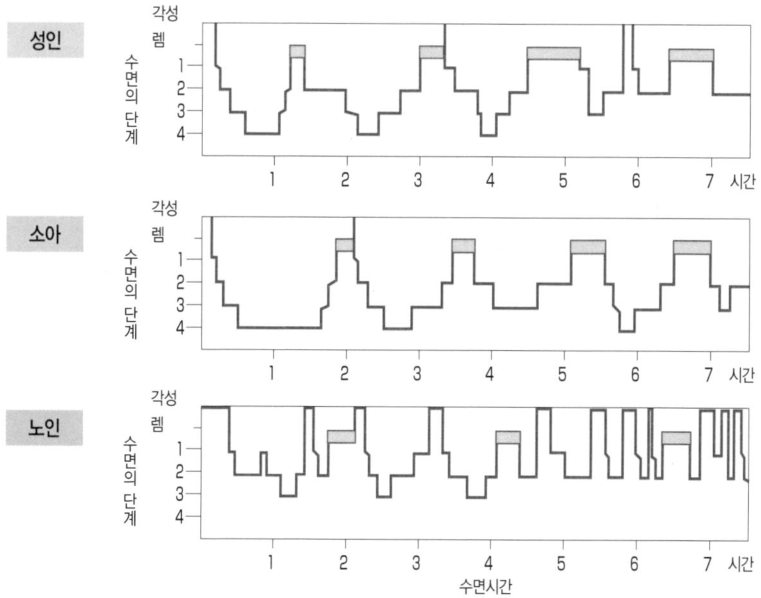

신경계

사이뇌의 작용

POINT
- 사이뇌는 시상, 시상상부, 시상하부로 구성된다.
- 시상은 뒤뿔 이외의 감각 정보를 중단하고, 대뇌겉질로 보낸다.
- 시상하부는 자율신경계의 중추이다.

뇌의 중심부에 있는 회색질의 덩어리

대뇌의 중심부, 대뇌변연계에 둘러싸인 부분에 있는 회색질의 덩어리가 **사이뇌**이다. 사이뇌의 아래에는 중간뇌, 다리뇌, 숨뇌로 이루어지는 **뇌줄기**가 이어진다. 사이뇌는 시상, 시상상부, 시상하부로 구성되어 있으며, **뒤뿔 이외의 감각 정보를 중계**하거나 **자율신경계를 컨트롤**하고 있다.

시상은 제3뇌실을 좌우에서 끼우는 것처럼 위치하는 계란형의 회색질이다. 대부분의 경우 좌우의 시상은 시상사이붙음로 이어져 있으며, 많은 **신경핵**의 집합체로 되어 있다. 후각을 제외한 시각, 청각 등의 감각 정보를 중계하고 대뇌겉질로 보낸다. 또한 운동의 조정이나 정동, 자율신경과도 관계가 있다고 생각되고 있다.

시상상부는 제3뇌실의 후벽을 만드는 부분을 말하며, **고삐**, **솔방울샘** 등으로 구성된다. 고삐는 대뇌변연계와 관계가 있다고 생각되고 있으며, 솔방울샘은 **멜라토닌**이나 **세로토닌** 등의 호르몬 분비와 관계하고 있다.

시상하부는 시상의 아래 부분으로, 많은 신경핵의 집합체이다. 섭식행동의 조정, 체온 조절, 체내 수분의 조절 등의 중추로서 작용하고, 자율신경계의 중추이기도 하다. 아래에는 내분비샘의 **뇌하수체**가 늘어져 있다.

시험에 나오는 어구

시상하부
뇌저부에 있으며, 신경핵이 모여 있다. 일부의 신경핵은 호르몬을 분비하고, 아래로 늘어져 있는 뇌하수체에 보낸다.

가쪽뇌실, 제3뇌실
대뇌의 중심부에 있는 공간으로, 뇌척수액이 모여 있다. 이외에도 소뇌 앞에 있는 제4뇌실이 있으며, 대뇌나 척수 주변의 거미막밑공간으로 이어져 있다.

키워드

세로토닌, 멜라토닌
서카디안 리듬과 관계하는 호르몬. 세로토닌은 눈뜨는 것에, 멜라토닌은 수면에 관계되어 있다.

메모

사이뇌의 범위
사이뇌는 그 아래에 계속되는 뇌줄기(중간뇌, 다리뇌, 숨뇌)에 포함되는 경우가 있다.

column 시상의 어원은?

시상은 thalamus opticus의 직역이다. thalamus는 '깊숙한 방', '침실' 등의 의미이고, 뇌의 깊숙한 곳에 있는 것에 유래하고 있다. 근처의 시각신경과 관계가 있다고 해서, '시각'을 의미하는 opticus가 붙어졌다. 그 후 시각 이외의 감각과의 관계도 알게 되어, 학명에서는 opticus가 빠졌지만, 일본어의 시상은 그대로 남았다.

사이뇌의 구조

사이뇌는 시상, 시상상부, 시상하부로 구성된다.

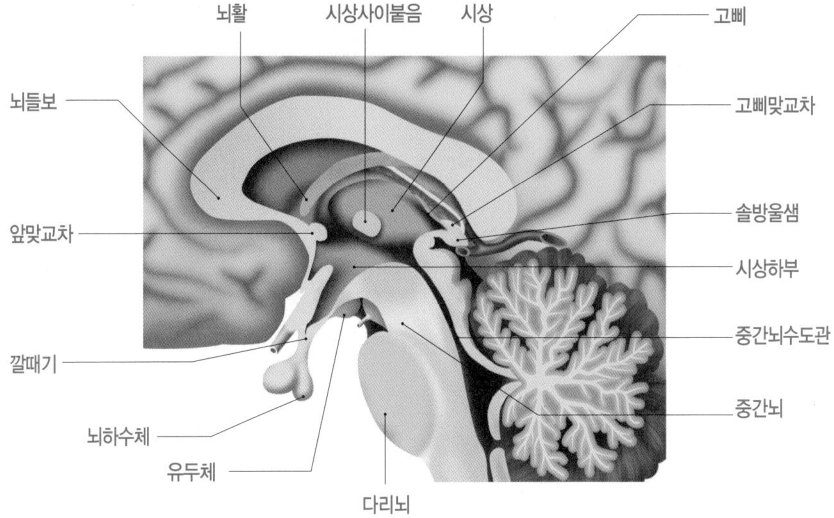

시상하부의 신경핵

자율신경계의 중추인 시상하부에는 신경핵이 많이 모여 있다.

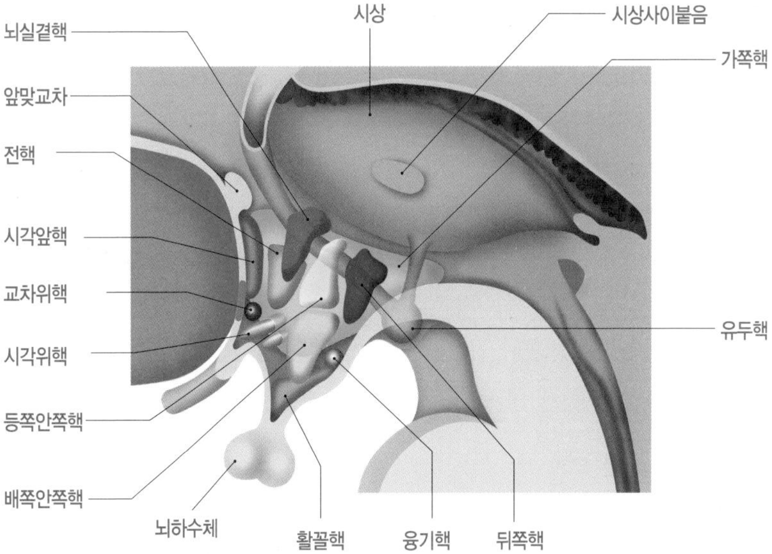

뇌줄기① 중간뇌, 다리뇌의 작용

POINT
- 중간뇌, 다리뇌, 숨뇌로 이루어지는 뇌줄기에는 생명 활동의 중추가 있다.
- 중추는 시각이나 청각에 관한 반사와 운동 기능의 제어에 관계한다.
- 다리뇌는 뇌의 각 부위와 정보 중개를 하는 동시에 호흡의 중추가 된다.

뇌줄기의 기본적인 구조와 기능

사이뇌의 아래에 이어지는 중간뇌, 다리뇌, 숨뇌를 **뇌줄기**라고 한다. 뇌줄기에는 생명 활동의 중추가 있다.

뇌줄기에는 대뇌에서 척수로, 또는 척수에서 대뇌로 정보를 전달하는 **신경섬유**가 목적지별로 다발이 되어 지나는 전도로가 있으며, 뇌줄기 내에서 **좌우 반대쪽**으로 교차하고 있다.

또한 뉴런 덩어리인 **신경핵**이 있으며, 뇌에 출입하는 말초신경의 뇌신경 중추로 되어 있다.

그리고 뉴런이 신경핵을 만들지 않고, 신경섬유 사이에 흩어져 있는 **뇌줄기그물형성체**라고 하는 구조가 있다. 수면과 각성의 조정, 자세 제어 등의 운동 기능, 호흡이나 심박 등의 **생명 활동의 중추**로 되어 있다.

중간뇌의 작용

사이뇌 아래의 가늘고 짧은 부분이 **중간뇌**이다. 안구운동이나 동공반사, 갑작스러운 소리에 반응해 음원 쪽을 향하거나 놀라거나 하는 반사에 관계하고 있다. **흑색질**이라고 불리는 신경핵은 대뇌기저핵과 연결되어 있으며, 운동 기능의 제어에 관계하고 있다고 생각되고 있다.

다리뇌의 작용

중간뇌 아래의 불룩한 부분이 다리뇌이다. 소뇌와 대뇌 등의 중개를 하는 것 외에 호흡을 조절하는 중추로, 얼굴의 감각이나 표정근육의 운동 등을 담당하는 뇌신경이 나와 있다.

시험에 나오는 어구

뇌줄기그물형성체
뇌줄기 전체에 보이는 신경섬유 사이에 뉴런의 세포체가 흐트러진 것처럼 퍼져 있는 구조이다.

흑색질
중간뇌에 있으며, 멜라닌 색소가 많기 때문에 검게 보이는 부분이다. 운동 기능에 관계된다고 여겨지는데, 기능은 명확하지 않다. 여기서 장애는 경직, 떨림, 서동 등의 증상이 나오는 파킨슨병을 일으킨다.

키워드

뇌신경
뇌에 직접 출입하는 말초신경을 말한다(P.72 참조). 중간뇌에서는 눈돌림신경과 도르래신경이 나오고, 다리뇌에는 삼차신경, 갓돌림신경, 얼굴신경, 속귀신경이 출입한다.

메모

제4뇌실
다리뇌와 후방의 소뇌 사이에는 제4뇌실이 있으며, 시상의 사이에 있는 제3뇌실과는 중간뇌를 뚫는 중간뇌수도관과 연결되어 있다. 하방은 척수의 중심관으로 이어진다.

뇌줄기의 구조

사이뇌의 아래에 이어지는 중간뇌, 다리뇌, 숨뇌를 뇌줄기라고 한다. 숨뇌 아래에는 척수가 이어진다.

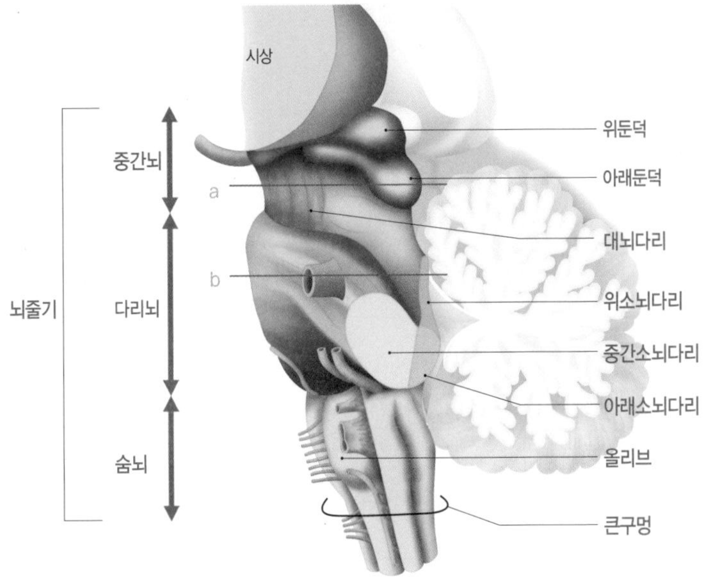

시상
뇌줄기
중간뇌
다리뇌
숨뇌
a
b
위둔덕
아래둔덕
대뇌다리
위소뇌다리
중간소뇌다리
아래소뇌다리
올리브
큰구멍

[a : 중간뇌의 단면 높이]

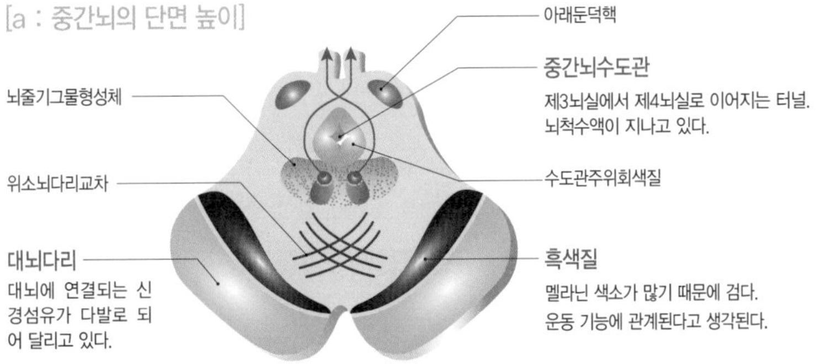

아래둔덕핵
중간뇌수도관
제3뇌실에서 제4뇌실로 이어지는 터널. 뇌척수액이 지나고 있다.
뇌줄기그물형성체
수도관주위회색질
위소뇌다리교차
대뇌다리
대뇌에 연결되는 신경섬유가 다발로 되어 달리고 있다.
흑색질
멜라닌 색소가 많기 때문에 검다.
운동 기능에 관계된다고 생각된다.

[b : 다리뇌의 단면 높이]

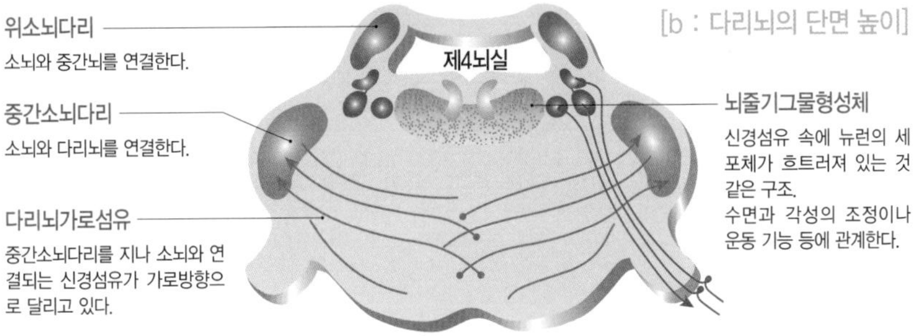

위소뇌다리
소뇌와 중간뇌를 연결한다.
제4뇌실
중간소뇌다리
소뇌와 다리뇌를 연결한다.
뇌줄기그물형성체
신경섬유 속에 뉴런의 세포체가 흐트러져 있는 것 같은 구조.
수면과 각성의 조정이나 운동 기능 등에 관계한다.
다리뇌가로섬유
중간소뇌다리를 지나 소뇌와 연결되는 신경섬유가 가로방향으로 달리고 있다.

신경계

뇌줄기② 숨뇌의 작용

POINT
- 숨뇌에는 호흡이나 순환 등 생명유지 활동의 중추가 있다.
- 운동의 명령을 전하는 신경섬유가 지나는 피라밋이 있다.
- 미주신경이나 혀인두신경 등의 뇌신경이 출입한다.

숨뇌는 생명유지 활동의 중추

다리뇌의 아래로 이어지는 부분이 **숨뇌**이고, 이 부분까지 머리뼈 속에 들어가 있다. 호흡이나 순환, 구토, 연하 등 생명을 유지하기 위해 필요한 기능의 중추가 있다.

숨뇌에는 숨을 들이마시거나 내쉬거나 하는 기능의 중추가 있다. 다리뇌의 **호흡 조정 중추**와 협력해 호흡을 조절한다. **자율신경계**에 의해 심장의 작용이나 혈압의 조정도 한다.

또한, 운동의 명령을 전하는 신경의 전도로가 지나고 있다. 숨뇌 전방에 2개 부풀은 기둥 모양의 구조는 **피라밋**이라고 불리며, 여기서는 대뇌겉질에서 뼈대근육에 운동의 명령을 전하는 신경이 다발로 되어 달리고 있다(피라밋로).

신경이 출입하는 기관

숨뇌에는 뇌신경의 **혀인두신경**, **미주신경**, **더부신경**, **혀밑신경**이 출입하고 있다. 특히 미주신경은 목에서 아래로도 섬유를 뻗어 내장의 기능을 넓게 컨트롤하고 있다.

소뇌에 정보를 중계하는 것도 숨뇌의 중요한 작용이다. 피라밋의 양측면에 부풀은 부분을 올리브라고 하며, 이 속에 있는 올리브핵이라는 신경핵이 대뇌겉질과 소뇌, 척수 사이의 정보 중계점이 되어 운동의 조정에 관계하고 있다.

그리고 숨뇌에는 저작, 연하, 구토, 타액 분비, 기침, 하품 등의 중추가 있다.

시험에 나오는 어구

피라밋로
대뇌에서 운동의 명령을 전하는 신경섬유가 다발로 되어 달리고 있는 부분으로 숨뇌 전방의 피라밋에 있다.

올리브핵
올리브라고 불리는 돌기 속에 있는 신경핵으로, 많은 주름이 잡힌 주머니와 같은 구조를 하고 있다. 소뇌는 올리브핵이 중계하는 정보를 기초로 운동을 조정한다.

키워드

미주신경
뇌신경(P.72 참조)의 하나로, 자율신경계(부교감신경)의 기능을 갖는다. 숨뇌에서 나와 목에서 아래로 섬유를 뻗어 흉부나 복부의 내장 대부분에 분포하고 있다.

메모

숨뇌의 이름
숨뇌는 전방이 부풀은 모양으로부터 구근을 의미하는 bulb(일본어로 구)라고 불리고 있었다. 임상에서는 현재도 그 호칭이 남아, 숨뇌의 장애로 일어나는 마비는 구마비라고 불린다.

숨뇌의 앞면

다리뇌 아래 부분에 있는 숨뇌에는 호흡이나 순환 등의 생명유지 활동의 중추가 있다.

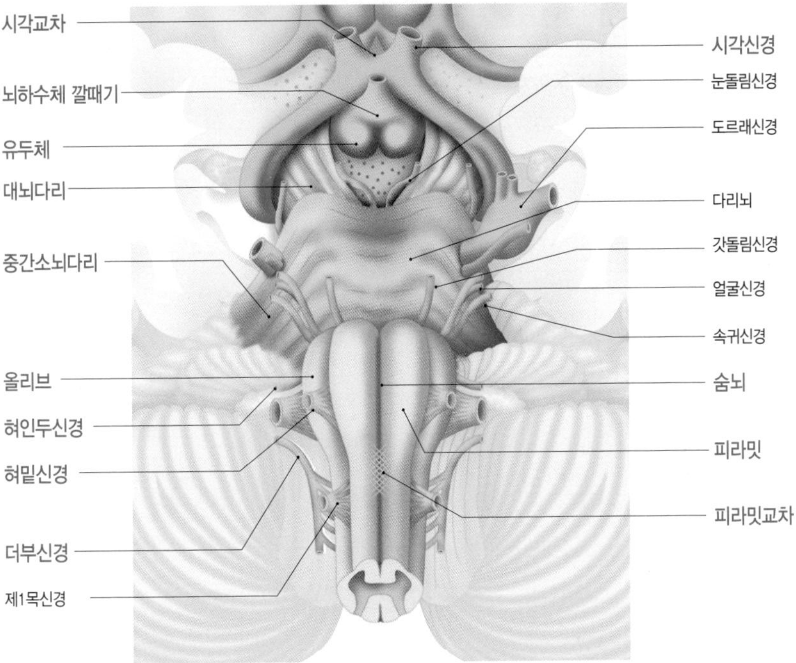
시각교차
뇌하수체 깔때기
유두체
대뇌다리
중간소뇌다리
올리브
혀인두신경
혀밑신경
더부신경
제1목신경
시각신경
눈돌림신경
도르래신경
다리뇌
갓돌림신경
얼굴신경
속귀신경
숨뇌
피라밋
피라밋교차

숨뇌의 단면

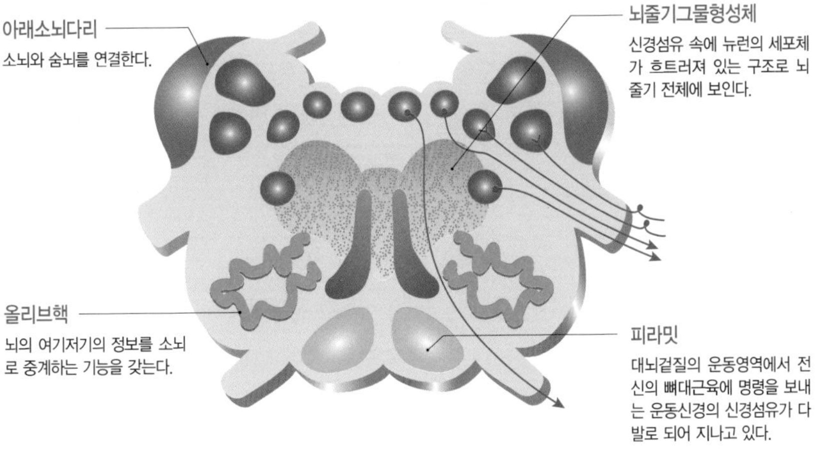
아래소뇌다리
소뇌와 숨뇌를 연결한다.
뇌줄기그물형성체
신경섬유 속에 뉴런의 세포체가 흐트러져 있는 구조로 뇌줄기 전체에 보인다.
올리브핵
뇌의 여기저기의 정보를 소뇌로 중계하는 기능을 갖는다.
피라밋
대뇌겉질의 운동영역에서 전신의 뼈대근육에 명령을 보내는 운동신경의 신경섬유가 다발로 되어 지나고 있다.

소뇌의 작용

POINT
- 소뇌다리로 뇌줄기와 이어져 운동에 관계하는 정보를 주고받고 있다.
- 비교적 원시적인 부분은 몸의 밸런스나 자세의 제어에 관계된다.
- 가장 진화한 부분은 운동의 향상과 숙련에 관계하고 있다.

소뇌는 운동의 향상에 관계된다

소뇌는 대뇌의 아래 후방에 위치하고 있다. 3쌍의 소뇌다리로 뇌줄기와 이어져 있으며, 여기를 통해 정보가 출입하고 있다. 소뇌는 기능적으로 **전정소뇌**, **척수소뇌**, **다리뇌소뇌**의 세 가지 부분으로 나눌 수 있다.

소뇌의 작용은 운동 기능의 조정이다. 대뇌겉질의 명령으로 일어난 운동이 어떻게 이루어졌는지를 조사해, 보다 정확하게 실행되도록 미조정을 한다. 자전거를 타는 등의 운동을 반복해서 연습하면 능숙해지는 것은 소뇌의 작용에 의한 것이다.

■ 소뇌 부위와 주된 작용

소뇌는 세 가지 부분으로 나누어지고, 각각 다른 작용을 하고 있다.

① **전정소뇌**(원시소뇌)

뇌줄기에 가까운 부분으로, 가장 원시적인 소뇌. 속귀의 안뜰(P.100 참조)에서 평형감각의 정보를 받아, 안구나 머리 등의 움직임을 조정하고 몸의 밸런스를 유지한다.

② **척수소뇌**(구소뇌)

소뇌 중앙의 소뇌벌레와 그 양측을 말하며, 약간 진화한 소뇌. 뼈대근육이나 관절에서 위치나 운동의 감각 정보를 받아, 뼈대근육의 긴장을 조정해 자세를 유지한다.

③ **다리뇌소뇌**(신소뇌)

소뇌의 양측으로 넓어지는 **소뇌반구**의 부분으로, 가장 진화한 소뇌. 다리뇌를 통해 대뇌겉질이나 숨뇌와 운동의 명령이나 어떠한 운동이 일어났는지의 정보를 주고받으면서 운동을 보다 능숙하게 할 수 있게 조정한다.

시험에 나오는 어구

소뇌벌레
소뇌의 중앙에 있으며, 좌우의 소뇌 반구를 연결하는 부분이다. 양측을 벌레곁구역이라고 한다.

소뇌반구
소뇌벌레의 좌우에 부풀은 부분이다. 표면에는 대뇌보다 작은 주름이 가로방향으로 달리고 있다.

키워드

전정소뇌와 척수소뇌
전정소뇌는 어류에도 있는 부분이고, 척수소뇌는 새나 파충류에도 공통된다.

소뇌다리
3쌍이 있다. 위소뇌다리로 중간뇌와, 중간소뇌다리로 다리뇌와, 아래소뇌다리로 숨뇌와 연결되어 있다.

메모

심부감각
뼈대근육이나 힘줄, 관절 등에는 몸의 위치나 움직임 등을 감지하는 수용기가 있으며, 이것에 의해 감지하는 감각을 심부감각이라고 한다. 심부감각에는 위치감각, 운동감각, 진동각 등이 있다.

뇌줄기와 소뇌

소뇌는 뇌줄기와 이어져 있으며, 운동의 조절을 담당하고 있다.

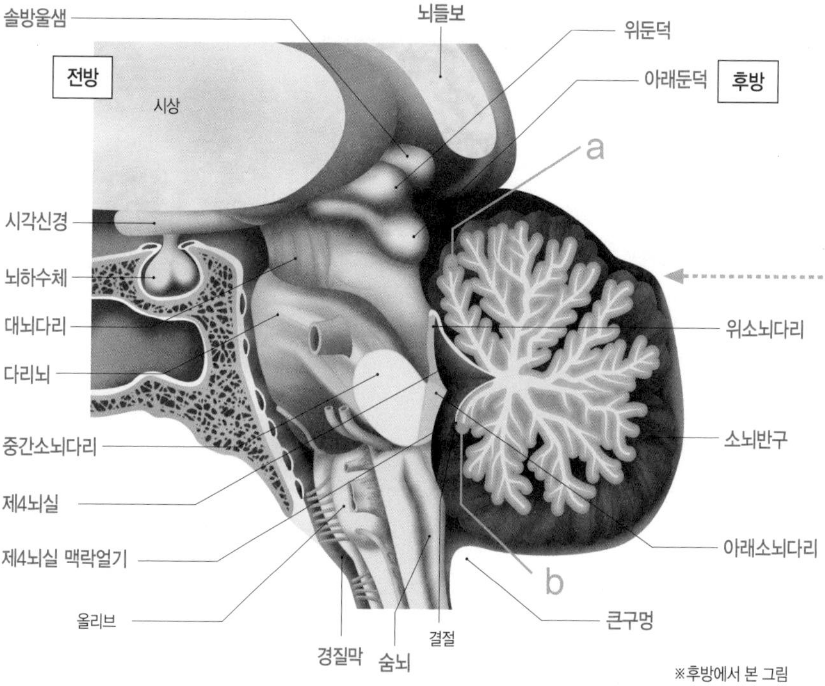

※후방에서 본 그림

소뇌의 구분(위의 그림 a~b의 전개도)

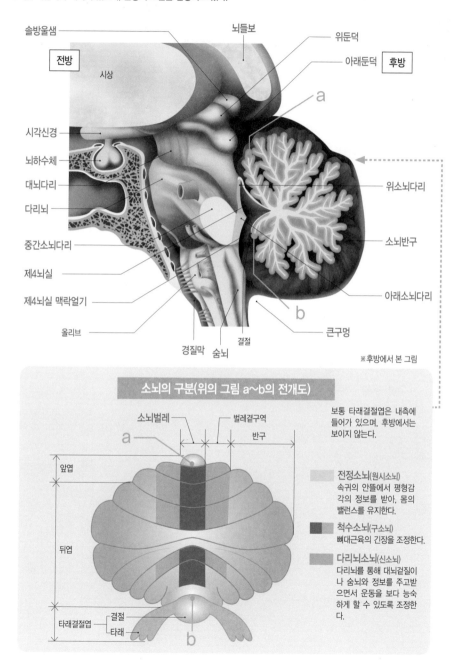

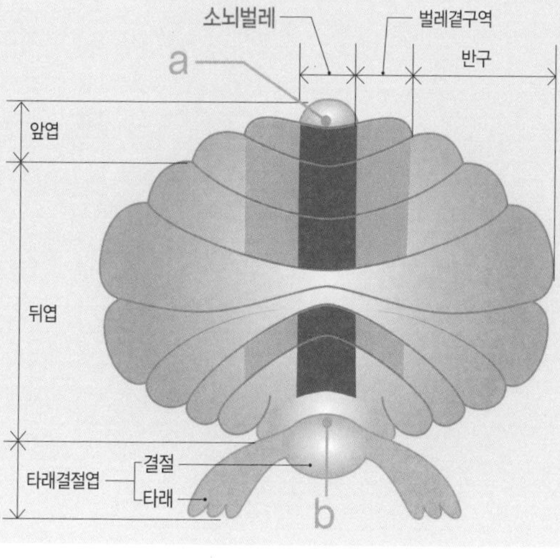

보통 타래결절엽은 내측에 들어가 있으며, 후방에서는 보이지 않는다.

전정소뇌(원시소뇌)
속귀의 안뜰에서 평형감각의 정보를 받아, 몸의 밸런스를 유지한다.

척수소뇌(구소뇌)
뼈대근육의 긴장을 조정한다.

다리뇌소뇌(신소뇌)
다리뇌를 통해 대뇌겉질이나 숨뇌와 정보를 주고받으면서 운동을 보다 능숙하게 할 수 있도록 조정한다.

신경계

척수의 작용

POINT
- 척수는 중추와 말초 사이에서 주고받는 정보를 중계한다.
- 중추에서 말초에 보내지는 정보는 척수의 앞뿔에서 나온다.
- 말초에서 중추로 보내지는 정보는 척수의 뒤뿔에 들어온다.

척수는 중추와 말초를 연결하는 중계 시스템

척수는 뇌줄기의 숨뇌에 이어서, 척주의 척주관 속을 하행하고 있다. 척수는 **중추신경**에 속하고, 뇌와 말초 사이의 정보를 중계하거나 **척수반사**(P.68 참조)를 일으킨다.

척수 단면에 보이는 H의 글자 모양의 회색질에는 대뇌에서 또는 말초에서 신경이 바꿔 타는 뉴런의 세포체가 있다. 항상 운동신경은 전방의 앞뿔에서, **감각신경**은 후방의 뒤뿔에서 뉴런을 바꿔 탄다(**벨 마장디의 법칙**). 또한 등척수에서 허리척수에 걸쳐서는 가쪽에 돌출하는 가쪽뿔이 있으며, 여기서 **교감신경**이 뉴런을 바꿔 탄다.

주위의 백색질에는 중추가 출입하는 신경섬유가 다발로 되어 달리고 있다(P.84, 86 참조).

■ 척수의 회색질 구조와 기능

척수의 **앞뿔**, **뒤뿔**, **가쪽뿔**에는 각각 기능이 다른 뉴런이 모여 있다.

① **앞뿔**

대뇌의 운동 명령을 전달하는 신경이 뉴런을 바꿔 타고, 신경섬유를 앞뿌리에서 낸다. 팔에 명령을 보내는 목척수와 다리에 명령을 보내는 허리척수에서는 앞뿔이 굵다.

② **뒤뿔**

말초의 정보를 중추에 전달하는 신경은 뒤뿌리에서 들어와 뒤뿔에서 뉴런을 바꿔 탄다.

③ **가쪽뿔**

제1등척수에서 제1허리척수 주변까지는 가쪽뿔을 볼 수 있다. 자율신경의 교감신경은 여기서 뉴런을 바꿔 타고, 앞뿔에서 앞뿌리를 통해 말초에 섬유를 뻗는다(P.78 참조).

시험에 나오는 어구

벨 마장디의 법칙
중추에서 말초에 보내는 명령은 앞뿔에서 나오고, 말초에서 중추에 보내는 정보는 뒤뿔로 들어온다는 법칙을 말한다.

앞뿔 · 뒤뿔, 앞뿌리 · 뒤뿌리
앞뿔과 뒤뿔은 척수의 회백질 전방 또는 후방에 돌출하는 부분을 말한다. 앞뿌리와 뒤뿌리는 척수에 출입하는 말초신경이 다발이 된 것이다.

키워드

척주관
척추의 척추뼈몸통 후방에 있는 척추뼈구멍이 세로로 이어져 이루어진 터널로 안에 척수가 들어간다.

메모

척수의 굵기
척수는 목척수와 허리척수에서 약간 굵어져 있으며, 각각 목팽대, 허리팽대라고 한다. 목척수에는 팔을 지배하는 신경이, 허리척수에는 다리를 지배하는 신경이 출입하고 있으며, 정보량이 많기 때문이다.

척수의 구조

[척수의 구조와 척수신경]

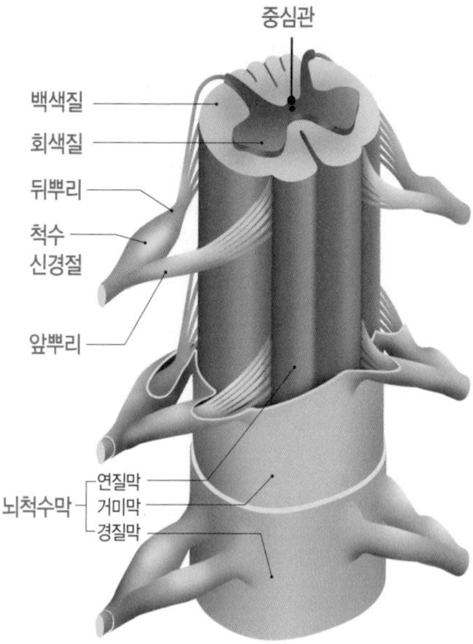

[척수 각 부위의 단면]

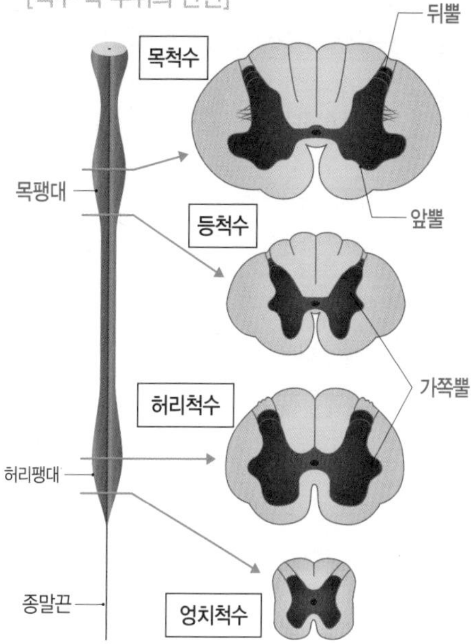

척수에 대한 신경의 출입

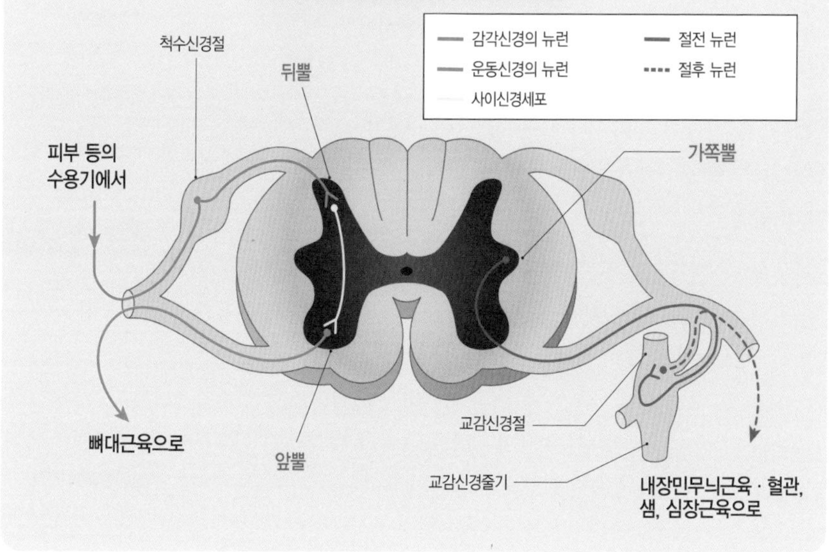

척수반사의 구조

POINT
- 감각의 정보가 뇌를 통하지 않고 척수에서 직접, 운동신경에 전달된다.
- 위험을 회피하거나, 자세를 유지하기 위한 중요한 기능이다.
- 배뇨나 배변 등의 기능을 자율적으로 하기 위한 척수반사도 있다.

위험을 회피하거나, 자세를 유지하거나 한다

척수의 정보 중계(P.66 참조) 이외의 작용은 척수반사이다. 뜨거운 것에 닿았을 때 순간적으로 손을 빼거나, 비틀거릴 때에 자동적으로 자세를 되돌리는 반응, 배뇨나 배변 등의 구조를 자율적으로 하기 위한 반응 등 자신의 의사와는 관계없이 자동적으로 일어나는 것이 **척수반사**이다.

척수의 뒤뿔에서 어떠한 감각의 정보가 들어오면 그것이 척수 안에 있는 **사이신경세포**에 의해 앞뿔 또는 가쪽뿔에 전해지고, 앞뿔에서 운동신경에 의해 운동의 명령이 또는 가쪽뿔에서 자율신경에 의해 내장을 자극하는 명령이 나온다.

척수반사에는 **폄반사**, **굽힘반사**, **내장반사**의 세 가지가 있다.

폄반사란 뼈대근육이 급격하게 늘려졌을 때에 반사적으로 그 뼈대근육이 수축하는 반사를 말한다. 이것은 뼈대근육의 긴장을 유지하고 자세를 지탱하기 위해서도 중요하다. 대표적인 것은 **무릎반사**이다(P.38 참조).

굽힘반사는 뜨거움이나 아픔 등의 자극이 있었을 때, 손이나 발 등을 빼기 위해 굽힘근이 수축하고, 대항근이 이완하는 반사이다. 발로 유리를 밟은 경우, 밟은 쪽의 다리가 굽히는 동시에 반대의 다리는 서있는 상태를 유지하기 위해 편다.

내장반사는 내장의 신호에 의해 내장에 어떠한 반응이 일어난다. 방광이 가득차면 일어나는 **배뇨반사**(P.206 참조)나 위에 음식이 들어오면 큰창자가 움직이는 **위대장반사** 등이 있다.

시험에 나오는 어구

사이신경세포
감각신경과 운동신경을 연결하는 뉴런이다. 감각신경에서 정보를 받아 운동신경을 흥분시키는 흥분성 사이신경세포와 운동 기능을 억제하는 억제성 사이신경세포가 있다. 자율신경에도 사이신경세포가 있다.

폄반사
뼈대근육이 늘어나면 반사적으로 위축하는 반사로 몸이 기울어졌을 때, 늘어난 측의 뼈대근육을 수축시켜 자세를 되돌리는데 필요하다.

키워드

교차폄반사
예를 들면 한쪽 다리에 굽힘근반사가 일어났을 때, 또 다른 한쪽 다리에는 서 있는 상태를 유지하기 위해 다리를 늘리는 명령이 나온다.

메모

반사는 의지에 관계없이 나오는 것
척수반사에 의해 척수에서 나오는 명령은 감각의 정보를 대뇌에서 분석, 판단된 결과 나오는 것이 아니라, 의지에 관계없이 나오는 것이다.

신경장애의 검사
무릎반사 등 힘줄을 쳐서 신장반사의 유무나 정도를 보는 검사를 심부건반사라고 한다.

척수반사는 어떻게 일어나는가?

①
뜨거운 것에 닿는다.

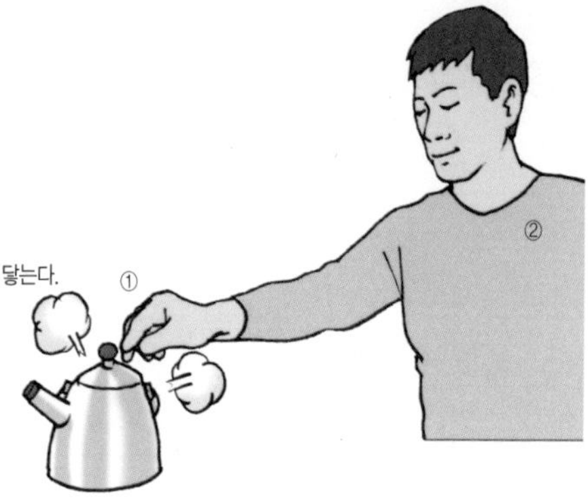

②
피부에서 뜨겁다는 감각의 정보가 척수에 도달한다.

⑤
손을 빼는 반응이 일어난다.

③
사이신경세포에 의해 운동신경에 정보가 전달된다.

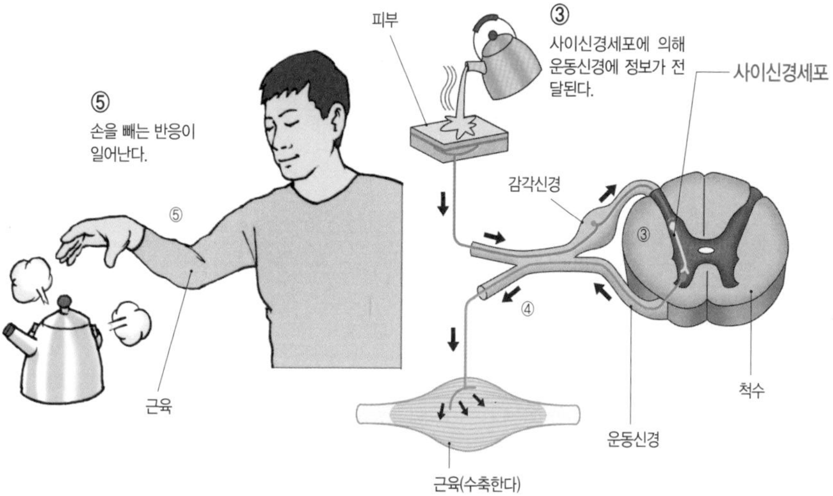

④
운동신경에 의해 뼈대근육에 '손을 빼라'고 하는 명령이 나온다.

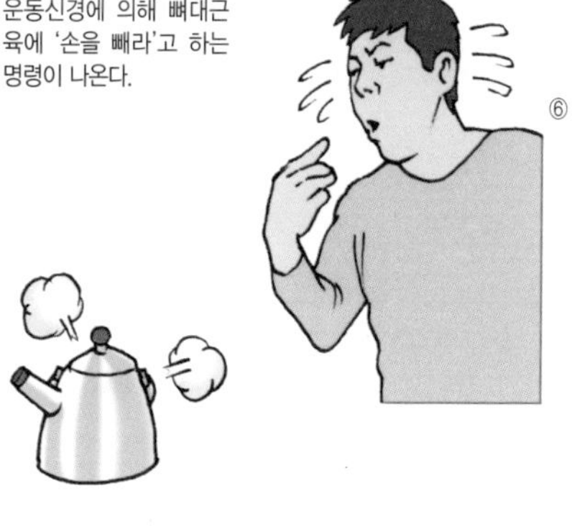

⑥
그 한편으로, '뜨겁다'고 하는 정보가 대뇌겉질에 도달, 인지한다.

뇌척수막과 뇌척수액 *meninges and cerebrospinal fluid*

POINT
- 뇌와 척수는 외측에서 순서대로 경질막, 거미막, 연질막으로 덮여 있다.
- 거미막과 연질막 사이의 거미막밑공간은 뇌척수액으로 가득 차 있다.
- 뇌와 척수가 떠 있는 뇌척수액은 뇌실에서 만들어지고, 정맥으로 흡수된다.

중추신경을 덮는 경질막, 거미막, 연질막

생명에 있어 가장 중요한 중추신경은 3층의 **뇌척수막**으로 덮여 있고, 엄중하게 보호되고 있다.

뇌척수막에는 **경질막**, **거미막**, **연질막**이 있다.

경질막은 가장 외측의 섬유성이 강한 막이고, 뇌에서는 머리뼈의 내면에 둘러싸여 있다. 좌우의 대뇌반구 사이에 들어가는 부분을 **대뇌낫**, 대뇌바닥과 소뇌 사이에 들어가는 부분을 소뇌천막이라고 한다.

거미막은 경막에 붙은 얇은 막으로, 연질막과의 사이에 있는 거미막밑공간에는 **뇌척수액**이 있다. 연질막을 향해 많은 잔기둥이 뻗어 있어 거미줄과 같이 보이므로 이 이름이 붙어 있다.

연질막은 뇌나 척수의 표면에 붙는 얇은 막이다.

중추신경은 뇌척수액에 떠 있다

뇌와 척수는 거미막밑공간에 있는 **뇌척수액**에 떠 있다. 또한 뇌척수액은 뇌실 속이나 뇌실에서 이어져 척수의 중심을 지나는 중심관 속도 채우고 있다.

뇌척수액은 전량이 150㎖ 정도 있으며, 항상 가쪽뇌실이나 제3뇌실 등에 있는 **맥락얼기**에서 분비되고 있다. 뇌실에서 분비된 뇌척수액은 **제4뇌실**을 거쳐 그 아래에 있는 구멍(**루시카공**, **마장디공**)에서 거미막밑공간으로 나와 순환한다. 그리고 두정부로 달리는 **위시상정맥굴**에 흡수됨으로써 양이 일정하게 유지되고 있다.

시험에 나오는 어구

뇌척수막
경질막, 거미막, 연질막이 있다. 거미막과 연질막 사이에는 거미막밑공간이라는 공간이 있다.

위시상정맥굴
두정부의 좌우 대뇌반구 사이를 전방에서 후방으로 달리는 정맥이다. 거미막에서 거미막과립이 정맥굴로 돌출되어 있으며, 여기에서 뇌척수액이 정맥으로 흡수된다.

키워드

뇌실
좌우 대뇌반구 속에 있는 가쪽뇌실, 시상의 사이에 있는 제3뇌실, 소뇌의 전방에 있는 제4뇌실이 있다. 모두 이어져 있으며, 또한 제4뇌실은 거미막밑공간으로 이어져 있다.

루시카공, 마장디공
뇌척수액이 제4뇌실에서 거미막밑공간으로 나오는 구멍으로 루시카공은 외측구, 마장디공은 정중구라고도 한다.

메모

거미막밑출혈
거미막밑공간은 뇌척수액으로 가득 차 있기 때문에 여기에 출혈한 혈액은 덩어리(혈종)가 되지 않는다. 그렇기 때문에 거미막밑혈종이 아니라 거미막밑출혈이라고 한다.

뇌척수액의 순환

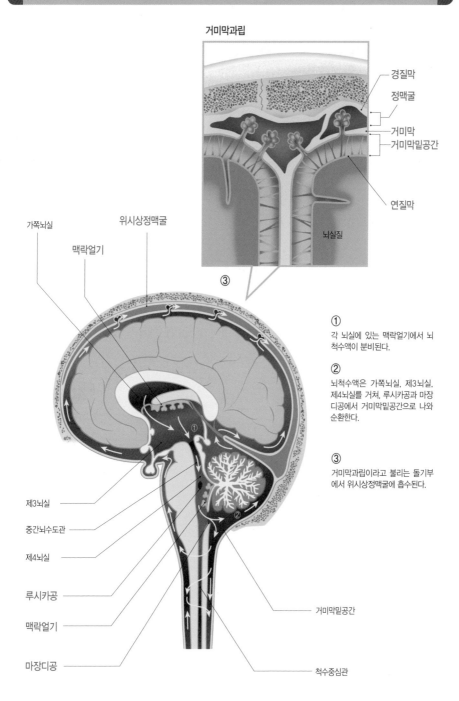

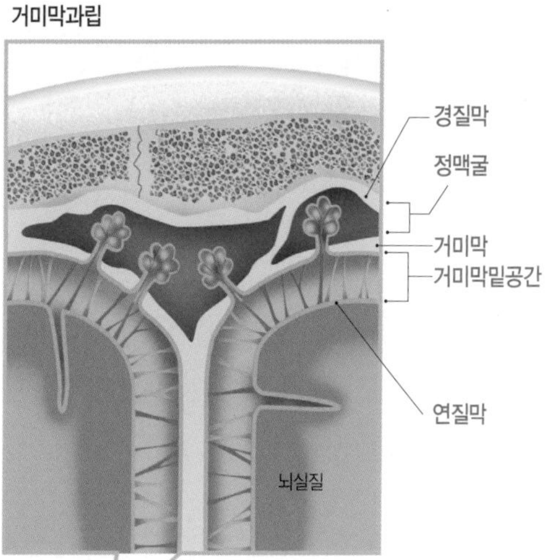

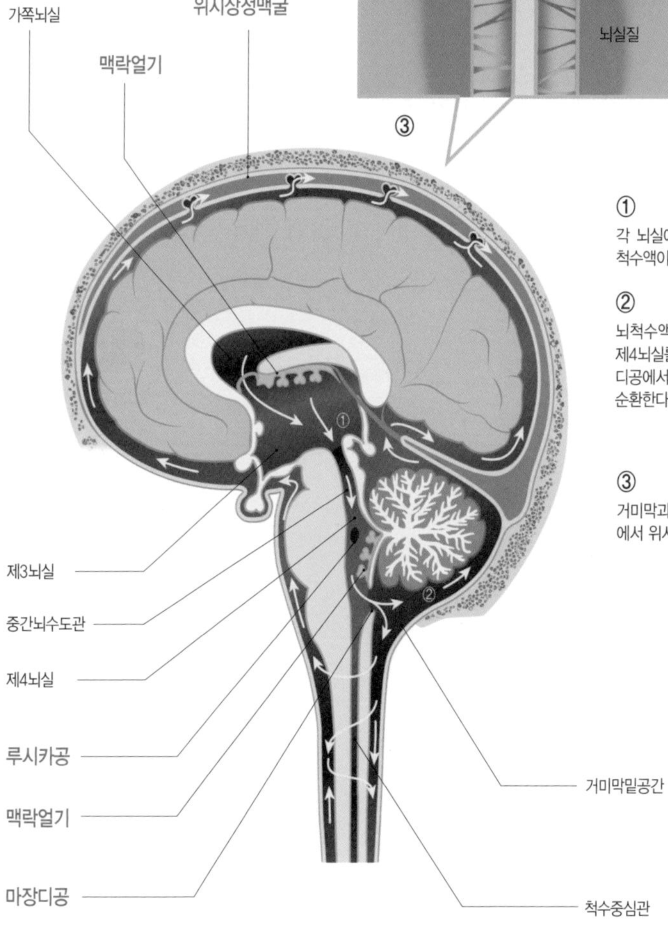

①

각 뇌실에 있는 맥락얼기에서 뇌척수액이 분비된다.

②

뇌척수액은 가쪽뇌실, 제3뇌실, 제4뇌실를 거쳐, 루시카공과 마장디공에서 거미막밑공간으로 나와 순환한다.

③

거미막과립이라고 불리는 돌기부에서 위시상정맥굴에 흡수된다.

뇌신경의 작용

POINT
- 뇌신경은 뇌에 출입하는 말초신경으로 12쌍 있다.
- 뇌신경은 주로 머리와 얼굴, 목의 감각이나 운동, 내장 기능에 관계한다.
- 흉부나 복부에 있는 내장의 기능을 조정하는 신경도 있다(미주신경).

뇌에 출입하는 12쌍의 말초신경

뇌신경은 뇌에 출입하는 말초신경으로 12쌍이 있다. 얼굴의 감각, 뒤뿔이나 시각 등의 정보, 혈압 등 내장의 정보를 뇌에 전달하는 **감각신경**과 얼굴과 목의 뼈대근육을 움직이는 **운동신경**에 더해, 내장의 기능을 조정하는 **자율신경**이 포함되어 있다.

■ 뇌신경의 작용

12쌍의 뇌신경 기능은 다음과 같다.

Ⅰ **후각신경** : 뒤뿔을 전달하는 감각신경.

Ⅱ **시각신경** : 시각을 전달하는 감각신경.

Ⅲ **눈돌림신경** : 안구를 움직이는 운동신경과 동공의 움직임에 관계하는 자율신경.

Ⅳ **도르래신경** : 안구를 움직이는 운동신경.

Ⅴ **삼차신경** : 얼굴의 감각을 전달하는 감각신경과 씹기근육을 움직이는 운동신경.

Ⅵ **갓돌림신경** : 안구를 움직이는 운동신경.

Ⅶ **얼굴신경** : 미각을 전달하는 감각신경과 표정근육을 움직이는 운동신경, 눈물샘이나 침샘의 기능을 조정하는 자율신경.

Ⅷ **속귀신경** : 청각과 평형감각을 전달하는 감각신경.

Ⅸ **혀인두신경** : 미각이나 구강 내의 감각을 전달하는 감각신경과 후두의 움직임에 관계하는 운동신경, 귀밑샘의 기능 조절이나 혈압의 조절에 관여하는 자율신경.

Ⅹ **미주신경** : 목, 흉부, 복부의 내장 기능을 조정하는 자율신경. 귀 주변의 감각을 전달하는 감각신경도 섞인다.

Ⅺ **더부신경** : 후두나 목의 뼈대근육을 움직이는 운동신경.

Ⅻ **혀밑신경** : 혀를 움직이는 운동신경.

시험에 나오는 어구

미주신경
제Ⅹ뇌신경. 다른 뇌신경의 분포가 목까지인 것에 대해, 흉부나 복부까지 분포하고 있다. 기능은 자율신경이 중심으로, 다른 뇌신경과는 성격이 다르다.

키워드

말초신경
뇌나 척수와 말초의 뼈대근육이나 감각기, 내장 등을 연결하는 신경을 말한다. 뇌신경과 척수신경이 있다.

메모

뇌신경의 번호
뇌신경은 출입하는 뇌의 위치 위쪽부터 순번으로 번호가 붙여져 있다. 번호는 로마숫자로 표기하는 경우가 많다.
감각신경의 섬유만 또는 운동신경의 섬유만이라고 하는 뇌신경도 있지만, 양쪽의 섬유가 섞여 있거나, 자율신경의 섬유도 섞여 있는 신경도 있다.

뇌신경의 출입과 기능

[뇌신경과 그 작용] (P.63의 위쪽 그림 참조)

신경		부위	운동신경	감각신경	부교감신경	작용
Ⅰ	후각신경	대뇌		●		뒤뿔을 전달한다.
Ⅱ	시각신경	대뇌		●		시각을 전달한다.
Ⅲ	눈돌림신경	중간뇌	●			안구를 움직인다.
					●	동공의 개폐와 수정체 두께의 조절
Ⅳ	도르래신경	중간뇌	●			안구를 움직인다.
Ⅴ	삼차신경	중간뇌	●			씹기근육을 움직인다.
				●		얼굴의 감각을 전달한다.
Ⅵ	갓돌림신경	다리뇌	●			안구를 움직인다.
Ⅶ	얼굴신경	다리뇌	●			표정근육을 움직인다.
				●		혀의 앞 3분의 2의 미각을 전달한다.
					●	눈물샘이나 침샘의 기능 조절
Ⅷ	속귀신경	다리뇌		●		청각과 평형감각을 전달한다.
Ⅸ	혀인두신경	숨뇌	●			인두나 입천장을 움직인다(연하 등).
				●		혀의 뒤 3분의 1의 미각이나 입의 감각을 전달한다.
					●	귀밑샘의 분비, 혈압 조정에 관여
Ⅹ	미주신경	숨뇌	●			인두, 후두, 식도 상부의 움직임에 관여
				●		후두의 미각, 후두, 기관, 소화관 등의 감각을 전달한다.
					●	목, 흉부, 복부의 내장 기능을 조절
Ⅺ	더부신경	숨뇌	●			후두나 목의 뼈대근육을 움직인다.
Ⅻ	혀밑신경	숨뇌	●			혀를 움직인다.

Athletics Column

스포츠 현장에서 확대되는 아로마테라피

제1뇌신경의 후각신경은 뒤뿔(P.96 참조)을 대뇌에 전달하는 신경으로, 대뇌변연계(P.52 참조)의 일부이기도 하고 기분이나 마음과 관계가 깊은 신경이다. 최근 애슬리트나 스포츠 애호가 사이에서는 이 뒤뿔의 특성을 이용해 스포츠 시 집중력을 향상시키거나, 긴장을 완화하며 또한 운동 후 심신의 피로를 회복시키기 위해 식물에서 추출한 향기 성분을 사용하는 아로마테라피를 도입하는 사람이 늘고 있다.

척수신경과 더마톰 *spinal nerve and dermatome*

POINT
- 척수신경은 척수에 출입하는 말초신경으로 31쌍이 있다.
- 척수신경에는 감각신경과 운동신경의 섬유가 섞여 있다.
- 척수신경의 감각신경이 지배하는 피부의 구분을 더마톰이라고 한다.

척수신경은 31쌍이 있다

척수신경이란 척수에 출입하는 **말초신경**을 말한다. 제1목뼈의 위에서 나오는 것이 제1목신경이고, 그 후는 상하의 척추 사이에서 1쌍씩 나오고 있으며, 목신경이 8쌍, 등신경이 12쌍, 허리신경이 5쌍, 엉치신경이 5쌍, 꼬리신경이 1쌍 있어 전부 31쌍이 있다.

척수신경에는 감각신경과 운동신경의 섬유가 섞여 있거나, 자율신경의 섬유를 포함하는 것도 있다.

등신경 이외의 척수신경은 상하의 섬유가 교차, 분기해 **신경얼기**라고 하는 구조를 만든다. **신경얼기**에는 **목신경얼기**, **팔신경얼기**, **허리신경얼기**, **엉치신경얼기** 등이 있다.

척수신경이 지배하는 영역

척수의 앞뿔에서 나오는 앞뿌리와 뒤뿔에서 나오는 뒤뿌리는 척추의 외부에서 합류한 후, 즉시 앞가지와 뒤가지로 나뉘고 각각 가지로 갈라지면서 전신으로 가지를 뻗고 있다. 앞가지는 굵으며 몸통의 체벽 내면이나 사지에, 뒤가지는 가늘며 등쪽의 뼈대근육이나 피부에 분포하고 있다.

척수신경은 운동신경, 감각신경 모두 목신경 등 위쪽의 것은 두경부나 팔 등을, 허리신경이나 엉치신경 등 아래쪽의 것은 하복부나 다리를 지배하고 있다. 감각신경에 의한 피부의 지배 영역은 오른쪽 그림과 같이 띠 모양으로 구분할 수 있으며, 이것을 **더마톰(피부분절)**이라고 한다.

운동신경에 의한 지배 영역은 뼈대근육마다 나누어져 있으며, 신경장애 상태로부터 어느 척수신경에 이상이 있는지를 추정할 수 있다.

시험에 나오는 어구

신경얼기
상하의 척수신경 섬유가 섞여서 그물 눈과 같은 구조를 만드는 것으로 목신경얼기, 팔신경얼기, 허리신경얼기, 엉치신경얼기, 음부신경얼기 등이 있다.

더마톰
피부분절이라고도 한다. 척수신경의 감각신경이 피부를 지배하는 영역을 말한다. 몸의 가로방향으로 띠 모양으로 나누어져 있다.

키워드

앞뿌리 · 뒤뿌리
척수에 출입하는 척수신경이 지나는 부분으로, 척수의 전방에서 나오는 것을 앞뿌리, 후방의 것을 뒤뿌리라고 한다. 앞뿌리에는 운동신경과 자율신경, 뒤뿌리에는 감각신경이 지난다.

앞가지 · 뒤가지
척수신경의 앞뿌리와 뒤뿌리가 합류한 후, 전후로 나누어지는 가지이다. 각각 운동신경과 감각신경(또는 자율신경)의 섬유가 섞여 있다.

메모

신경의 명칭
척수신경은 척수를 나온 후, 갈래로 갈라지면서 말초에 도달한다. 각 부위의 신경에는 달리는 장소나 분포하는 장소 등에 연관된 명칭이 붙어 있다.

척수신경

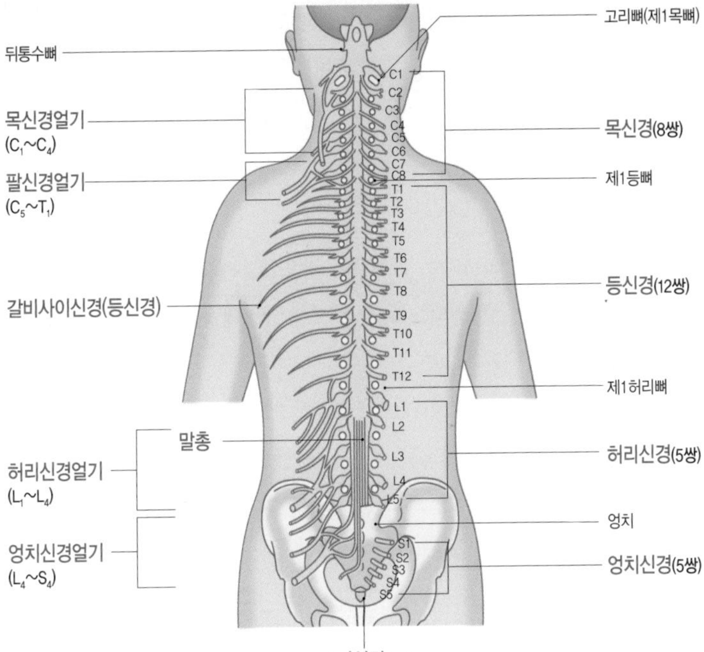

더마톰

척수신경의 감각신경이 피부감각을 지배하는 영역은 띠 모양으로 구분할 수 있다. 이것을 그림으로 나타낸 것을 더마톰이라고 한다.

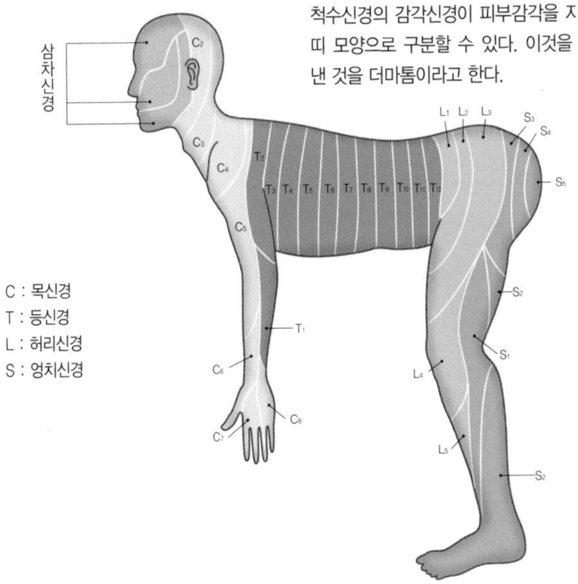

자율신경계의 개요

POINT
- 자율신경계는 의사와는 관계없이 장기나 혈관, 분비샘을 조정한다.
- 흥분 상태로 만드는 교감신경과 안정 상태로 만드는 부교감신경이 있다.
- 자율신경계의 최고위 중추는 시상하부이다.

교감신경과 부교감신경의 이중지배

자율신경에서 말하는 자율이란 의사와는 관계없이 작용한다는 의미이다. **자율신경계**는 내장이나 혈관, 분비샘의 기능을 컨트롤하는 작용을 갖는 말초신경이다.

자율신경계에는 **교감신경**과 **부교감신경**이 있다. 교감신경은 몸을 흥분 상태, 임전 태세로 만드는 것에 대해, 부교감신경은 몸을 안정, 릴랙스 상태로 만든다. 대부분의 장기나 기관에는 양쪽의 신경이 분포하고 있으며, 그 기능을 상황에 따라 조절하고 있다. 이와 같이 상반되는 기능의 신경에 컨트롤되는 것을 **이중지배**라고 한다.

교감신경과 부교감신경의 주된 작용은 오른쪽 페이지의 표와 같다. 예를 들면 강적에 대치해 싸울까 도망갈까 하는 상황에 놓였을 때는 교감신경이 작용한다. 시각을 밝게 하고 혈류를 촉진해 뼈대근육에 산소와 에너지를 보낸다. 식사나 배설을 하고 있는 경우가 아니므로 그들의 기능은 억제된다. 적이 사라지거나, 위기를 벗어나면 부교감신경이 작용해 혈압이 내려가고 소화 기능과 배설, 생식의 기능이 촉진된다.

자율신경계의 중추

자율신경계의 최고위 중추는 **시상하부**이다. 시상하부는 내분비계의 중추이기도 하다(P.212 참조). 시상하부에는 뉴런의 덩어리인 신경핵이 많이 있어 이들이 자율신경계의 중추 작용을 하고 있다고 생각되며, 체온 유지, 혈압 조절, 체내 수분량 조절 중추가 있다고 알려져 있다.

시험에 나오는 어구

이중지배
하나의 장기나 기관이 상반되는 기능을 갖는 교감신경과 부교감신경의 양쪽에 의해 컨트롤되고 있는 것이다.

교감신경
몸을 흥분 상태, 임전 태세로 만든다. 혈압을 올리고, 혈당치를 상승시켜 뼈대근육의 혈류를 늘린다. 소화 기능이나 배설 기능은 억제된다.

부교감신경
몸을 릴랙스한 상태로 만든다. 소화 기능이나 배설 기능, 생식 기능을 촉진한다. 심박수나 혈압을 내린다.

키워드

분비샘
소화액이나 땀 등을 분비하는 외분비샘과 호르몬을 분비하는 내분비샘으로 외분비샘에는 분비물을 이끄는 도관이 있다. 내분비샘에는 도관은 없고 분비물은 혈관으로 들어간다.

메모

시상하부의 역할
시상하부는 중추신경계의 각부와 정보를 주고받고, 환경의 변화에 대응해 자율적으로 내장 등의 기능을 조절하고 있다. 호메오스타시스의 중추이다.

교감신경과 부교감신경의 작용

[자율신경계의 작용]

	교감신경의 작용	부교감신경의 작용
동공	산대	축소
수정체	얇아진다	두꺼워진다
침샘	점액 분비 증가	장액 분비 증가
발한	증가	(지배 없음)
털세움근	수축 (닭살이 돋는다)	(지배 없음)
기관지	확장	수축
심박수	증가	감소
뼈대근육의 혈관	확장	(지배 없음)
머리와 생식기의 혈관	수축	확장
상기 이외의 혈관	수축	(지배 없음)
소화관의 운동	저하	항진
소화액의 분비	감소	증가
간에서 포도당 방출	증가	(지배 없음)
인슐린의 분비	저하	항진
방광벽	이완	수축
방광조임근	수축	이완
지방조직	지방 분해 항진	(지배 없음)

Athletics Column

즐겁게 할 수 있는 운동은 자율신경의 밸런스를 잡는다

격한 운동을 하면 교감신경이 강하게 작용하고, 부교감신경의 작용은 약해진다. 그러나 워킹이나 가벼운 조깅, 사이클링 등 즐겁게 할 수 있는 정도의 유산소운동에서는 교감신경과 함께 부교감신경도 자극되어 자율신경계의 밸런스를 잡을 수 있게 된다. 스트레스 등에 의해 교감신경이 흥분한 상태가 계속되고, 심신에 부조화가 일어났을 때에는 유산소운동을 하면 효과적이다.

자율신경계–교감신경

POINT
- 교감신경은 몸을 임전 태세로 조정한다.
- 교감신경은 척수를 나오면 교감시경간에 들어간 후 말초로 향한다.
- 교감신경의 절후 섬유에 있는 신경전달물질은 노르아드레날린이다.

교감신경의 작용

교감신경은 자신에게 있어 위협이 되는 것에 직면했을 때에 몸을 임전 태세로 만든다. 그것은 초식동물이 천적인 육식 맹수를 만났을 때를 예로 들 수 있다. 도망가려고 해도 싸우려고 해도 의식을 집중해 동공을 열어 시각을 맑게 하고, 뼈대근육을 최대한 사용할 수 있게 준비를 취한다. 기관지를 확장시키고 호흡을 빠르게 함으로써 산소를 많이 받아들이고, 심박수를 높여 혈류를 늘리며 뼈대근육의 혈관을 확장시킨다. 또한 뼈대근육의 에너지원이 되는 **포도당**을 간에서 대량으로 방출한다.

그 한편으로 긴급사태일 때에는 먹거나 배설하고 있는 경우가 아니므로 소화관의 운동이나 소화액의 분비는 억제되고, 방광벽은 이완한다.

교감신경의 주행과 신경전달물질

교감신경의 뉴런은 제1등척수에서 상위의 허리척수까지의 가쪽뿔에서 시작된다. 척수의 앞뿌리에서 나오면 척수의 양측을 세로로 달리는 교감신경줄기에 들어가며, 일부는 여기서, 그 외는 이것을 통과해 복부의 신경절에서 뉴런을 바꿔 탄다. 이 뉴런을 바꿔 타기까지의 섬유를 **절전섬유**라고 한다. 뉴런을 바꿔 탄 후의 **절후섬유**는 길게 뻗어 표적인 장기나 기관에 분포하고 있다.

교감신경의 절전섬유 말단에서 다음 뉴런과의 시냅스로 방출되는 신경전달물질은 **아세틸콜린**이다. 절후섬유 말단과 표적이 되는 장기 등과의 시냅스에 방출되는 신경전달물질은 **노르아드레날린**이다.

시험에 나오는 어구

교감신경줄기
척추의 양측에 세로로 연결되는 염주 모양의 구조로 교감신경의 절전섬유는 척수에서 나와서 여기로 들어간다.

노르아드레날린
호르몬으로서 부신속질에서도 분비되고 있다. 각성, 분노, 불안, 의욕, 기억 등에 관계된다. 부족하면 무기력, 의욕 저하, 우울증 경향 등이 일어난다.

키워드

절전섬유 · 절후섬유
자율신경은 중추에서 나와서 도중에 뉴런을 바꿔 탄 후 표적이 되는 장기 등에 분포한다. 뉴런을 바꿔 타기 전의 섬유를 절전섬유, 바꿔 탄 후의 섬유를 절후섬유라고 한다.

메모

교감신경의 특징
교감신경은 절전섬유가 짧고, 절후섬유가 긴 것이 특징이다. 스트레스에 노출되면 교감신경이 우위가 된다. 스트레스의 원인이 제거되지 않으면, 교감신경 우위의 상태가 계속되어 신체적인 부담이 커지고 머지않아 피폐해져 버린다.

교감신경의 분포

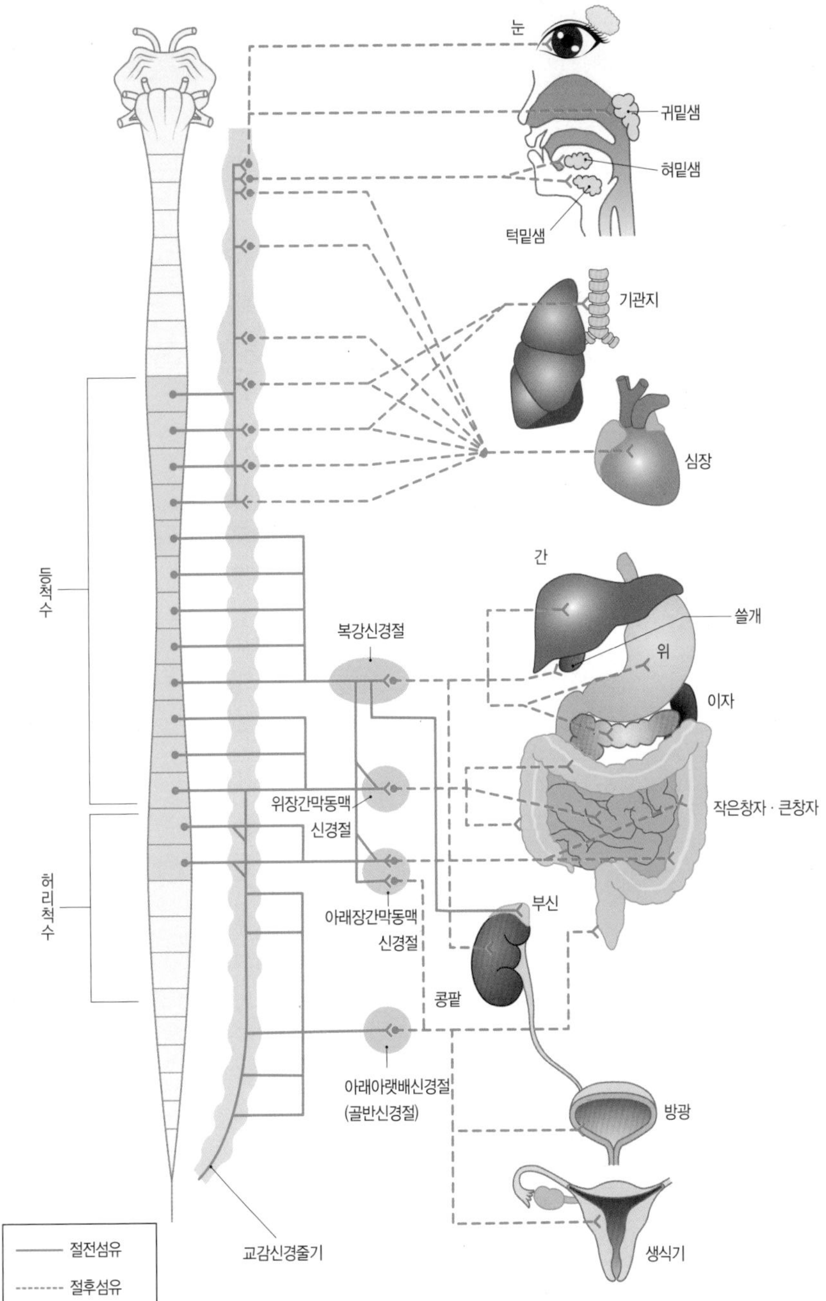

눈
귀밑샘
혀밑샘
턱밑샘
기관지
심장
간
쓸개
위
이자
복강신경절
위장간막동맥
신경절
작은창자 · 큰창자
부신
아래장간막동맥
신경절
콩팥
아래아랫배신경절
(골반신경절)
방광
생식기
등척수
허리척수
교감신경줄기
절전섬유
절후섬유

자율신경계-부교감신경

POINT
- 부교감신경은 몸을 릴랙스한 상태로 조정한다.
- 부교감신경은 뇌줄기와 엉치척수에서 시작된다.
- 미주신경은 흉부와 복부의 장기 등을 널리 지배하는 부교감신경이다.

부교감신경의 작용

부교감신경은 몸을 릴랙스한 상태로 만든다. 자신에게 있어 위협이 되는 것이나 심신에 부담이 되는 환경 조건이 없고, 안정되게 식사를 하거나 배설하거나 할 수 있는 상태일 때에 우위로 작용한다. 부교감신경은 소화관의 운동이나 소화액의 분비를 촉진하고, 간에서 **포도당**을 **글리코겐**으로 합성하는 작용을 항진시킨다. 방광벽의 **민무늬근**을 수축시켜 배설을 촉진하고, 생식기의 혈류를 증가시킨다. 심박수가 감소하며, 기관지 벽의 민무늬근이 수축하고 동공도 축소된다.

부교감신경의 주행과 신경전달물질

부교감신경의 뉴런은 **뇌줄기**와 엉치척수에서 나오고 있다. 뇌줄기에서 나오고 있는 것은 모두 뇌신경(P.72 참조)에 섞여 달리고 있다. 엉치척수에서 나오는 것은 **골반내장신경**이 되어 골반 내의 장기에 분포한다. 부교감신경은 표적이 되는 장기 등의 근처에 있는 신경절에서 뉴런을 바꿔 타기 위해 **절전섬유**가 길고, **절후섬유**가 짧은 것이 특징이다.

부교감신경의 시냅스에서 방출되는 신경전달물질은 절전섬유, 절후섬유 모두 아세틸콜린이다.

부교감신경의 중심을 담당하는 미주신경

제X뇌신경인 **미주신경**은 부교감신경 기능의 중심을 담당하는 신경으로, 목, 흉부, 복부의 대부분의 장기나 기관을 지배하고 있다. 뇌줄기에서 나와 복부까지 섬유를 연결하는 것 외에, 일부는 흉부에서 반전해 후두로 되돌아가는(되돌이후두신경) 등 주행도 특징적이다.

시험에 나오는 어구

미주신경
제X뇌신경. 기관 · 기관지, 식도, 위, 간, 쓸개, 이자, 작은창자, 큰창자의 가로잘록창자까지를 지배하고 있다.

골반내장신경
제2~4 엉치척수에서 나온 부교감신경을 말한다. 골반 내에 분포하는 다른 신경과 섞여 골반신경얼기를 만들고, 내림잘록창자, 곧창자, 방광 등에 가지를 뻗는다.

키워드

뇌줄기
중간뇌, 다리뇌, 숨뇌로 구성된다. 부교감신경은 이들 부위에 있는 신경핵에서 나오고 있다.

아세틸콜린
운동신경의 말단에서 방출되는 것도 아세틸콜린이다.

메모

척수의 손상
목척수를 손상한 경우, 거기서부터 아래의 감각과 뼈대근육 운동의 대부분을 잃게 되는데, 가슴 · 복부의 장기에는 숨뇌에서 나오는 미주신경이 분포하고 있기 때문에 이들의 기능은 유지되는 경우가 많다.

부교감신경의 분포

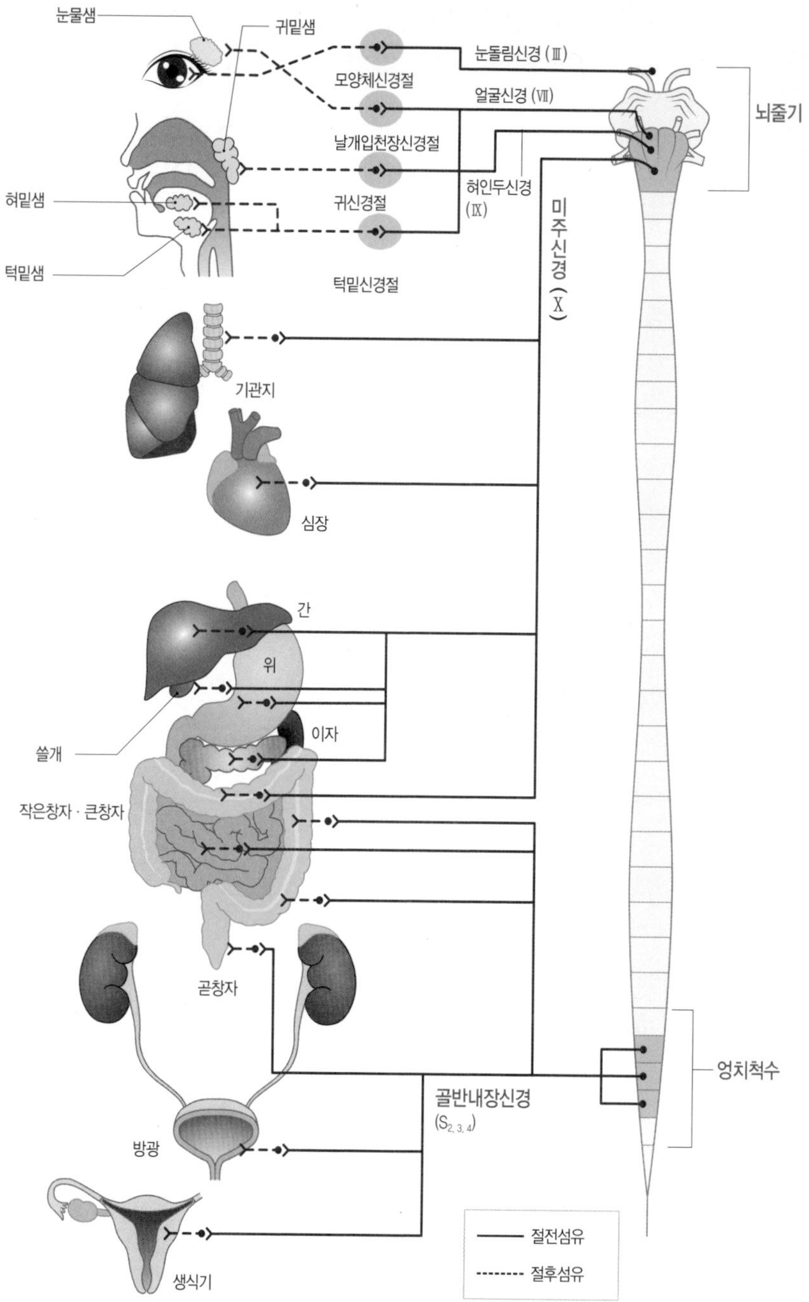
눈물샘
귀밑샘
눈돌림신경 (Ⅲ)
모양체신경절
얼굴신경 (Ⅶ)
뇌줄기
날개입천장신경절
혀인두신경
(Ⅸ)
혀밑샘
귀신경절
미주신경 (Ⅹ)
턱밑샘
턱밑신경절
기관지
심장
간
위
이자
쓸개
작은창자 · 큰창자
곧창자
엉치척수
골반내장신경
(S2, 3, 4)
방광
생식기
절전섬유
절후섬유

신경계

대뇌의 영역들의 연결

POINT
- 한쪽의 대뇌반구 각 부를 연결하는 섬유를 연합섬유라고 한다.
- 좌우의 대뇌반구 각 부를 연결하는 섬유를 맞교차섬유라고 한다.
- 좌우의 대뇌반구를 광범위하게 연결하는 섬유는 뇌들보를 형성하고 있다.

대뇌의 각 부는 많은 섬유로 연결되어 있다

대뇌겉질은 부위에 따라 담당하는 기능이 나누어져 있지만(대뇌겉질의 기능성국재 P.50 참조), 각각의 부위는 서로 신경섬유에 의해 이어져 있다. 특히 이마연합영역, 마루연합영역, 관자연합영역이 복잡하고 고도의 기능을 담당할 수 있는 것은 그들의 섬유에 의해 각 부의 정보를 통합하고 있기 때문이다.

한쪽의 대뇌반구 속을 달리는 섬유를 **연합섬유**, 좌우의 대뇌반구를 연결하는 섬유를 **맞교차섬유**라고 한다.

■ 연합섬유

한쪽의 대뇌반구 속에서 각 부위를 연결하는 섬유에는 다음과 같은 것이 있다.

① **활신경섬유** : 매우 가까운 부분을 연결하는 짧은 섬유

② **위세로다발** : 이마엽 전부와 관자엽 · 뒤통수엽을 연결하는 섬유

③ **이마뒤통수다발** : 이마엽과 뒤통수엽을 연결하는 섬유로, 위이마뒤통수다발과 아래이마뒤통수다발이 있다.

④ **아래세로다발** : 관자엽과 뒤통수엽을 연결하는 섬유

⑤ **띠다발** : 내면의 띠이랑 속을 달리는 섬유

⑥ **갈고리섬유다발** : 이마엽 하부와 관자엽을 연결하는 섬유

■ 맞교차섬유

좌우의 대뇌반구를 연결하는 섬유는 **뇌들보**나 맞교차를 형성한다.

❶ **뇌들보** : 좌우의 대뇌반구 전반을 연결하는 섬유가 모인 것. 사이뇌에 덮이도록 위치하고 있다.

❷ **맞교차** : 대뇌 하부를 좌우로 연결하는 섬유의 다발로, 시상하부 앞쪽 위의 앞맞교차와 사이뇌 후방의 뒤맞교차가 있다.

시험에 나오는 어구

뇌들보
좌우의 대뇌반구를 연결한다. 대뇌의 화살 모양 단면으로, 시상의 상부에 활 모양으로 보이는 부분이다.

앞맞교차 · 뒤맞교차
앞맞교차는 시상하부의 앞쪽 위에 있으며, 좌우의 뒤뿔에 관계하는 부분이나 관자엽들을 연결하고 있다. 뒤맞교차는 사이뇌에 속하는 솔방울샘의 아래, 시상의 후부에 있다.

키워드

연합영역
대뇌겉질의 감각영역과 운동영역을 제외한 부분으로, 사람은 특히 발달되어 있다. 인지 기능이나 사고, 언어, 기억, 행동의 제어 등 고차의 뇌 기능을 담당한다.

메모

맞교차
좌우 대뇌를 연결하는 맞교차에는 이외에 대뇌변연계에 속하는 뇌활을 연결하는 뇌활맞교차나 시상상부에 있는 고삐맞교차가 있다.

연합섬유

연합섬유는 한쪽의 대뇌반구 중에서 각 부위를 연결하고 있다.

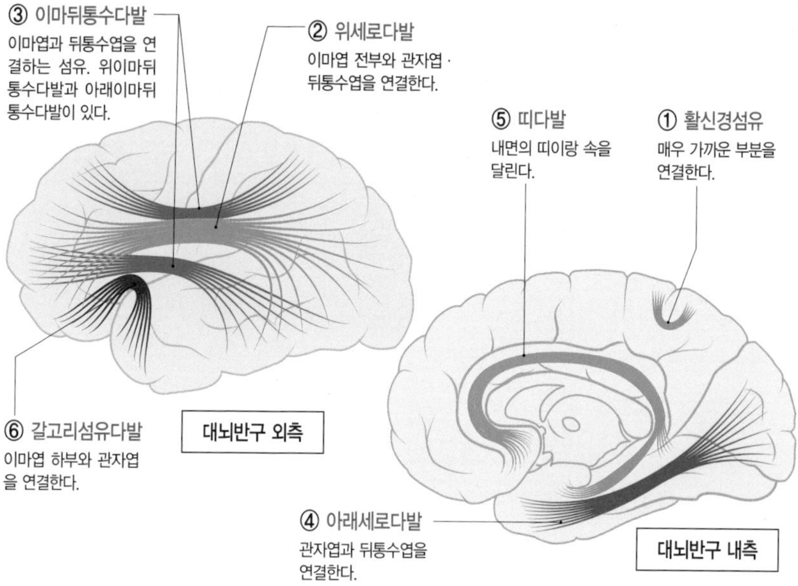
③ 이마뒤통수다발
이마엽과 뒤통수엽을 연결하는 섬유. 위이마뒤통수다발과 아래이마뒤통수다발이 있다.
② 위세로다발
이마엽 전부와 관자엽 · 뒤통수엽을 연결한다.
⑤ 띠다발
내면의 띠이랑 속을 달린다.
① 활신경섬유
매우 가까운 부분을 연결한다.
⑥ 갈고리섬유다발
이마엽 하부와 관자엽을 연결한다.
대뇌반구 외측
④ 아래세로다발
관자엽과 뒤통수엽을 연결한다.
대뇌반구 내측

맞교차섬유

맞교차섬유는 좌우의 대뇌반구를 연결해 뇌들보나 맞교차를 형성하고 있다.

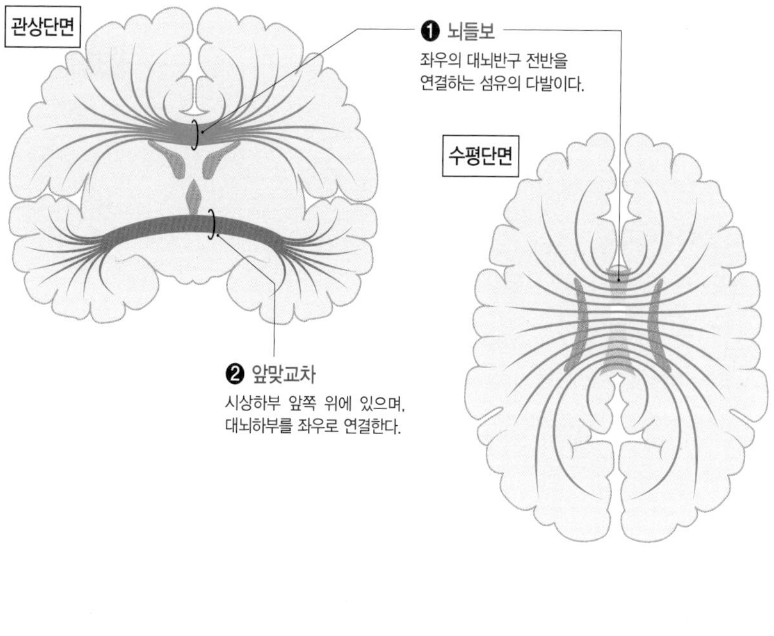
관상단면
❶ 뇌들보
좌우의 대뇌반구 전반을 연결하는 섬유의 다발이다.
수평단면
❷ 앞맞교차
시상하부 앞쪽 위에 있으며, 대뇌하부를 좌우로 연결한다.

신경계

체성감각의 정보를 전달하는 상행성 전도로

POINT

- 말초에서 체성감각의 정보를 뇌에 전달하는 루트를 상행성 전도로라고 한다.
- 통각 · 온각과 섬세한 촉각, 무딘 촉각에서는 전도로가 다르다.
- 어느 전도로나 척수나 숨뇌에서 반대측으로 교차하고 있다.

전달하는 감각에 따라 루트가 다르다

척수의 백색질에는 많은 신경섬유가 달리고 있지만, 각각의 섬유는 마치 철도의 노선과 같이 출발지나 목적지마다 뭉쳐서 달리고 있다. 이것을 **전도로**라고 한다. 말초에서 감각의 정보를 대뇌에 보내는 전도로는 정보가 위를 향하기 때문에 **상행성 전도로**라고 불린다.

■ 상행성 전도로의 종류와 루트

상행성 전도로에는 통각이나 온각을 전달하는 **가쪽척수시상로**, 무딘 촉각을 전달하는 **앞척수시상로**, 섬세한 감각이나 심부감각을 전달하는 **등쪽섬유단안쪽섬유띠로** 등이 있으며, 다음과 같은 루트를 지나고 있다.

① **가쪽척수시상로**

통각이나 **온각**의 전도로이다. 척수의 뒤뿔에 들어와 뉴런을 바꿔 탄 후, 척수에서 반대측으로 교차하고, 가쪽척수시상로에 들어가 상행한다. 시상에서 다시 뉴런을 바꿔 타고, 대뇌겉질의 중심뒤이랑의 체성감각영역에 도달한다.

② **앞척수시상로**

부위를 특정할 수 없는 **무딘 감각**을 전달하는 전도로이다. 가쪽척수시상로와 비슷하지만, 상행할 때에 지나는 것은 반대측의 앞척수시상로이다.

③ **등쪽섬유단안쪽섬유띠로**

섬세한 감각이나 **위치감각**이나 **운동감각** 등의 심부 감각을 전달하는 전도로이다. 척수의 뒤뿔에서 들어온 섬유는 척수의 등쪽섬유단에 들어와 상행하고, 시상에서 다시 뉴런을 바꿔 탄 후에 체성감각영역에 도달한다.

시험에 나오는 어구

상행성 전도로
체성감각을 말초에서 뇌로 전달하는 루트를 말한다. 정보가 전달되는 방향이 '상행'이기 때문에 상행성이라고 한다. 이것을 전달하는 뉴런은 구심성신경이다.

키워드

심부감각
뼈대근육이나 관절 등에 있는 수용기로 감지하는 위치감각, 운동감각, 진동각 등을 말한다.

중심뒤이랑
대뇌 중심고랑의 후부 일대를 말하며, 체성감각영역이 있다.

메모

체성감각영역의 장애
상행성 전도로는 반드시 어딘가 몸의 반대측에 교차한다. 따라서 오른쪽 측의 체성감각영역이 장애가 되면, 왼쪽 측의 감각을 알 수 없게 된다.

상행성 전도로

상행성 전도로에는 종류에 따라 다음과 같은 3개의 루트가 있다.

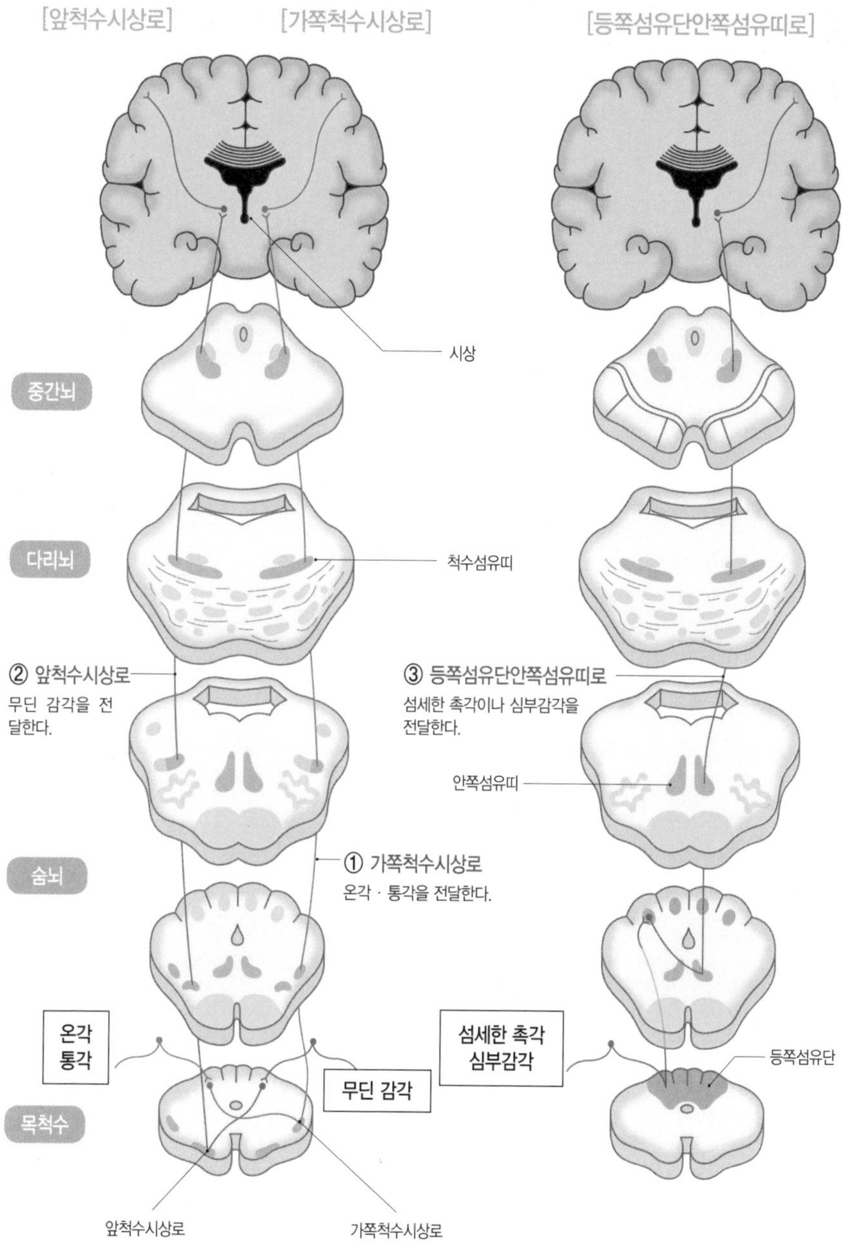

운동의 명령을 전달하는 하행성 전도로

POINT
- 대뇌에서 운동의 명령을 뼈대근육에 전달하는 루트를 하행성 전도로라고 한다.
- 하행성 전도로의 주된 것은 숨뇌의 피라밋을 통과하는 피라밋로이다.
- 어느 전도로나 척수에서 반대측으로 교차하고 있다.

주된 하행성 전도로는 피라밋로

대뇌겉질의 중심앞이랑에 있는 운동영역에서 말초의 뼈대근육에 운동의 명령을 전달하는 전도로를 정보가 아래를 향하기 때문에 **하행성 전도로**라고 한다.

대표적인 하행성 전도로는 **피라밋로**이다. 숨뇌의 피라미드를 지나기 때문에 이 명칭이 붙어 있다.

■ 피라밋로의 루트

숨뇌의 피라밋을 지나는 피라밋로에는 척수에서 **가쪽겉질척수로**를 지나는 루트와 **앞겉질척수로**를 지나는 루트가 있다.

피라밋에서 가쪽겉질척수로를 지나는 루트는 대뇌겉질의 중심앞이랑에 있는 운동영역에서 나와, 대뇌의 속섬유막을 지나고 숨뇌의 전방에 있는 피라밋에 모인다. 피라밋을 통과한 섬유의 **5분의 4**는 숨뇌와 척수의 경계에서 반대측으로 교차하고, **가쪽겉질척수로**를 하행한다. 그리고 척수의 앞뿔에서 뉴런을 바꿔 타고, 목적의 뼈대근육에 도달한다.

앞겉질척수로를 지나는 루트는 대뇌겉질의 운동영역에서 나와 속섬유막, 숨뇌의 피라밋을 통과한 섬유의 **5분의 1**이 지나는 루트이고, 그대로 하행해 **앞겉질척수로**를 지난다. 그리고 목적의 뼈대근육을 향하는 곳에서 반대측으로 교차하고, 척수의 앞뿔에서 뉴런을 바꿔 탄다.

피라밋로 이외의 하행성 전도로

하행성 전도로에는 **뇌줄기그물**을 지나는 루트와 중간뇌의 **적색핵**을 지나는 루트 등 피라밋을 통과하지 않는 것이 있으며, 이것을 피라밋바깥길이라고 한다. 이 전도로를 지나는 신경은 자세의 제어나 근긴장의 조정 등에 관계된다고 생각되고 있다.

시험에 나오는 어구

하행성 전도로
운동의 명령을 뇌에서 뼈대근육에 전달하는 루트로 정보가 전달되는 방향이 '하행'이기 때문에 하행성이라고 한다. 이것을 전달하는 뉴런은 원심성신경이다.

피라밋
숨뇌의 전방에 있는 기둥 모양의 구조. 위가 굵고 아래가 가늘게 되어 있으며, 거꾸로 한 원뿔 모양을 하고 있기 때문에 이 이름이 있다.

메모

운동영역의 장애
하행성 전도로는 척수에서 몸의 반대측에 교차한다. 따라서 오른쪽 측의 운동영역 장애에서는 몸의 왼쪽 측이 움직이지 않게 된다.

피라밋바깥길 증상
의사와 관계없이 몸이 움직이는 불수의 운동이나 근긴장에 이상이 생기는 것을 피라밋바깥길 증상이라고 부른다. 이전에는 피라밋로 이외의 전도로 이상에 의한 것으로 생각되고 있었는데, 현재 그 설명은 적절하지 않다고 여겨지고 있다. 이들 증상에는 대뇌기저핵이 깊게 관계하고 있다.

주된 하행성 전도로

대뇌에서 뼈대근육에 운동의 명령을 전달하는 신경섬유는 하행성 전도로를 다발로 해서 달리고 있다.

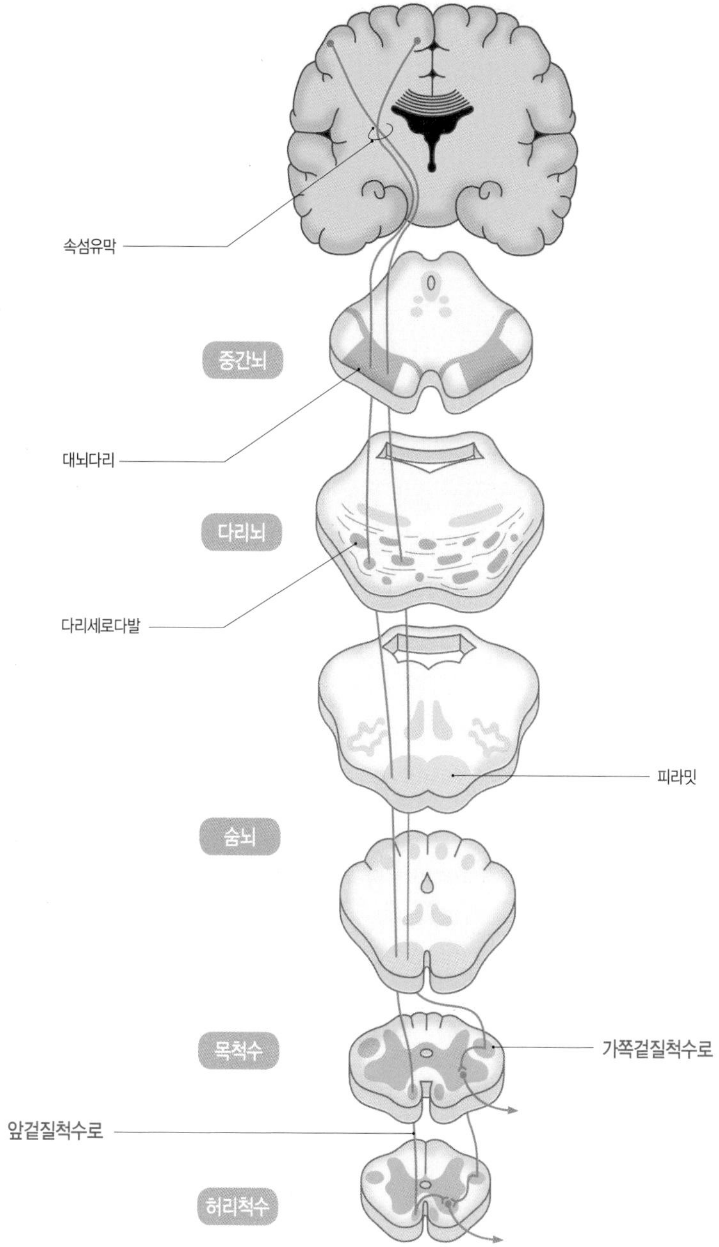

감각의 종류

POINT
- 사람이 감지할 수 있는 감각에는 체성감각과 내장감각, 특수감각이 있다.
- 체성감각에는 피부감각과 심부감각이 있다.
- 후각이나 시각 등 특별한 수용기에서 감지하는 감각을 특수감각이라고 한다.

체성감각은 2개로 나누어진다

사람이 느낄 수 있는 감각에는 **체성감각**과 **내장감각**, 그리고 **특수감각**이 있다. 각각에 감각을 감지하기 위한 수용기가 있으며, 감지된 정보는 감각신경에 의해 중추로 보내진다.

체성감각이란 피부나 근육, 관절 등으로 감지하는 감각을 말하며, 또한 **피부감각**과 **심부감각**의 2가지로 나누어진다.

피부감각은 피부에서 감지하는 감각을 말하며, 아프다고 느끼는 **통각**, 따뜻하다고 느끼는 **온각**, 차갑다고 느끼는 **냉각**, 눌리고 있다고 느끼는 **압각**, 접촉되고 있는 것을 느끼는 **촉각**이 있다. 한편, 심부감각은 관절이나 뼈대근육 등에 있는 수용기로 감지하는 감각이다. 관절의 위치를 감지하는 위치감각, 움직임을 감지하는 **운동각**, 저항을 감지하는 **저항각** 등이 있다.

내장감각과 특수감각의 작용

내장감각은 공복감, 변의, 요의, 갈증, 구역질, 내장통 등의 감각을 말한다.

특수감각은 특별한 감각 수용기에서 감지하는 감각을 말한다. 코안의 후각상피에서 감지하는 후각, 눈으로 감지하는 시각, 귀로 감지하는 청각, 속귀에서 감지하는 평형각, 혀로 감지하는 미각이 있다.

시험에 나오는 어구

심부감각
위치각, 운동각, 저항각, 중량각 등을 말한다. 이들을 감지하는 센서는 뼈대근육이나 관절 등에 있다.

특수감각
특별한 감각 수용기에서 감지하는 감각을 말한다. 후각, 시각, 청각, 평형각, 미각이 있다.

키워드

내장감각
내장감각에는 요의나 구역질 등 자각할 수 있는 것과 혈중 산소 농도나 혈압 등 자각할 수 없는 것이 있다.

메모

감각의 종류
손에 들고 있는 것의 무게는 압각이나 위치감각, 표면의 경도와 재질 등은 촉각이나 압각, 온각, 냉각 등을 종합해서 인지하고 있다고 생각된다.

일반감각
체성감각과 내장감각을 합쳐 일반감각이라고 하는 경우가 있다.

감각의 종류

- **감각**
  - **체성감각**
    - **피부감각**: 통각 온각 냉각 압각 촉각
    - **심부감각**: 위치각 운동각 저항각 중량각 진동각
  - **내장감각**: 공복감 변의 요의 갈증 구역질 내장통 등
  - **특수감각**: 후각 시각 청각 평형각 미각

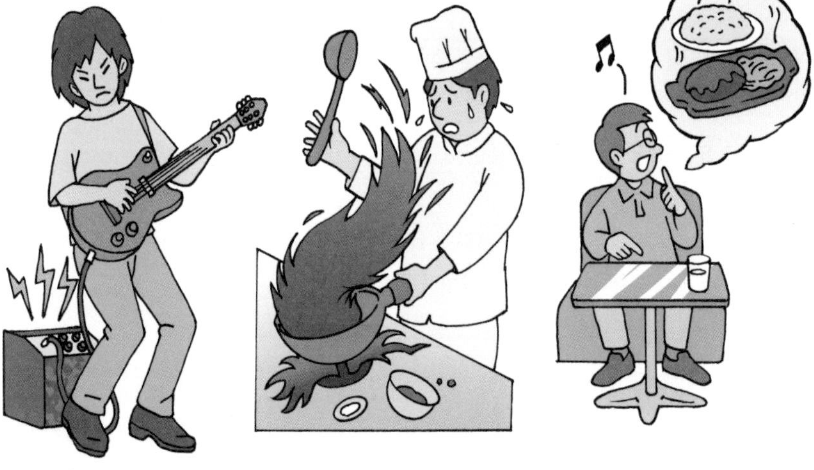

Athletics Column

스포츠에 중요한 동체시력

스포츠에는 심부감각(P.92 참조)과 깊이 관계되어 있지만, 시각도 중요한 역할을 하고 있다. 시력에는 멈춘 것을 보는 정지시력과 움직이는 것을 보는 동체시력이 있으며, 스포츠에서는 특히 동체시력이 중요하다. 동체시력에는 좌우로 움직이는 것을 인식하는 DVA 동체시력과 전후로 움직이는 것을 인식하는 KVA 동체시력이 있다. 정지시력과 동체시력은 별개의 것으로, 상관관계는 없다고 생각되고 있다.

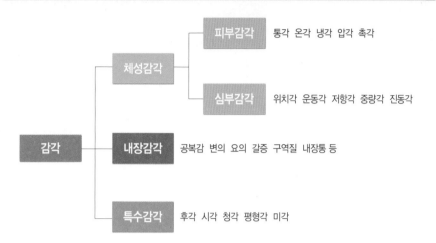

피부감각 *cutaneous sensation*

POINT
- 피부감각의 수용기에는 구조가 다른 몇 가지 종류가 있다.
- 피부감각 수용기의 종류에 따라 감지하는 감각이 다르다.
- 자유신경종말은 피부감각의 수용기 중 가장 널리 분포한다.

피부감각의 수용기에는 몇 가지 종류가 있다

피부감각이란 피부로 느끼는 통각, 온각, 냉각, 압각, 촉각을 말하며, **표재감각**이라고 하는 경우도 있다. 피부감각을 감지하는 수용기에는 구조가 다른 이하와 같은 종류가 있고, 각각 감지할 수 있는 감각이 다르다. **자유신경종말**과 **메르켈반**은 **표피**에, 그 이외의 수용기는 진피에 있다.

■ 피부감각 수용기 종류와 감지하는 감각

① 자유신경종말

전신의 피부에 널리 분포하고 있다. 특별한 장치를 갖지 않으며, 수초가 없는 신경의 말단이 피부의 표피까지 뻗어 있다. **통각**을 비롯해 대부분의 피부감각을 감지한다.

② 메르켈반

표피의 바닥층에 있는 메르켈 세포와 거기에 붙는 신경섬유로 구성된 것으로 표피나 구강점막 등에 있다. **촉각**을 감지한다.

③ 루피니소체

방추 모양의 수용기로 진피에 있으며, 관절주머니에도 있다. **온각**, **촉각**, **압각**을 감지한다.

④ 마이스너소체

표피의 바로 아래에 있는 끝단이 계란형인 수용기이다. 손바닥이나 발의 안쪽, 특히 손가락 마디에 많다. **섬세한 촉각**을 감지한다.

⑤ 파치니소체

신경섬유의 주위에 양파의 껍질과 같은 층 모양의 막이 붙어 있다. 진피와 피부밑조직의 경계 주변에 있으며, 주로 **압각**을 감지한다.

시험에 나오는 어구

자유신경종말
전신에 가장 많이 분포하는 수용기로 끝단은 피부의 표피에 도달하고 있다.

통각, 촉각
통각을 감지하는 점을 통점, 촉각을 감지하는 점을 촉점이라고 한다. 이러한 점은 온각이나 냉각의 점보다 많다.

키워드

메르켈 세포
메르켈 세포에는 돌기가 있으며, 그것을 표피에 뻗어 피부의 변형을 감지하고 있다.

메모

민감한 부분
피부감각은 전신 어디에서나 동일하게 민감한 것은 아니다. 민감함은 피부감각의 수용기 밀도에 관계하고 있다. 예를 들면 등이나 넓적다리 등은 수용기의 수가 적고, 손가락 끝이나 입술 등은 수용기의 수가 많다.

피부의 감각 수용기

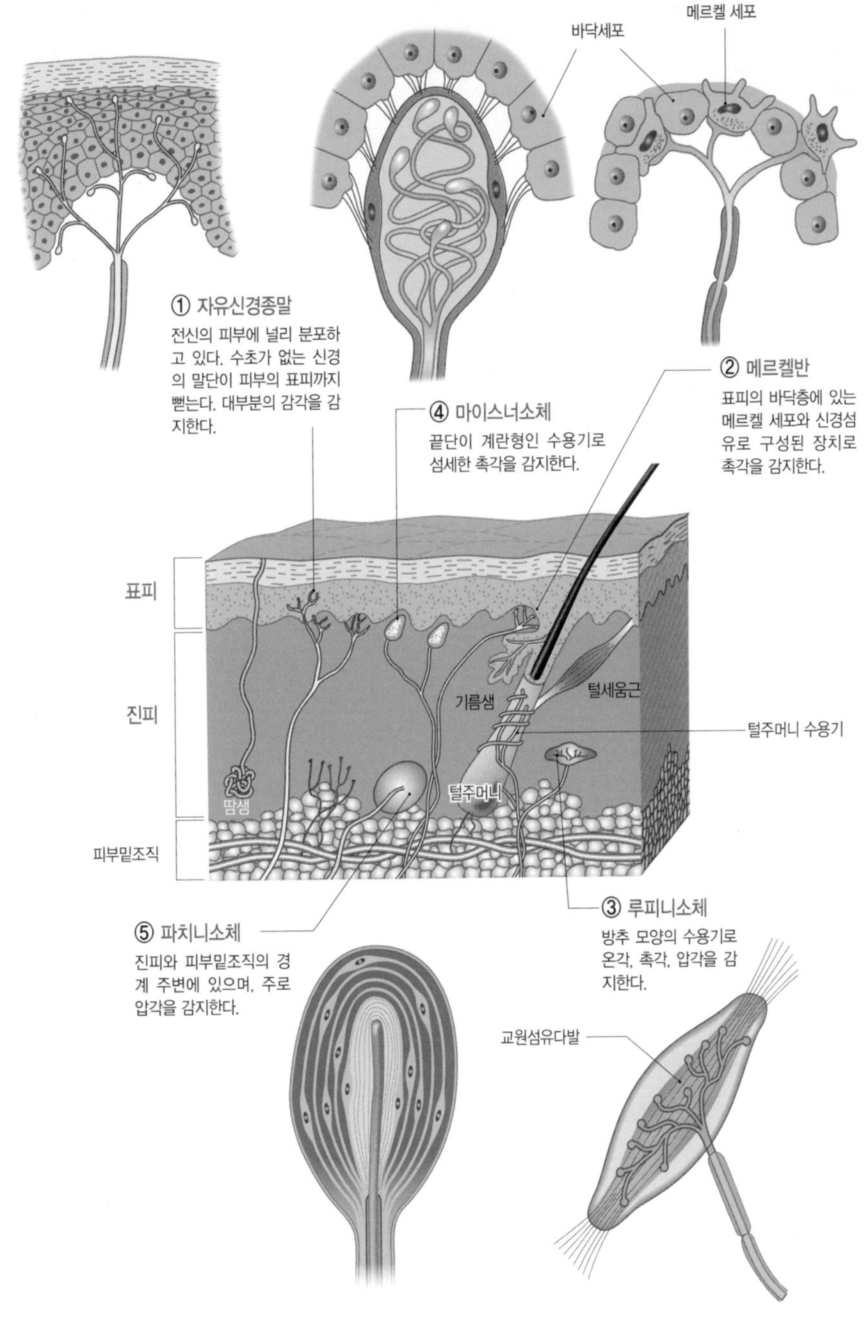
바닥세포
메르켈 세포
① 자유신경종말
전신의 피부에 널리 분포하고 있다. 수초가 없는 신경의 말단이 피부의 표피까지 뻗는다. 대부분의 감각을 감지한다.
② 메르켈반
표피의 바닥층에 있는 메르켈 세포와 신경섬유로 구성된 장치로 촉각을 감지한다.
④ 마이스너소체
끝단이 계란형인 수용기로 섬세한 촉각을 감지한다.
표피
진피
피부밑조직
땀샘
기름샘
털세움근
털주머니
털주머니 수용기
⑤ 파치니소체
진피와 피부밑조직의 경계 주변에 있으며, 주로 압각을 감지한다.
③ 루피니소체
방추 모양의 수용기로 온각, 촉각, 압각을 감지한다.
교원섬유다발

심부감각 *deep sensation*

POINT
- 심부감각이란 위치감각, 운동감각, 저항각, 중량각을 말한다.
- 심부감각은 뼈대근육 내의 근육방추나 힘줄의 골지힘줄기관 등에서 감지한다.
- 피부에 있는 감각 수용기가 관절주머니 등에도 있으며, 심부감각을 감지한다.

심부감각은 뼈대근육이나 관절의 수용기가 감지한다

심부감각이란 뼈대근육이나 힘줄, 관절 등에서 감지하는 감각을 말한다. 자신의 몸 위치를 감지하는 **위치감각**, 몸이 어느 방향으로 어떠한 속도로 어떻게 움직였는지를 감지하는 **운동감각**, 몸에 걸리는 저항을 감지하는 **저항각**, 무게를 감지하는 **중량각**이 있다. 이 감각에 의해 우리들은 눈을 감고 있어도 자신의 손발이 어디에 있는지, 어떻게 움직이는지를 알 수 있는 것이다.

뼈대근육 중에 있는 근육방추나 힘줄 중에 있는 **골지힘줄기관**(P.38 참조)은 심부감각의 수용기이다. 이들은 뼈대근육이나 힘줄이 늘어나면, 그것을 감지해 너무 늘어나는 것을 방지하기 위한 반사를 일으킨다.

또한 심부감각의 수용기에는 피부감각의 수용기와 동일한 구조의 것이 있다.

예를 들면 그 부위의 신장을 감지하는 기능을 가진 **루피니소체**는 관절주머니에도 있으며, 몸의 위치나 운동의 방향과 속도 등을 감지하고 있다. 특히 동작을 멈추고 있을 때의 몸 위치를 감지하는데 도움이 되고 있다고 생각되고 있다.

관절주머니나 인대, 뼈막이나 무릎의 관절반달에는 **파치니소체**가, 관절 내 등에는 **자유신경종말**이 있다. 파치니소체는 **진동**을, 자유신경종말은 **통각** 등을 감지하는 수용기로, 이들도 심부감각의 감지에 관계되어 있다고 생각되고 있지만, 상세한 것은 알 수 없다.

골지힘줄기관과 같은 장치는 힘줄뿐만 아니라 인대에도 있으며, 인대가 강하게 당겨지면 이것을 감지한다.

시험에 나오는 어구

심부감각
체성감각 중 피부에서 감지하는 감각 이외의 감각으로 위치감각, 운동감각 등이 있다. 심부통각을 포함하는 경우가 있다.

루피니소체
방추형의 수용기로, 주위 조직의 교원섬유 방향을 따라 위치하고 있으며, 신경조직이 당기면, 그것을 감지할 수 있다.

키워드

근육방추
뼈대근육 내에 있으며, 뼈대근육이 늘어난 것을 감지하는 장치이다. 뼈대근육이 급격하게 늘어나면 이것을 감지, 너무 늘어나 끊어져 버리는 것을 방지하기 위해 뼈대근육을 줄이는 반사(폄반사)가 일어난다.

메모

진동각
진동을 느끼는 진동각은 피부감각의 촉압각으로 하는 경우와 심부감각으로 하는 경우가 있다.

심부감각의 종류(볼을 차는 운동의 경우)

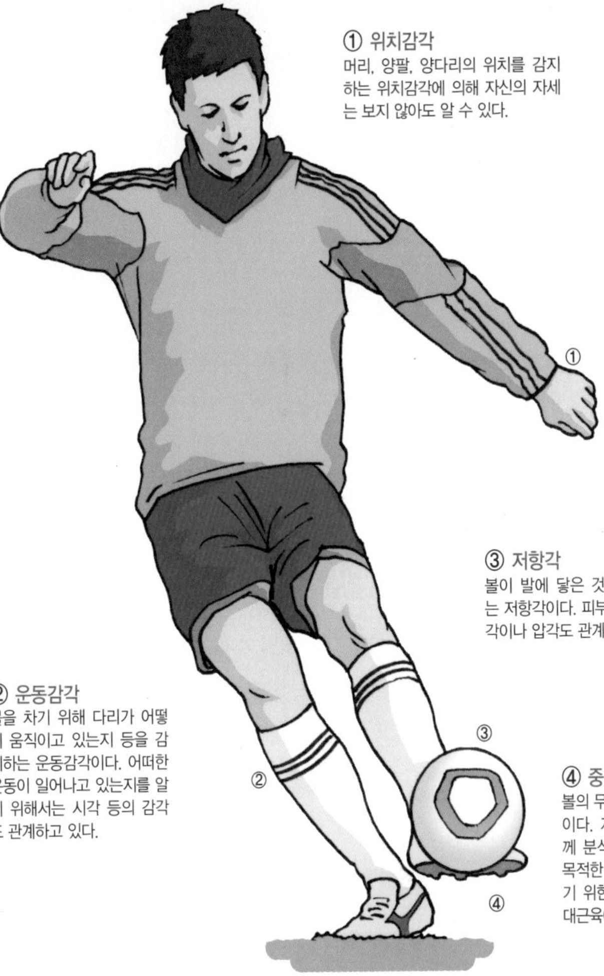

① 위치감각
머리, 양팔, 양다리의 위치를 감지하는 위치감각에 의해 자신의 자세는 보지 않아도 알 수 있다.

③ 저항각
볼이 발에 닿은 것을 감지하는 저항각이다. 피부감각의 촉각이나 압각도 관계하고 있다.

② 운동감각
볼을 차기 위해 다리가 어떻게 움직이고 있는지 등을 감지하는 운동감각이다. 어떠한 운동이 일어나고 있는지를 알기 위해서는 시각 등의 감각도 관계하고 있다.

④ 중량각
볼의 무게를 감지하는 중량각이다. 저항각과 중량각을 함께 분석, 대뇌의 운동영역가 목적한 곳까지 볼을 멀리 차기 위한 힘을 발휘하도록 뼈대근육에 명령을 낸다.

Athletics Column

'운동신경이 없다'는 것은 어떠한 것인가?

스포츠를 잘하는 것을 '운동신경이 좋다'라고 한다. 하지만 해부학적으로 운동신경이란 대뇌의 운동영역에서 뼈대근육에 명령을 전달하는 말초신경을 말하며, 양자는 전혀 다른 것이다. 스포츠를 잘하는지의 여부는 대뇌나 소뇌 등의 운동 중추나 시각 등의 감각뿐만 아니라, 자신의 몸 위치나 움직임을 감지하는 심부감각의 기능, 근력이나 호흡 · 순환 기능 등과 이들의 상호 관계에 의해 결정되는 것이라고 할 수 있다.

내장감각 *visceral sense*

POINT
- 공복감, 구역질, 요의, 갈증 등의 자각증상은 내장감각이다.
- 혈압, 혈중의 산소 농도, 혈당치 등 자각할 수 없는 내장감각도 있다.
- 본래 아픈 부위와는 다른 곳에서 느끼는 통증을 연관통이라고 한다.

내장에도 감각의 수용기가 있다

내장감각이란 내장에서 생기는 감각을 말한다. 공복감, 포만감, 구역질, 요의, 변의, 갈증 등의 감각이나 내장의 통증 등이 있으며, 이들은 자각할 수 있다. 그러나 혈압, 혈당치, 혈액의 침투압 등의 변화는 자각할 수 없다. 이들의 내장감각은 내장이나 소화관, 혈관이나 시상하부 등에 있는 수용기가 감지하고 있다.

예를 들면 공복감은 시상하부 등에 있는 **화학수용기**가 혈당치가 내려간 것을 감지하고, 위 벽에 있는 **기계수용기**가 위가 비었다는 것을 감지하면 그들의 정보가 시상하부의 **섭식중추**에서 통합되어 공감으로서 자각된다.

또한 대동맥활이나 목동맥팽대에 있는 **압력수용기**는 혈압의 상승을, 화학수용기인 **대동맥토리**나 **목동맥토리**는 혈액 중의 산소 농도를 감지해 자율신경에 의한 혈압과 호흡 등의 조정에 관계하고 있다.

내장통각과 연관통

내장의 통증은 내장의 벽에 있는 자유신경종말이 감지하고 있다고 생각되고 있다. 이 정보는 자율신경의 구심로에 의해 중추에 보내지고 있다.

내장의 통증은 부위를 확실하게 특정할 수 없는 것이 특징이다. 심근경색으로 왼팔이 아프거나 하는 등 전혀 다른 부위에서 통증을 느끼는 경우가 있다. 이것은 내장의 통증을 동일한 신경로를 지나는 다른 체성감각과 혼선해 일어나는 현상으로, **연관통**이라고 한다.

시험에 나오는 어구

내장감각
공복감, 구역질, 요의 등의 자각할 수 있는 감각과 혈압이나 혈중 산소 농도 등의 자각할 수 없는 감각이 있다.

연관통
내장의 통증 정보가 그것과 동일한 신경로를 지나는 체성감각의 통증으로서 지각된다.

키워드

화학수용기
산소 농도나 혈당치 등을 감지하는 수용기이다.

기계수용기
위가 비어 있는 등 기계적인 변화를 감지하는 수용기이다.

메모

근성방어
장의 급성 염증 등에 의해 강한 통증이 생기고, 그 정보가 척수에 도달하면 척수반사가 일어나 복근군 등의 뼈대근육이 수축한다. 강한 복통으로 복벽이 단단해지는 이 현상을 근성방어라고 한다.

화학수용기와 압력수용기

목동맥이나 대동맥활에는 혈중의 산소 농도 등을 감지하는 화학수용기나 혈압을 감지하는 압력수용기가 있다.

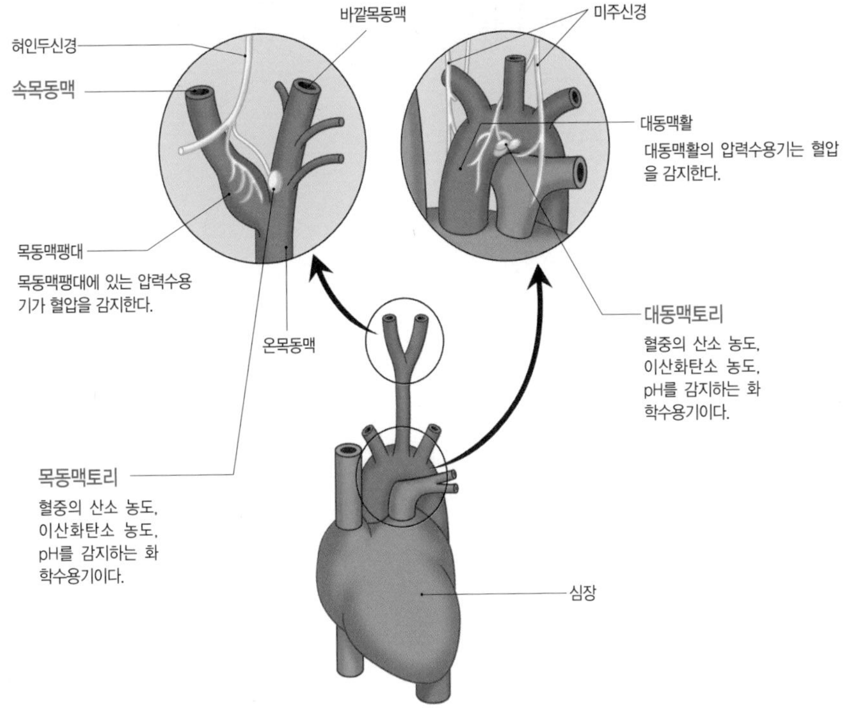

주된 연관통

내장의 통증을 그 내장과는 다른 부위에서 느끼는 통증을 연관통이라고 한다. 심근경색일 때에 왼팔에 통증을 느끼는 것이 그 한 예로, 내장감각과 체성감각의 신경로 혼선에 의한 현상이다.

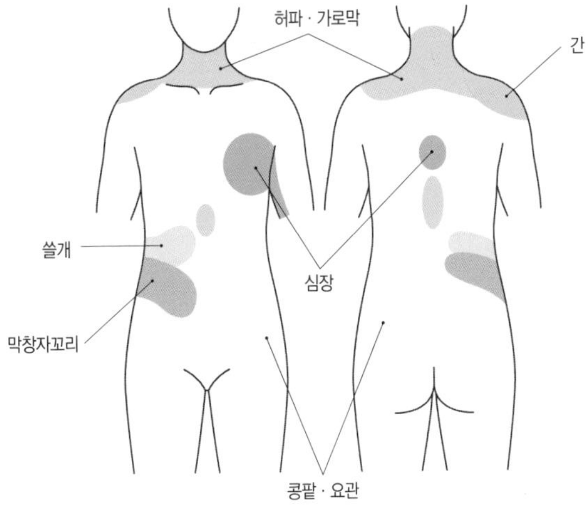

후각 *sense of smell*

POINT
- 후각은 코안의 천정에 있는 후각상피에서 감지한다.
- 후각상피에서 감지한 정보는 후각신경에 의해 대뇌에 전달된다.
- 후각신경은 대뇌변연계의 일부로, 후각은 기분이나 기억과 관계가 깊다.

후각을 감지하는 후각상피는 손가락 끝 정도의 넓이

후각은 코로 감지하지만, **코안** 전체에서 느끼는 것이 아니라, 손가락 끝 정도의 넓이의 **후각상피**에서 감지한다. 후각상피는 **코중격**에서 좌우로 나누어져 있는 코안의 천정 부분에 있다.

후각상피에는 후각을 감지하는 **후각세포**가 늘어서 있으며, 둘레를 버팀세포와 바닥세포가 메우고 있으며, 여기저기에 **보우만샘**이 있다. 후각세포에서 후각섬모가 생겨나 보우만샘에서 분비되는 점액 속을 떠돌고 있다.

■ 후각을 감지하는 구조

후각은 다음과 같은 구조로 감지한다.

① 코안에 공기에 섞여 냄새 분자가 들어오고, **점액**에 녹아든다.

② 점액에 녹은 냄새 분자가 후각섬모의 막에 있는 수용체에 결합하면, 후각세포에 **임펄스**가 발생한다.

③ 신경 임펄스는 후각세포에 의해 머리뼈를 뚫고 뇌바닥에 있는 **후각망울**에 전달된다.

④ 후각망울에서 후각로를 통해 대뇌겉질의 **후각영역**에 전달된다.

후각을 전달하는 후각신경은 대뇌변연계의 일부

후각망울과 후각로는 제 I 뇌신경의 **후각신경**(P.72 참조)으로, **대뇌변연계**(P.52 참조)의 일부이기도 하다. 어떠한 냄새에 의해 기분이 싹 변하는 경우가 있는 것은 대뇌변연계가 쾌감 · 불쾌감 등의 **정동 중추**이기 때문이다. 또한 어떠한 냄새를 맡은 순간에, 먼 옛날의 기억이 선명하게 되살아나는 경우가 있다. 이러한 현상도 대뇌변연계가 **기억**의 형성에 관계되어 있기 때문이다.

시험에 나오는 어구

후각상피
코안의 천정 부분에 있으며, 후각을 감지하는 후각세포가 늘어서 있다. 손가락 끝 정도의 넓이(3~5cm^2)이다.

후각망울
뇌바닥에 있으며, 코안의 후각상피에서 임펄스를 받아 대뇌변연계나 대뇌겉질에 보낸다. 제 I 뇌신경의 후각신경 일부로, 대뇌변연계에도 속한다.

키워드

대뇌변연계
좌우의 대뇌반구를 연결하는 뇌들보를 둘러싸는 일대로 후각망울과 기억과 관계되는 해마, 띠이랑 등을 포함한다. 정동이나 기억 등을 담당한다.

메모

순화
후각은 동일한 냄새 속에 있으면, 그 냄새를 느낄 수 없게 되는 '순화'가 일어나기 쉬운 감각이다. 단, 그 상태라도 다른 냄새는 느낄 수 있으며, 환경이 바뀌어 리셋되면 원래의 냄새도 다시 느낄 수 있다.

코안 내의 후각상피(오른쪽 코안의 가쪽벽)

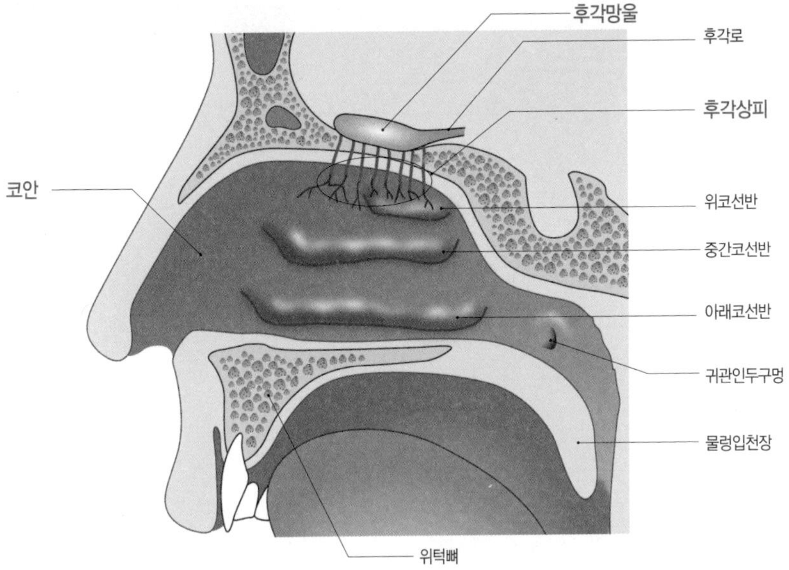

후각상피의 미세 구조

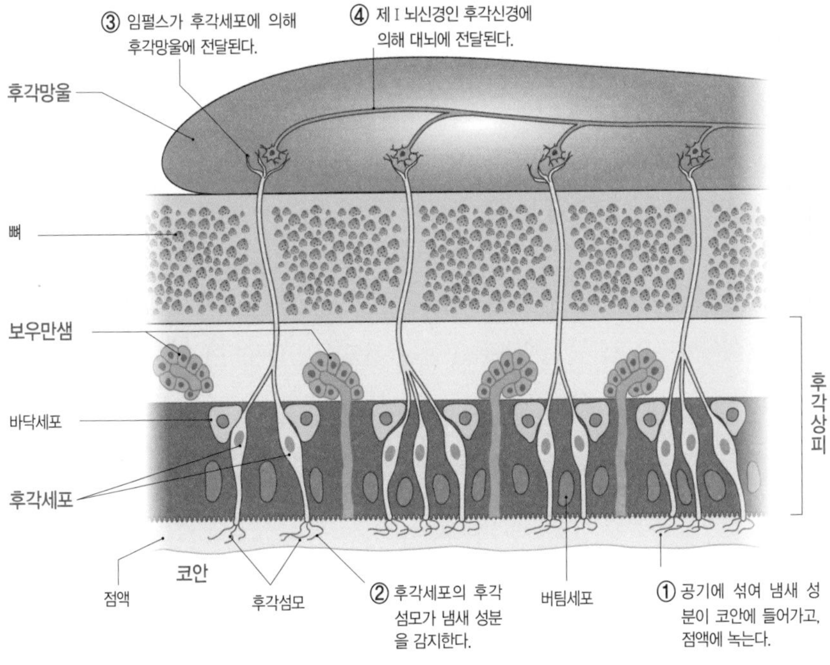

시각 *light sense*

POINT
- 눈에서 들어온 빛은 각막과 수정체에서 굴절해 망막에 상을 맺는다.
- 망막에는 밝음을 감지하는 막대세포와 색깔을 감지하는 원뿔세포가 있다.
- 시각의 정보를 대뇌에 보내는 시각신경은 시각교차에서 교차하고 있다.

각막과 수정체가 빛을 굴절시킨다

시각을 감지하는 감각기는 **안구**이다. 빛은 눈동자의 표면을 덮는 **각막**과 그 안의 **수정체**에서 굴절, 안구의 후벽에서 **망막**에 상을 맺는다. 눈동자의 **홍채**는 축소, 산대해 안구에 들어오는 빛의 양을 조정한다. 수정체는 그 주위에 붙는 섬모체띠와 민무늬근을 가진 섬모체에 의해 빛이 망막에 상을 맺도록 두께를 바꾼다.

망막에서 감지해 시각신경에 의해 전달된다

망막에 상을 맺은 빛은 망막에 늘어서 있는 **시각세포**에 의해 감지된다. 시각세포에는 **막대세포**와 **원뿔세포**가 있다. 막대세포는 **밝음**을 감지하는 세포로, 망막 주변에 많고 감도가 높아 약한 빛에도 잘 반응한다. 원뿔세포는 **색깔**을 감지하는 세포로, 수는 적고 망막의 **중심오목**에 모여 있다. 감도가 약간 나빠서 충분한 빛을 필요로 하기 때문에 어두운 곳에서는 색깔이 확실하지 않게 된다.

망막에서 감지된 정보는 시각신경에 의해 대뇌의 시각영역에 보내진다. 시각신경은 시각교차로 교차하고 있으며, 귀쪽에서 감지한 정보는 동일한 측의 시각영역으로, 코쪽에서 감지한 정보는 반대측의 시각영역으로 보내진다. 그리고 대뇌에서 그들의 정보가 통합된 결과, 전체가 보였다고 인식하는 것이다.

시험에 나오는 어구

막대세포
망막에 있는 시각세포 중 끝단이 사각형을 하고 있는 것으로, 빛의 밝기를 감지한다. 원뿔세포보다 압도적으로 수가 많고, 망막 주변에 많이 배치되어 있다. 감도가 높다.

원뿔세포
망막에 있는 시각세포 중 끝단이 뾰족한 형태를 한 것으로, 색깔을 감지한다. 망막 중심오목에 모여 있다. 감지하는 빛의 파장이 다른 적추체, 녹추체, 청추체의 3종류가 있다.

키워드

시각신경과 시각교차
시각신경은 제Ⅱ뇌신경으로, 중간뇌 앞에서 교차하고 있다. 좌우 안구에서 감지한 정보의 일부가 여기서 교차하고, 좌우 대뇌반구의 뒤통수엽에 있는 시각영역으로 보내진다.

Athletics Column

스포츠 비전(스포츠 시각학)이라는 분야

스포츠 비전은 시각이 스포츠 퍼포먼스에 어떠한 영향을 주는지를 연구 · 실천하는 분야이다. 스포츠에 근시의 교정은 어느 정도 필요한가, 효과와 스포츠의 관계, 옷은 어떤 색깔이 좋은가 등의 것도 연구 테마로 되어 있다.

안구의 구조

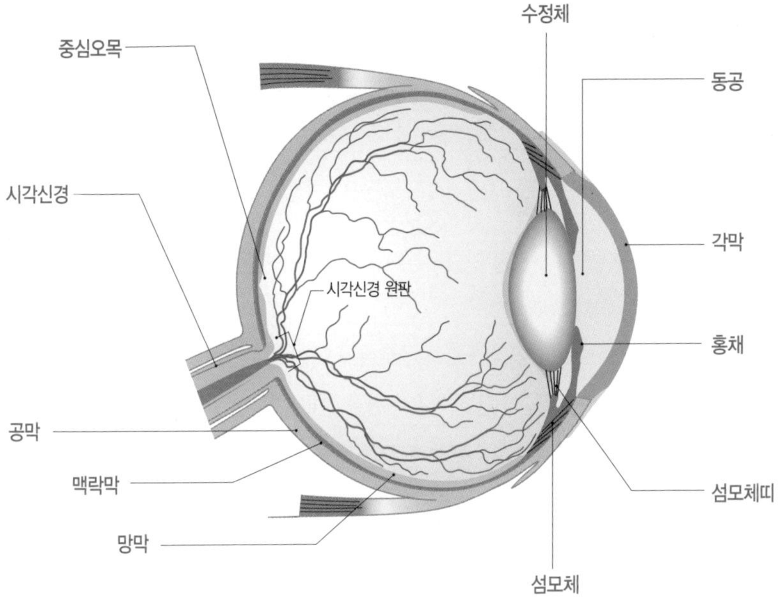

[시각세포와 정보의 전달]

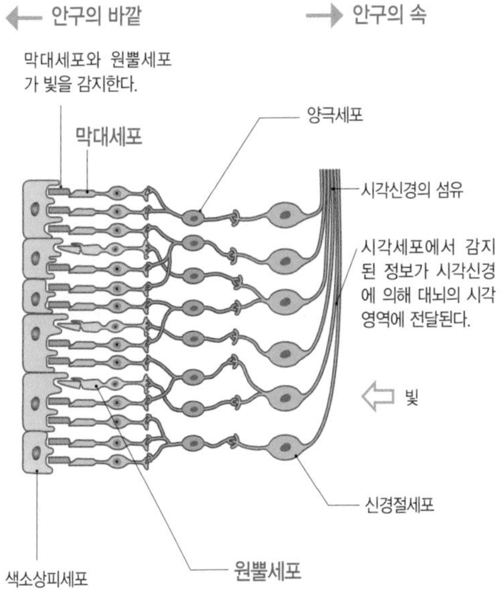

시각교차

좌우 안구 모두 망막의 귀쪽(외측)에서 감지한 정보는 동일한 측의 시각영역으로 보내진다. 망막의 코쪽(내측)에서 감지한 정보는 시각교차에서 교차하고, 반대측의 시각영역으로 보내진다. 그리고 대뇌에서 이들 정보가 통합되어 전체가 보였다고 인식한다.

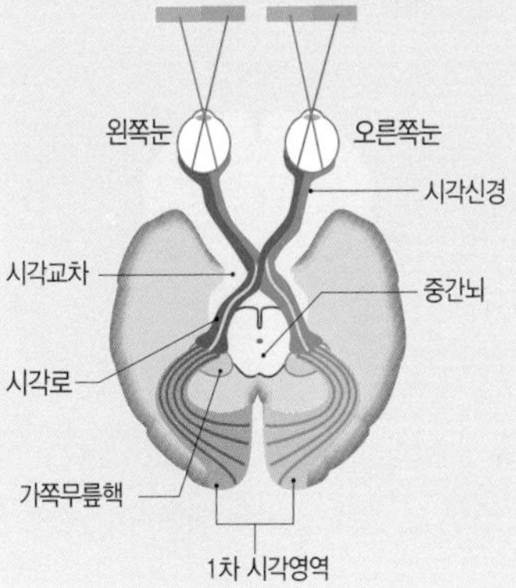

청각 *auditory sense*

POINT

- 바깥귀길과 고막, 가운데귀의 귀속뼈가 소리의 진동을 속귀에 전달한다.
- 속귀의 달팽이 안에 있는 코르티기관이 소리의 진동을 감지한다.
- 감지한 소리의 정보는 달팽이신경에 의해 대뇌에 전달된다.

소리의 진동을 전달하는 바깥귀와 가운데귀

귀로 소리를 감지하는 구조는 소리를 전달하는 프로세스와 소리를 감지하는 프로세스로 나눌 수 있다.

소리는 얼굴의 양측에 도드라져 있는 **귓바퀴**로 모여지고, **바깥귀길**을 통해 그 안의 **고막**을 진동시킨다. 고막의 안은 가운데귀로, 여기에는 **망치뼈**, **모루뼈**, **등자뼈** 등의 **귀속뼈**가 있다. 이들 뼈는 **고막의 진동**을 증폭시켜 속귀로 전달하고 있다.

소리를 감지하는 속귀

가운데귀의 안이 속귀로, 속귀에는 소리를 감지하는 **달팽이**와 평형감각(P.102 참조)을 감지하는 **안뜰**과 **반고리관**이 있다. 이들은 복잡한 형태를 하고 있기 때문에 **미로**라고 불리며, 관자뼈의 바위부분 내에 있는 터널 모양의 **뼈미로**와 그 안에 들어가 있는 **막미로**로 구성되어 있다. 뼈미로와 막미로의 사이는 바깥림프로, 막미로의 안은 속림프로 채워져 있다.

소리는 달팽이와 같은 모양의 **달팽이**에서 감지한다. 달팽이의 안은 **안뜰계단**, **중간계단**, **고실계단**으로 나누어져 있다. 안뜰계단과 고실계단은 바깥림프로 채워지고, 달팽이의 끝단에서 이어져 있다. 중간계단은 막미로 부분으로 달팽이관이라고 하며, 여기에는 **코르티기관**이라고 하는 장치가 늘어서 있다.

가운데귀의 등자뼈가 안뜰계단의 바깥림프를 진동시키면, 이것이 중간계단의 속림프에도 전해진다. 중간계단의 코르티기관에는 **바깥털세포**와 **속털세포**가 있으며, 이들 세포의 감각모가 림프액의 진동을 감지한다. 그리고 감지한 소리의 정보는 달팽이신경에 의해 대뇌의 청각영역에 전해진다.

시험에 나오는 어구

귀속뼈
가운데귀에 있으며, 소리의 진동을 증폭하는 작용을 하는 뼈로 망치뼈, 모루뼈, 등자뼈가 있다. 인체에서 가장 작은 뼈로, 모두 몇 mm 정도의 크기이다.

달팽이
속귀에 있으며, 달팽이와 같은 모양을 하고 있는 기관이다. 달팽이관 속에 있는 코르티기관이 소리의 진동을 감지한다. 장소에 따라 감지하는 소리의 주파수가 다르다.

키워드

뼈미로
관자뼈의 바위부분 속에 있는 터널로 반고리관, 안뜰, 달팽이가 들어가는 복잡한 형태를 만들고 있다. 안에는 바깥림프와 막미로가 들어가 있다.

메모

소리의 방향
귀는 머리의 양쪽에 붙어 있으므로 양쪽 귀에 들어오는 소리의 차이를 분석함으로써 음원의 방향을 알 수 있다.

바깥귀 · 가운데귀 · 속귀의 구조

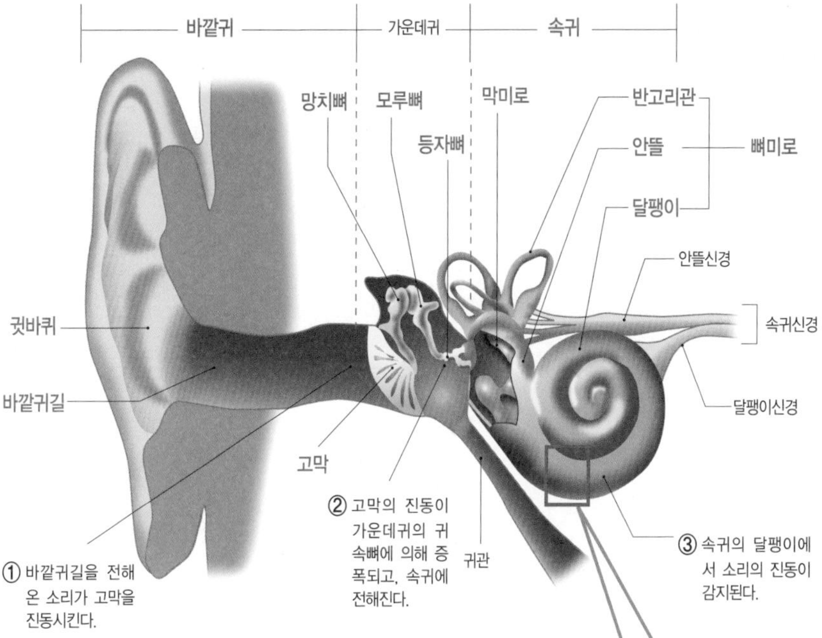

달팽이의 달팽이관에 있는 코르티기관이 외림프에서 내림프로 전해진 진동을 감지한다.

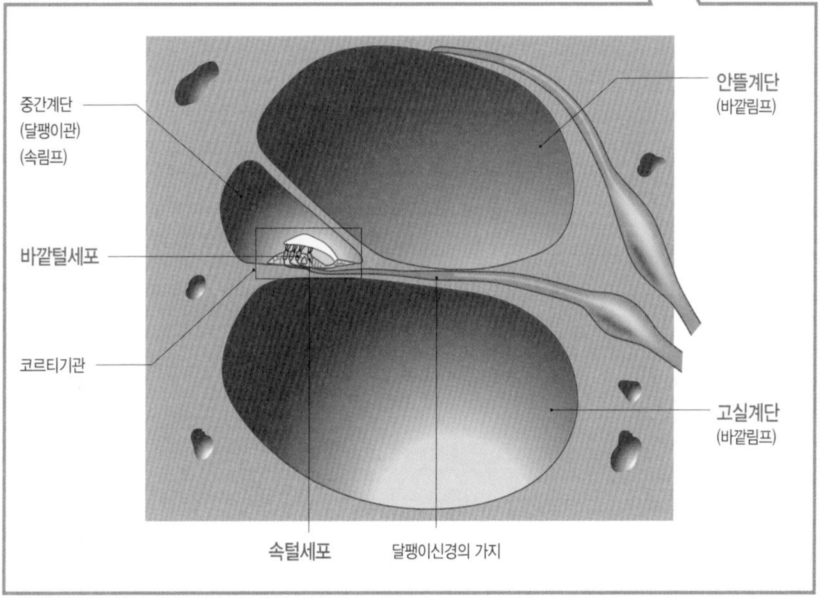

평형감각 *sense of equilibrium*

POINT

- 평형감각은 주로 속귀의 팽대능선과 평형반에서 감지한다.
- 팽대능선은 3개의 반고리관 밑에 있으며, 회전운동을 감지한다.
- 평형반은 안뜰의 타원주머니와 둥근주머니 속에 있으며, 머리의 기울어짐을 감지한다.

회전운동을 감지하는 팽대능선

몸의 기울어짐이나 움직임의 가속도 등의 평형감각을 감지하는 것은 속귀의 **반고리관**과 **안뜰**이다. 그 중에 몸의 회전운동을 감지하는 것이 속귀의 위쪽에 있는 **고리 모양**의 반고리관이다. 반고리관은 3개가 있기 때문에 **세반고리관**이라고도 불리며, 서로 **직교**해 배치되어 있다.

반고리관 밑의 팽대부 속에는 **팽대능선**이라는 장치가 있다. 팽대능선은 원뿔형의 젤리 상태의 팽대능선마루와 그 속에 감각모를 뻗는 **털세포**로 구성되어 있다. 머리가 회전하면 반고리관 속의 속림프에 흐름이 생기고, 그것에 의해 팽대능선마루가 움직인다. 그러면 팽대능선마루 속의 **감각모**도 움직이고, 그 모양이 감지되는 것이다. 털세포로 감지한 회전 정보는 안뜰신경에 의해 대뇌에 보내진다.

머리의 기울어짐을 감지하는 평형반

속귀의 안뜰에 있는 **타원주머니**와 **둥근주머니** 속에는 **평형반**이라고 하는 장치가 있다. 평형반은 젤리 상태의 **평형모래막**(평형사막)과 그 위에 놓여 있는 탄산칼슘의 결정으로 이루어진 **평형모래**(평형사), 그리고 평형모래막 속에 감각모를 뻗는 털세포로 구성되어 있다.

머리가 기울어지면 평형모래의 무게로 평형모래막이 아래방향으로 움직이고, 평형모래막 속의 감각모가 구부러져 그것이 머리의 기울어짐을 감지하는 것이다. 그리고 그 정보는 안뜰신경에 의해 대뇌에 보내진다.

타원주머니의 평형반은 수평면에, 둥근주머니의 평형반은 시상단면에 있으며, 각각 다른 방향의 기울어짐을 감지하고 있다.

시험에 나오는 어구

반고리관(세반고리관)
속귀에 있는 3개의 고리 모양의 구조로 밑 부분의 팽대부에 몸의 회전을 감지하는 팽대능선이 있다. 3개의 루프는 서로 직교하고 있으며, 각각 다른 방향의 회전운동을 감지하고 있다.

평형반
속귀 안뜰의 타원주머니와 둥근주머니 속에 있는 머리의 기울어짐을 감지하는 장치이다. 타원주머니의 평형반은 수평면에, 둥근주머니의 평형반은 시상단면에 있다.

키워드

안뜰신경
평형감각을 감지하는 팽대능선과 평형반의 털세포의 정보를 전달하는 구심성신경이 모인 것이다. 제Ⅷ뇌신경의 속귀신경으로서 다리뇌에서 대뇌로 들어간다.

메모

평형감각
평형감각에는 속귀의 정보 외에 시각이나 몸의 위치감각이나 운동감각 등의 심부감각도 관여하고 있다.

막미로의 구조

속귀의 반고리관 밑에 있는 팽대능선과 타원주머니, 둥근주머니에 있는 평형반이 평형감각을 감지한다.

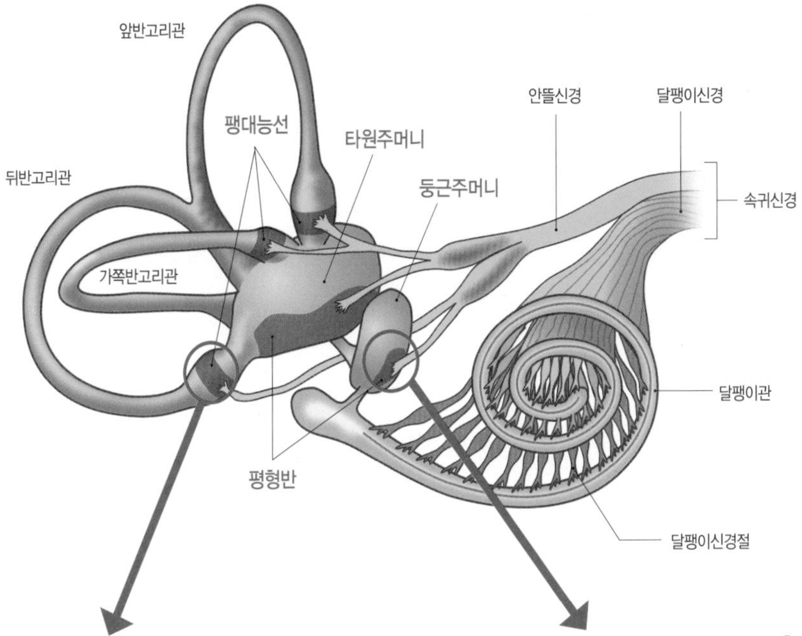

[회전운동을 감지하는 팽대능선]

머리가 회전하면 반고리관 속의 속림프가 움직인다. 그것에 동반해 젤리 상태의 팽대능선마루가 흔들리는 것을 털세포가 감지한다.

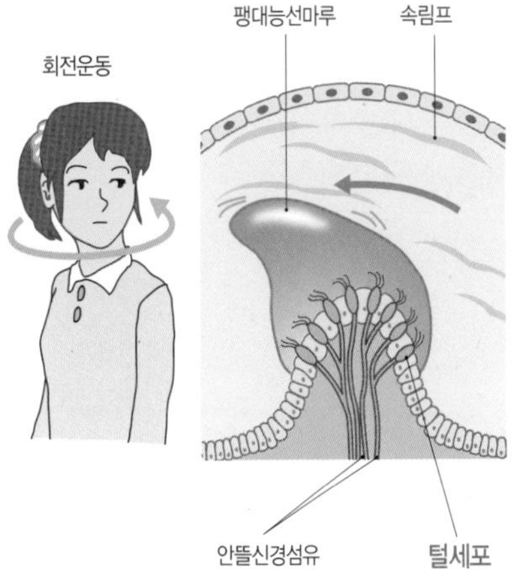

[머리의 기울어짐을 감지하는 평형반]

머리를 기울이면 평형모래막이 평형모래의 무게로 움직인다. 그 움직임을 털세포가 감지한다.

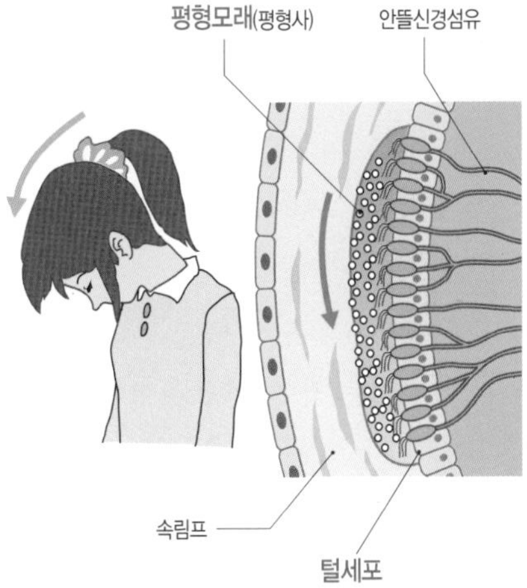

미각 *taste sense*

POINT
- 미각에는 짠맛, 단맛, 신맛, 쓴맛, 감칠맛이 있다.
- 미각을 감지하는 맛봉오리는 혀의 버섯 · 성곽 · 잎새유두에 있다.
- '맛'은 미각, 온도, 향 등의 정보가 통합된 것이다.

혀 표면의 혀유두와 맛봉오리

미각의 감각기는 혀지만, 그 표면에는 크고 작은 **혀유두**가 빽빽이 늘어서 있다. 혀유두에는 앞면으로 퍼지는 작은 돌기의 **실유두**, 그 속에 점재하는 **버섯유두**, 설체의 안에 V자형으로 늘어서는 큰 **성곽유두**, 혀의 측면에 있는 **잎새유두**가 있다.

실유두 이외의 유두에는 그 돌기부나 홈 속에 맛을 감지하는 장치인 **맛봉오리**가 있다. 혀 전체에는 5,000~10,000개의 맛봉오리가 있다고 알려져 있다. 맛봉오리는 혀뿐만 아니라 입천장이나 인두 등의 점막에도 점재하고 있다.

맛봉오리의 구조와 미각을 감지하는 구조

맛봉오리는 글자 그대로 꽃봉오리와 같은 모양을 하고 있으며, 둥근 공동에 50~100개의 **미각세포**와 버팀세포가 들어가 구조를 하고 있다. 표면 쪽에는 **맛구멍**이라고 불리는 꽃봉오리가 있고, 여기에 미각세포의 미각모가 뻗어 있다. 타액에 섞인 맛의 분자가 맛구멍에 들어가면, 그것을 미각모가 감지한다. 1개의 미각세포는 짠맛, 단맛, 신맛, 쓴맛, 감칠맛의 어느 것인가를 감지한다. 혀의 전방에서 감지한 정보는 **고실끈신경**에서 제Ⅶ뇌신경인 **얼굴신경**에 의해, 혀의 안 쪽에서 감지한 정보는 제Ⅸ뇌신경인 **혀인두신경**에 의해 대뇌에 전달된다.

우리들이 느끼는 '맛'은 5종류의 미각뿐만 아니라, 식감이나 온도도 깊이 관계되어 있다. 또한 매운맛은 통각의 감각이다. 이들은 혀에 있는 체성감각의 수용기에서 감지되고 있다. 향도 중요한 요소로, 이들 정보가 대뇌에서 통합돼야 비로소 '맛'으로서 느낄 수 있는 것이다.

시험에 나오는 어구

맛봉오리
미각을 감지하는 장치로 혀유두에 있으며, 속에 미각세포가 채워져 있다. 혀뿐만 아니라 입안 내의 점막에도 점재한다.

미각세포
하나의 미각세포는 짠맛, 단맛, 신맛, 쓴맛, 감칠맛의 어느 것인가를 감지하기 때문에 미각세포에는 5개의 종류가 있고, 수명은 10일 정도가 된다.

키워드

혀유두
혀의 표면을 덮은 크고 작은 돌기. 실유두, 버섯유두, 성곽유두, 잎새유두가 있다. 실유두에는 맛봉오리가 없다.

메모

맛은 향
코를 집으면 맛을 알 수 없게 된다. 이것은 우리들이 느끼고 있는 '맛'이 5개의 미각만으로 구성되는 것이 아니며, 오히려 향의 정보가 중요하다는 것을 나타내고 있다.

혀의 구조와 맛봉오리

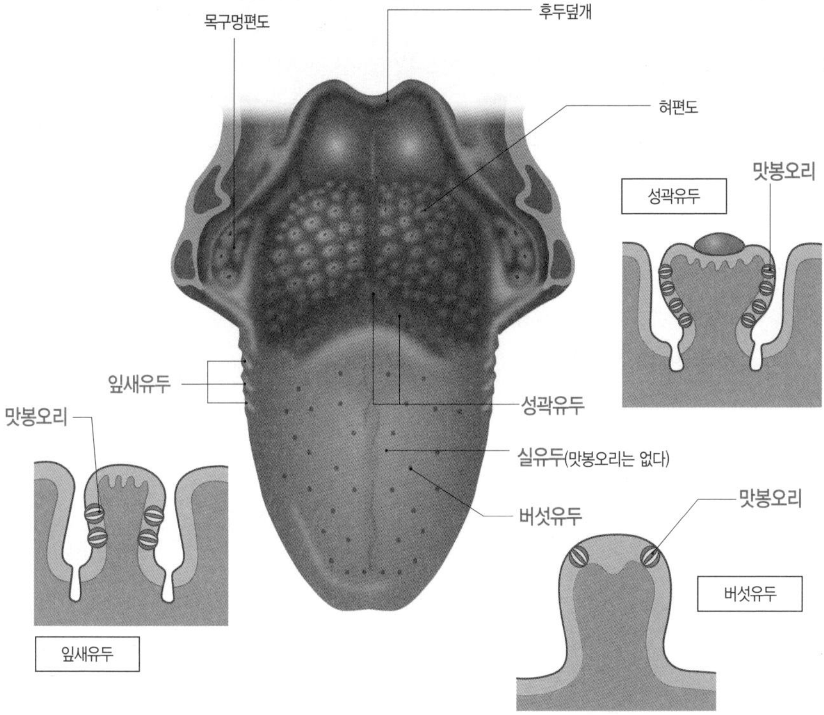

맛봉오리의 구조

타액에 섞인 맛의 성분이 맛구멍에 들어오면 미각모가 그것을 감지하고, 그 정보를 신경섬유에 전달한다.

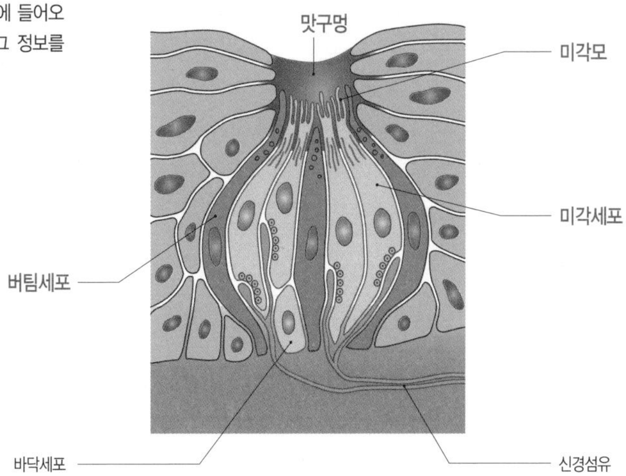

순환이란 – 온몸순환과 허파순환

POINT
- 순환의 역할은 여러 가지 물질을 필요한 장소에 전달하는 것이다.
- 순환은 전신을 도는 온몸순환과 허파를 도는 허파순환으로 나누어진다.
- 모든 혈액은 온몸순환과 허파순환을 교대로 흐른다.

순환은 온몸순환과 허파순환으로 나누어진다

혈액이 순환기 속을 끊임없이 흐르고 있는 것을 **순환**이라고 한다. 순환의 역할은 **산소**나 **영양**, **호르몬**, **노폐물** 등의 물질을 필요한 장소나 그것을 처리하는 장소에 전달하는 것과 열을 전신으로 운반해 체온을 유지하는 것이다.

순환기란 순환의 원동력이 되는 심장과 혈액의 통로가 되는 혈관을 말한다. 혈관에는 **동맥**, **모세혈관**, **정맥**이 있다. 림프액이 흐르는 림프계도 순환기에 포함한다.

혈액의 양은 성인 남성에서 약 5ℓ가 있으며, 1분간 심장이 내보내는 혈액량도 약 5ℓ이므로 단순 계산으로는 모든 혈액은 1분에 몸을 일주하게 된다.

순환은 그 기능으로 2가지로 나눌 수 있다. 하나는 심장의 왼심실을 나와 전신에 산소 등을 전달하고 이산화탄소 등을 모아 오른심방으로 되돌아오는 루트로, 이것을 **온몸순환**(체순환)이라고 한다. 또 다른 하나는 심장의 오른심실을 나와 허파에서 산소를 받아들이고 이산화탄소를 배출하며 왼심방으로 되돌아오는 루트로, **허파순환**(폐순환)이라고 한다. 혈액은 온몸순환과 허파순환을 반드시 교대로 흐르게 된다.

혈액의 배분

평상시에는 온몸순환의 13~15% 정도의 혈액이 뇌에 배분되고 있다. 심장의 심장동맥에는 4~5%, 간과 소화관에 20~25%, 콩팥에 약 20%, 뼈대근육에 15~20%, 피부나 생식기 등의 기타 부위에 10~15% 정도가 배분된다. 한편, 허파순환에서는 오른심실에서 나온 혈액의 100%가 허파로 흐르고 있다.

시험에 나오는 어구

온몸순환
전신에 산소와 영양을 보내고, 이산화탄소와 노폐물을 회수하기 위한 순환이다. 왼심실에서 나와 전신을 돌고, 오른심방으로 되돌아간다.

허파순환
허파에서 산소를 받아들이고, 이산화탄소를 배출하기 위한 순환이다. 오른심실에서 나와 허파를 돌고, 왼심방으로 되돌아간다.

키워드

림프계 (P.124 참조)
림프계는 말초의 모세혈관에서 조직으로 스며 나온 조직액의 일부를 모아, 가슴의 정맥으로 되돌아가는 것만 순환이다.

메모

혈액 일주의 시간
단순 계산으로 혈액은 1분간 전신을 일주하게 되는데, 흐르는 장소에 따라 오른심방으로 되돌아오기까지 걸리는 시간은 변한다. 예를 들면, 머리부위를 돈 혈액은 발끝까지 돈 혈액보다 빠르게 오른심방으로 되돌아오게 된다.

온몸순환과 허파순환

온몸순환은 심장의 왼심실을 나와 전신에 산소를 전달하고, 이산화탄소 등을 모아 오른심방으로 되돌아온다.
허파순환은 심장의 오른심실을 나와 허파에서 산소를 받아들이고, 이산화탄소를 배출하며 왼심방으로 되돌아온다.

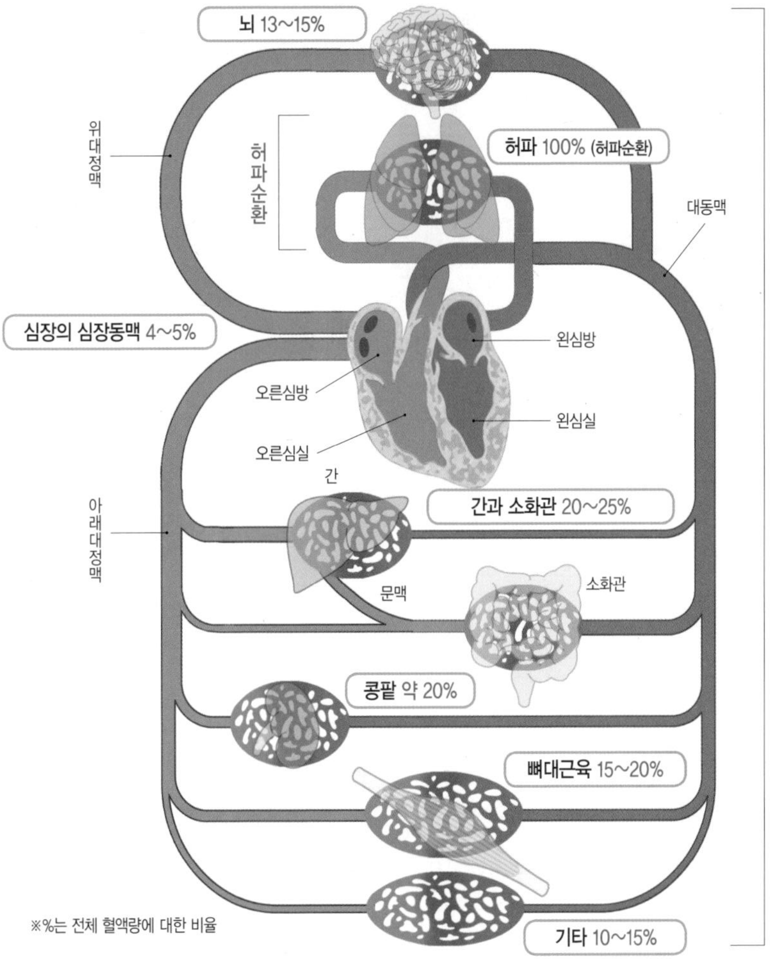

※%는 전체 혈액량에 대한 비율

Athletics Column

운동 시 혈액 흐름

운동 시에는 뼈대근육에 대량의 혈액을 보내기 때문에 심장박동수가 증가해 심장박출량이 늘어날 뿐만 아니라, 전신에 혈액을 배분하는 것도 뼈대근육에 집중한다. 자율신경계의 교감신경에 의한 작용으로 뼈대근육의 혈관이 확장하고, 온몸순환의 80%나 되는 혈액이 뼈대근육에 배분되는 한편, 소화기 등에는 3~5% 정도가 배분되는 등 크게 감소한다.

심장의 구조와 심장동맥

POINT
- 심장의 벽은 끊임없이 수축과 이완을 반복하는 심장근육으로 이루어져 있다.
- 심장이 만들어내는 혈류는 판막에 의해 한 방향으로 유지된다.
- 심장근육에 산소와 영양을 보내는 것은 심장동맥이다.

한 방향으로 혈류를 만들어내는 심장근육과 심장판막

심장은 순환에 끊임없는 흐름을 일으키는 펌프이다. 일생 수축과 확장을 반복하며 쉬는 일이 없다.

심장의 벽은 **심장근육**으로 이루어져 있다. 심장근육은 근육의 일종으로, 의사로 컨트롤할 수 없는 **제대로근**으로 분류되지만 현미경으로 보면 가로 줄무늬가 보이고, 소화관 등에 있는 제대로근의 **민무늬근**과는 다르다. 심장근육을 구성하는 심장근육세포는 스스로 리드미컬하게 수축하는 특별한 성질을 가지고 있다.

심장이 만들어내는 혈류는 항상 한 방향이며, 역류하는 일은 없다. 그것은 심장에 있는 판막의 작용에 의한 것이다. 심장의 판막에는 좌우 심방과 심실 사이에 있는 **방실판막**(오른쪽 : **삼첨판막**, 왼쪽 : **승모판막**)과 오른심실의 출구에 있는 **허파동맥판막**, 왼심실의 출구에 있는 **대동맥판막**이 있다. 방실판막은 심실 속의 **꼭지근**에 **힘줄끈**으로 이어져 당겨지고 있기 때문에 심실이 수축해도 심방측으로 반전하는 일은 없다. 허파동맥판막과 대동맥판막은 3장의 반달첨판이 포켓과 같이 되어 있으며, 심실이 확장하면 포켓 부분에 혈액이 들어가 부풀고 그 힘으로 꽉 닫히게 되어 있다.

심장근육에 산소와 영양을 운반하는 심장동맥

심장은 심장 속을 대량으로 흐르는 혈액에서 산소와 영양을 받아들일 수 없다. 심장근육에 산소 등을 보내는 것은 **심장동맥**이다. 심장동맥은 대동맥의 맨 밑에서 좌우로 2개 나와 있으며, 갈라져서 심장 전체에 가지를 뻗고 있다. 심장근육에 산소 등을 건넨 후의 혈액은 정맥이 되어 심장 전체에서 합류, **심장정맥굴**에 모여 오른심방으로 들어간다.

시험에 나오는 어구

방실판막
좌우의 심방과 심실 사이에 있는 판막의 총칭. 오른쪽이 삼첨판막, 왼쪽이 승모판막. 삼첨판막은 3개 막의 뾰족한 부분을 맞댄 모양이라는 의미이고, 승모판막은 가톨릭의 신부가 쓰는 것과 모양이 닮은 것에서 이름이 유래되었다.

심장동맥
심장의 심장근육에 산소와 영양을 보내는 동맥을 말한다. 동맥경화 등으로 막히면, 그 끝에 혈액이 도달하지 않게 되어 심장근육이 괴사하는 심근경색이 일어난다.

키워드

심장정맥굴
심장근육 전체에 혈액을 보낸 후의 혈액이 모이는 정맥으로, 심장 뒤쪽을 지나 오른심방으로 혈액을 되돌린다. 일부는 이 정맥굴에 들어가지 않고 심방으로 되돌아가는 정맥도 있다.

메모

심장동맥과 혈액
대동맥이 맨 밑에서 나온 심장동맥에는 왼심실의 수축 시에는 혈액이 들어가지 않는다. 왼심실이 확장으로 바뀌고, 대동맥판막의 포켓에 혈액이 가득 찼을 때에 그 압력으로 심장동맥에 혈액이 들어간다.

심장의 내부와 판막

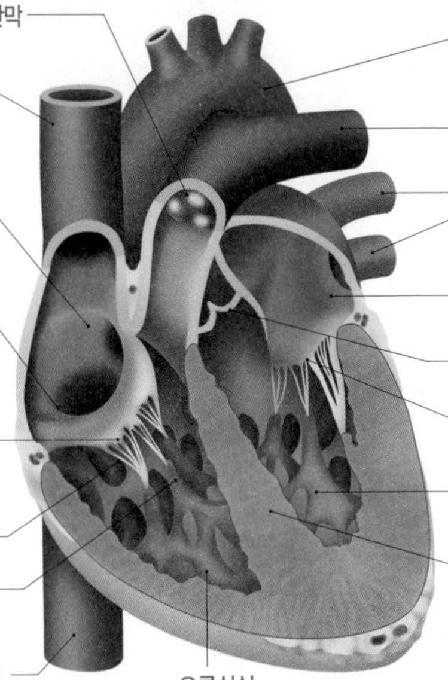

방실판막은 심실 내부의 꼭지근에 힘줄끈으로 이어져 있다. 그렇기 때문에 심실이 강하게 수축해도 심방측으로 반전해 버리는 일은 없다.

심장근육을 구성하는 심장근육세포는 스스로 리드미컬하게 수축하는 힘을 갖는다.

심장의 외관과 심장동맥

심장근육에 산소 등을 공급하는 심장동맥을 대동맥 맨 밑에서 좌우로 2개 나와 있으며, 좌심장동맥은 앞심실사이가지와 휘돌이가지로 나누어져 있다.

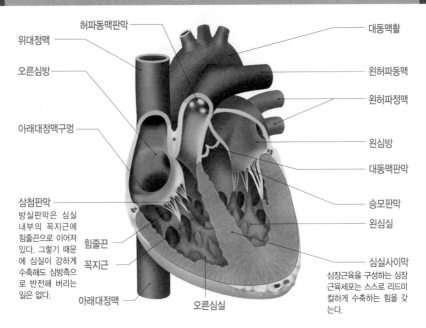

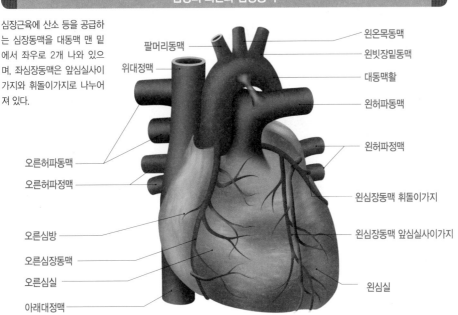

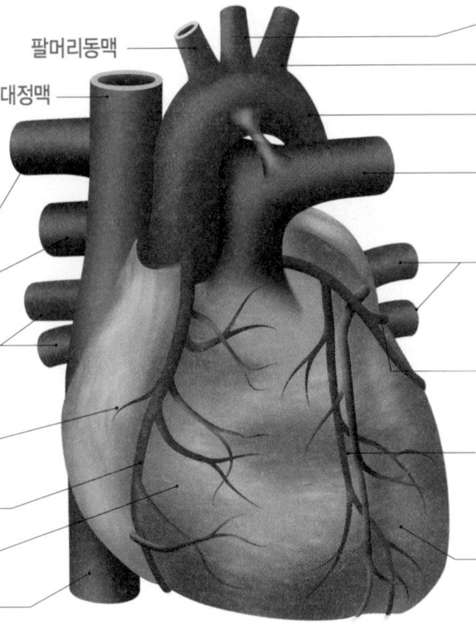

심장의 자극전도계통과 심전도

POINT
- 자극전도계통은 전기적 자극에 의해 심장을 규칙적으로 수축시킨다.
- 심장의 수축 보조를 취하고 있는 것은 굴심방결절이다.
- 심전도는 심장근육에 생기는 활동전위를 모니터한 것이다.

자극전도계통의 작용과 심장의 수축

아무것도 하지 않고 두면 각각 맘대로 수축을 반복하기만 하는 심장근육 세포를, 심장 전체로서 질서 바르게 움직이게 하는 것은 **자극전도계통**이라고 불리는 시스템이다. 자극전도계통은 심장근육을 자극하기 위한 전기적 자극을 발생시키고, 그것을 심장 전체에 전달하고 있다. 자극전도계통은 신경의 조직이 아니라, 특수한 **심장근육섬유**로 이루어져 있다.

■ 전기적 자극의 전달과 심장 수축의 구조

자극전도계통은 다음과 같이 해서 심장에 수축을 일으키고 있다.

① 오른심방에 있는 **굴심방결절**에서 전기적 자극이 발생하게 한다.

② 전기적 자극이 심방 전체에 물결처럼 퍼져가고 심방 전체가 수축, 심방에서 심실로 혈액이 보내진다.

③ 심방으로 퍼진 전기적 자극의 일부가 심방과 심실의 경계 주변에 있는 **방실결절**에 도달한다.

④ 방실결절에 도달한 전기적 자극이 **방실다발**, **오른갈래**와 **왼갈래**, 그리고 **푸르키니에 섬유**에 의해 심실 전체에 단숨에 퍼지고, 심실 전체가 자극되어 강하게 수축한다. 혈액이 심실에서 동맥으로 보내진다.

자극전도계통의 작용을 나타내는 심전도

심전도는 자극전도계통의 작용에 의해 심장근육에 생기는 흥분(활동전위)의 모양을 모니터한 것이다. 심전도의 P파는 심방이 수축하는 모양을, QRS파는 심실 전체가 강하게 수축하는 모양을, T파는 심실 전체의 흥분이 원래로 되돌아가는 모양을, U파는 그 흥분이 원래로 되돌아간 모양을 나타내고 있다.

시험에 나오는 어구

자극전도계통
심장근육에 수축을 위한 전기적 자극을 전달하는 시스템. 특수한 심장근육섬유로 이루어져 있다. 굴심방결절, 방실결절, 방실다발, 오른갈래 · 왼갈래, 푸르키니에 섬유로 구성된다.

굴심방결절
자극전도계통에서 전기적 자극을 발생시키는 장소. 오른심방에 있다. 1분간에 60~80 외의 리듬으로 전기적 자극을 발생시킨다(동조율).

키워드

심전도
심전도의 파형은 심장의 수축 리듬뿐만 아니라, 심장근육이 수축 · 확장하는 모양을 반영한다. 보통은 가슴에 6개와 양 손발에 전극을 붙이는 12유도(오른쪽 발의 어스를 제외한 9개의 각 전극의 파형과 양 손과 왼쪽 발 전극 사이의 전위차 3개로 합계 12파형)로 측정한다.

메모

자극을 전달하는 전선
굴심방결절에서 방실결절까지는 전기적 자극을 전달하는 '전선'이 없기 때문에 심방에 대한 전달과 심방의 수축은 느리고 약하다. 그것에 대해 방실결절에서 앞쪽은 '전선'이 이어져 있기 때문에 자극의 전달 속도가 빠르고 심실의 수축도 빠르고 강하다.

자극전도계통

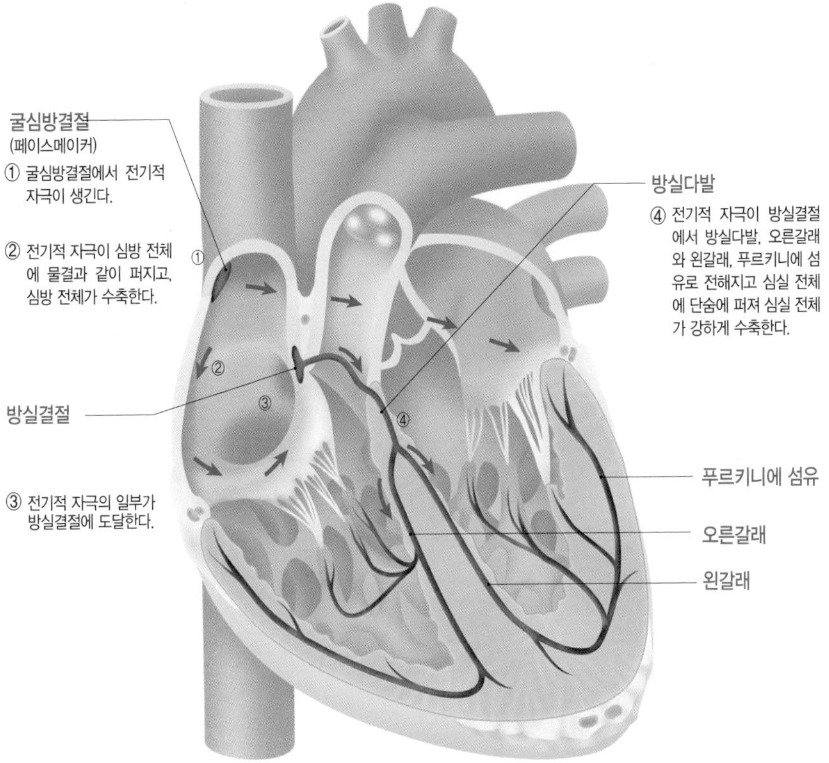

굴심방결절
(페이스메이커)
① 굴심방결절에서 전기적 자극이 생긴다.
② 전기적 자극이 심방 전체에 물결과 같이 퍼지고, 심방 전체가 수축한다.
방실결절
③ 전기적 자극의 일부가 방실결절에 도달한다.
방실다발
④ 전기적 자극이 방실결절에서 방실다발, 오른갈래와 왼갈래, 푸르키니에 섬유로 전해지고 심실 전체에 단숨에 퍼져 심실 전체가 강하게 수축한다.
푸르키니에 섬유
오른갈래
왼갈래

정상 심전도

심전도는 자극전도계통의 자극에 의해 심장근육에 생기는 흥분을 모니터한 것으로, 정상적으로는 1회의 수축으로 아래 그림과 같은 파형을 나타낸다.

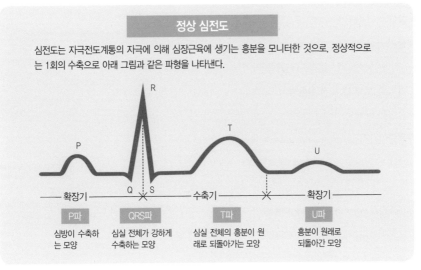

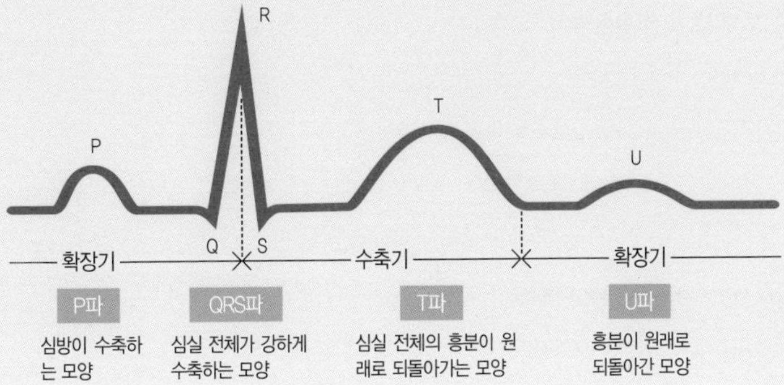

R
T
P
U
Q
S
확장기
수축기
확장기
P파
QRS파
T파
U파
심방이 수축하는 모양
심실 전체가 강하게 수축하는 모양
심실 전체의 흥분이 원래로 되돌아가는 모양
흥분이 원래로 되돌아간 모양

심장주기 *cardiac cycle*

POINT
- 심장이 1회 수축해 확장하기까지의 변화를 심장주기라고 한다.
- 심장주기는 심방수축기, 등용량수축기, 박출기, 등용량이완기, 심실충만기의 5기로 나눌 수 있다.

심장의 주기는 5기로 나누어진다

심장이 1회 수축해 확장하기까지의 변화를 **심장주기**라고 하며, 5기로 나눌 수 있다.

■ 심장주기 각 기와 심장의 움직임

심장주기 각 기의 특징은 다음과 같다.

① **심방수축기**(atrial systolic phase)
- 굴심방결절에서 전기적 자극에 의해 심방이 수축한다.
- 좌우 **방실판막**이 열리고, 혈액이 심방에서 심실로 보내진다.
- 심방 · 심실 모두 압력이 약간 상승한다.

② **등용량수축기**(isovolumetric systolic phase)
- 전기적 자극이 **방실결절**에 도달해 심실로 퍼지고, 심실 전체가 흥분해 수축을 개시한다.
- **허파 · 대동맥판막**은 아직 닫혀 있으며, 혈류는 없다.
- **심실**의 압력이 단숨에 높아진다.

③ **박출기**(ejection phase)
- 심실이 더 수축해 **허파 · 대동맥판막**이 열리고, 혈액이 허파동맥 · 대동맥으로 보내진다. **방실판막**이 닫힌다. 이것이 심음의 **제1음**이다.
- 심실의 압력은 최대가 되고, 후반은 저하하기 시작한다.

④ **등용량이완기**(isovolumetric diastolic phase)
- **심실**이 이완한다. **허파 · 대동맥판막**이 닫히고, 심음의 **제2음**이 생긴다. 모든 막이 닫혀 있으며, 혈류는 없다. **심실압**은 단숨에 저하한다.

⑤ **심실충만기**(ventricular filling phase)
- 심방과 심실이 확장, 심방에 혈액이 유입한다. 방실판막이 조금 열리고, 심실으로도 혈액이 흘러들어가기 시작한다.

시험에 나오는 어구

심장주기
심장이 1회 수축과 확장을 하기까지의 변화를 말한다. 판막의 개폐나 혈액 흐름의 특징으로부터 심방수축기, 등용량수축기, 박출기, 등용량이완기, 심실충만기의 5기로 나누어진다.

심음
주로 판막이 닫히는 소리. 제1음은 방실판막이 닫히는 소리, 제2음은 허파 · 대동맥판막이 닫히는 소리, 작게 들리는 제3음은 심방에서 심실로 혈액이 흘러들어가는 소리이다.

키워드

등용량
용량에 변화가 없다고 하는 의미. 등용량수축기는 심실이 수축을 시작하고 있지만, 판막은 모두 닫히고 심실의 용량은 변하지 않는다. 등용량이완기도 마찬가지로 심실이 서서히 이완하지만, 판막이 닫혀 있기 때문에 혈류가 없고 심실의 용량은 변화하지 않는다.

메모

심잡음
정상적인 심음 이외가 들리는 것을 심잡음이라고 한다. 판막의 폐쇄부전이나 협착에 의해 혈류에 역류나 소용돌이가 생겨 발생하는 소리이다.

심장주기 각 기의 심내압과 심음

심방이 수축을 시작한 후 심실이 수축해 확장하기까지의 심장주기 사이에, 심전도나 심장 각 부의 내압 등은 아래 그림과 같이 변화하고 있다.

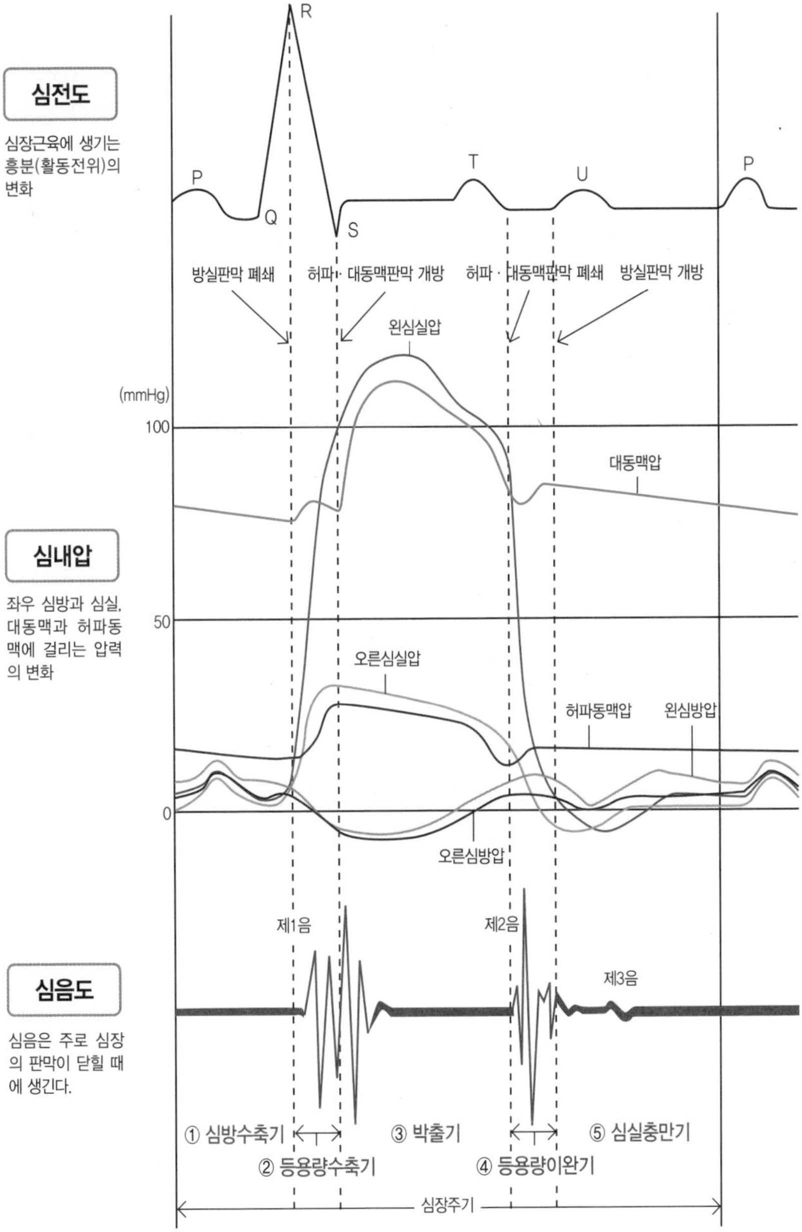

심장박동수 – 심장박출량과 그 조정

POINT
- 성인의 정상 심장박동수는 60~80회/분, 심장박출량은 약 5ℓ/분이다.
- 심장박동수나 심장박출량 등은 자율신경계 등에 의해 조절된다.
- 순환혈액량이나 정맥환류량도 심장박출량을 변화시킨다.

정상적인 심장박동수와 심장박출량이란

성인의 안정시 심장박동수는 60~80회/분이다. 심장박동수는 소아에서 많고, 고령자에서는 적다. 100회/분 이상을 빈맥, 50회/분 미만을 서맥이라고 한다.

심장이 1회의 수축으로 보내는 혈액의 양=1회 박출량은 약 70mℓ이다. 심장박동수가 평균 70회/분이라고 하면, 1분간 보내는 혈액의 양=**심장박출량**은 70mℓ×70=4,900mℓ≒약 5ℓ가 된다. 심장박출량은 **심장박동수**와 **1회 박출량**(심장의 수축력)에 의해 증감한다.

심장박동수와 심장박출량의 조정

심장의 작용은 자율신경계(P.76 참조)에 의해 조정되고 있다. **교감신경**은 심장박동수나 심장의 수축력 등을 항진시키고, **부교감신경**은 그들을 억제한다. 교감신경과 부교감신경은 모두 끊임없이 활동하고 있지만, 평상시에는 **부교감신경**의 작용 쪽이 우위이다. 거기에 식사나 운동, 정신적인 흥분이나 스트레스 등이 있으면, 교감신경이 흥분해 심장의 작용을 촉진한다.

또한 **대동맥활**과 **목동맥팽대**에 있는 **압력수용기**(P.94 참조)가 혈압의 변화를 감지하면, 그 정보가 **숨뇌**에 보내지고 주로 **교감신경**의 작용을 조정한다. 교감신경은 혈압이 저하하면 흥분하고, 혈압이 상승하면 억제된다.

순환혈액량이나 정맥에서 심장으로 되돌아가는 혈액량(**정맥환류량**)의 변화도 심장박출량을 변화시킨다. 운동을 해서 뼈대근육의 펌프 작용으로 정맥환류량이 증가하면 심장박출량이 증가, 출혈에 의해 순환혈액량이 감소하면 심장박출량이 감소한다.

시험에 나오는 어구

심장박출량
1분간 심장이 내보내는 혈액의 양으로 심장박동수와 1회 박출량의 곱으로 계산된다.

정맥환류량
정맥에서 오른심방으로 되돌아가는 혈액량이다. 뼈대근육이 수축하면, 그 펌프 작용으로 정맥환류량이 증가한다. 또한 깊이 숨을 들어 마시면, 가슴안의 음압이 높아지고 혈액을 가슴안에 끌어들이는 힘이 강해지기 때문에 정맥환류량이 늘어난다.

키워드

숨뇌
심장의 작용을 조정하는 심장혈관중추가 있다. 교감신경의 작용을 하는 것은 혈관운동중추, 부교감신경의 작용을 하는 것은 심장억제중추라고도 불린다.

메모

심장과 신경
심장 작용의 조정에 관계하는 부교감신경은 제X뇌신경인 미주신경이다.

심장박동수와 그 이상

		맥박수 (회/분)
성인	정상	60~80
	빈맥	≧100
	서맥	<50
소아	신생아	120~140
	영아	120~130
	유아	100~110
	학동	80~90

심장박출량을 조정하는 구조

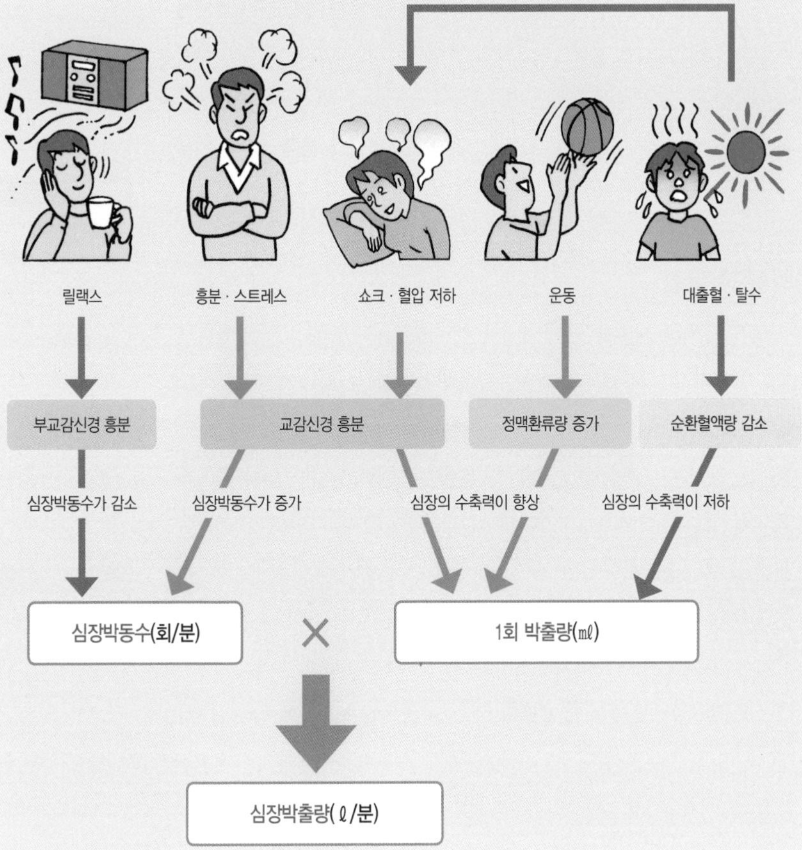

동맥과 혈류 *artery and blood flow*

POINT
- 동맥이란 심장에서 혈액이 나오는 방향으로 달리는 혈관을 말한다.
- 동맥에는 맥박이 있고, 목동맥이나 노동맥 등으로 촉지할 수 있다.
- 동맥은 분기해 세동맥이 되고, 모세혈관으로 이어진다.

동맥벽은 민무늬근이 두껍고 탄력성이 좋다

동맥이란 심장에서 혈액이 나오는 방향으로 달리는 혈관을 말한다. 동맥에는 원칙적으로 산소를 많이 포함하는 **동맥혈**이 흐르고 있지만, **허파동맥**에는 산소가 적은 **정맥혈**이 흐르고 있다.

동맥에는 심실의 수축에 의해 단숨에 혈액이 보내져 들어온다. 이것을 받아낼 만큼의 강성과 탄력성이 필요하기 때문에 동맥은 중간막의 **민무늬근**층이 두껍게 되어 있다. 또한 심장의 수축과 확장의 리듬은 동맥에 **맥박**으로서 전해진다. 동맥의 대부분은 몸의 심부를 달리고 있기 때문에 대부분의 장소에서 맥박을 촉지할 수 없지만, **온목동맥**이나 **노동맥** 등 약간 얕은 곳을 달리는 동맥에서는 촉지할 수 있다.

동맥의 주행 특징

가장 굵은 동맥은 **대동맥**으로, 직경은 약 3cm이다. 동맥은 분기하면서 전신으로 퍼져감에 따라 가늘어지고, 직경이 0.3~0.01mm 정도가 된 것을 **세동맥**이라고 한다. 세동맥의 끝은 **모세혈관**(P.118 참조)으로 이어진다.

동맥에는 근처의 동맥들을 연결하는 **문합**이 있다. 문합은 바이패스가 되기 때문에 어딘가 막혀도 그 앞으로 흐르는 혈류가 유지된다. 한편, 문합이 없는 동맥을 **끝동맥**이라고 한다. 사람의 경우에는 어느 동맥이나 매우 가는 동맥의 문합이 있어, 엄밀한 의미에서 끝동맥은 존재하지 않는다. 그러나 가는 동맥에서는 바이패스의 기능을 충분히 달성할 수 없는 경우가 있다. 그러한 동맥은 **기능적 끝동맥**이라고 불리며, **심장동맥**이나 **뇌**, **허파**, **간** 등에 있다.

시험에 나오는 어구

세동맥
분기해 가늘어진 동맥으로, 일반적으로 직경이 0.3~0.01mm 정도가 된 것이다. 그 끝은 모세혈관으로 이어진다.

문합
동맥과 동맥을 연결하는 바이패스로, 문합이 있으면 어딘가 막혀도 그 앞으로 흐르는 혈류는 유지된다.

키워드

기능적 끝동맥
끝동맥이란 문합이 없는 동맥을 말한다. 나무의 가지와 같이 뻗어 있기 때문에 어딘가가 막히면, 앞으로 흐르는 혈류가 끊어져 괴사를 일으킨다. 인체에는 엄밀한 의미에서 끝동맥은 없지만, 문합이 너무 가늘어 바이패스의 기능을 달성할 수 없는 기능적 끝동맥이 있다.

메모

동정맥문합
동맥과 정맥 사이에 모세혈관이 있는 것이 보통인데, 인체에는 동맥과 정맥이 직접 연결되는 동정맥문합이 있다. 동정맥문합은 손가락 끝이나 음경해면체 등에 있다.

전신의 동맥

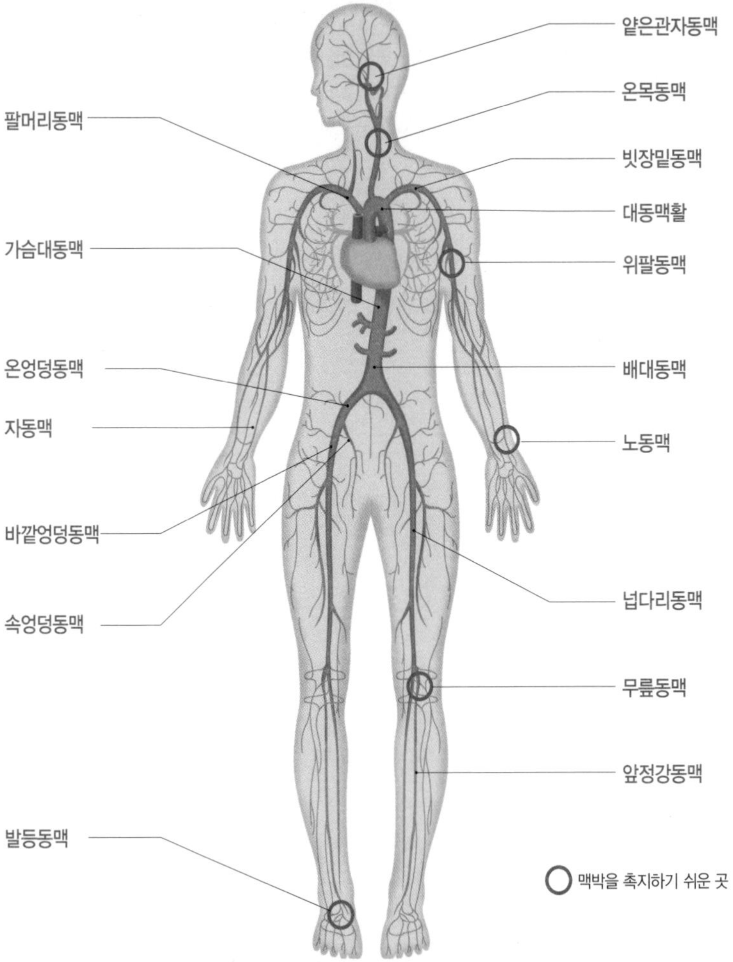

동맥벽의 구조

동맥은 중간막의 민무늬근층이 두껍고, 탄력이 좋은 것이 특징이다.

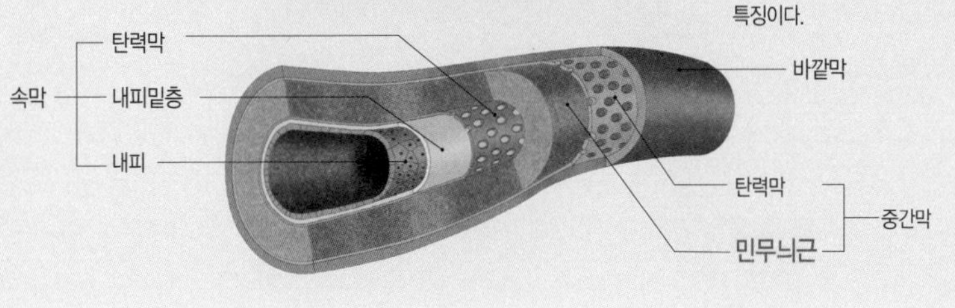

모세혈관의 작용

POINT
- 모세혈관은 세동맥에 이어지는 아주 가는 혈관으로, 조직으로 그물 모양의 구조를 만든다.
- 모세혈관을 흐르는 혈액과 조직의 세포 사이에 물질 교환이 이루어진다.
- 혈관벽을 통과하는 물질에 맞춰 벽에 구멍이 뚫려 있는 것이 있다.

조직과의 사이에 물질 교환을 하는 모세혈관망

모세혈관은 세동맥에 이어지는 혈관으로, 전신의 조직으로 그물 모양의 구조를 만들어 퍼져 있다. 직경은 5~10μm 정도로 혈관벽에는 **내피세포**가 1층으로 늘어서 있고, 동맥이나 정맥과 같은 민무늬근은 없다.

전신의 모세혈관 단면적을 합계하면, 3,000cm^{2}나 된다. 모세혈관의 혈류 속도는 매우 느리며, 초속 0.5~1mm 정도이다. 모세혈관을 천천히 흐르는 혈액과 조직 세포 사이에, 산소나 영양, 호르몬이나 노폐물 등이 교환되고 있는 것이다.

세동맥이 모세혈관으로 이행하는 부분에는 **모세혈관이전조임근**이 붙어 있어, 모세혈관망에 흐르는 혈류를 조절하고 있다. 예를 들면 운동을 해서 혈중의 이산화탄소나 젖산이 증가하면, 조임근이 수축해 모세혈관망으로 흐르는 혈류가 증가한다.

모세혈관의 종류

모세혈관에는 몇 가지 종류가 있다.

연속모세혈관은 내피세포가 타일 모양으로 늘어서 있고, 세포끼리의 틈새가 좁은 혈관이다. 뇌나 허파, 뼈대근육에 있으며, 산소나 물, 포도당 등 한정된 것만 벽을 통과할 수 있다. 내피세포의 여기저기에 작은 구멍이 모여서 열려 있는 것을 **창문모세혈관**이라고 한다. 이것은 소변을 만드는 토리에 있으며, 혈액에서 거른액을 걸러내는 데 적합하다. 보통의 것보다 굵고, 벽 전체에 크고 작은 구멍이 있는 것을 **굴모세혈관**이라고 한다. 이것은 간이나 내분비샘, 골수 등에 볼 수 있으며, 혈구조차도 벽의 구멍을 통과할 수 있다.

시험에 나오는 어구

모세혈관
전신의 장기, 뼈대근육, 피부 등 모든 곳에 둘러쳐 있는 혈관 그물이다. 세동맥에 이어지는 부분으로, 모세혈관의 끝은 정맥으로 이어진다.

내피세포
혈관의 속막을 구성하는 평평한 세포이며, 동맥이나 정맥도 내측은 내피세포로 덮어져 있다. 모세혈관의 벽은 1층의 내피세포와 그 외측을 덮는 바닥막으로 이루어져 있다.

키워드

연속모세혈관
연속모세혈관은 내피세포끼리의 틈새가 좁고, 벽을 통과할 수 있는 물질은 한정되어 있다. 뇌의 연속모세혈관은 독성이 있는 물질을 통과시키지 않도록 해 뇌를 보호하는 혈액뇌관문의 역할을 담당하고 있다.

메모

모세혈관의 직경
모세혈관에는 적혈구의 직경보다 가는 것이 있다. 적혈구는 자신보다 가는 모세혈관의 경우 몸을 접어 작게 해 통과한다.

μm
마이크로미터라고 읽는다.
1μm는 100만분의 1m이다.

세동맥-모세혈관-세정맥의 연결

세동맥에서 모세혈관으로 이행하는 부분에는 모세혈관이전조임근이 있으며, 모세혈관망으로 흐르는 혈류를 조절하고 있다.

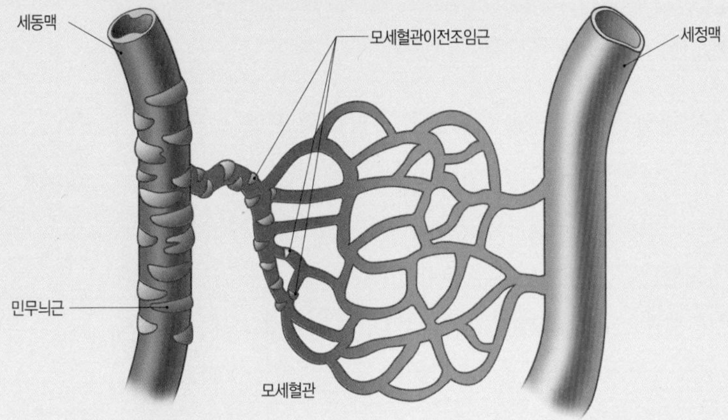

모세혈관의 종류

연속모세혈관

내피세포가 1층으로 늘어서 있다. 내피세포끼리의 틈새는 좁고, 분자가 작은 물질밖에 벽을 통과할 수 없다.

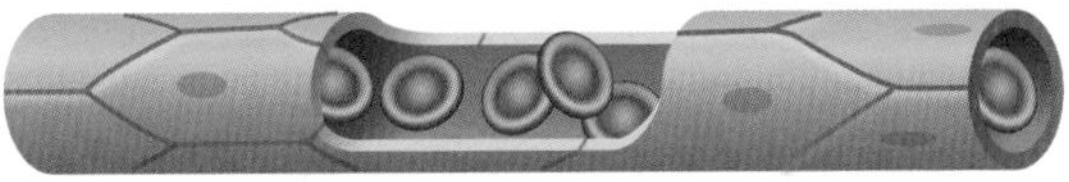

창문모세혈관

내피세포에 작은 구멍이 많이 뚫려 있는 모세혈관이다. 콩팥의 토리에 있으며, 혈액에서 거른액(액체)을 걸러내는데 도움이 되고 있다.

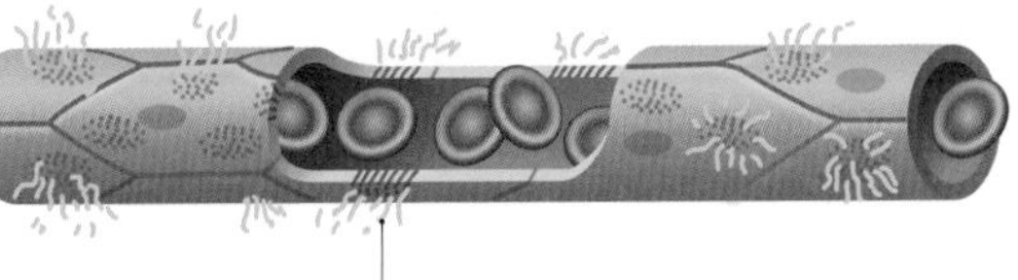

굴모세혈관

약간 굵은 모세혈관으로, 혈관벽에 적혈구가 통과할 수 있을 정도의 큰 구멍이 뚫려 있다. 간이나 내분비샘, 골수 등에 있다.

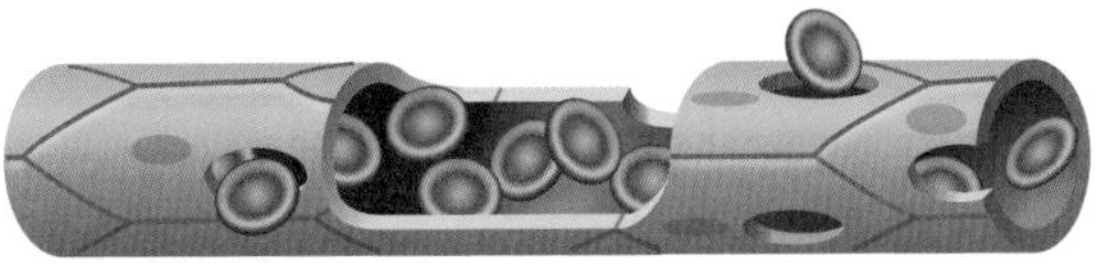

정맥의 환류 구조

POINT
- 정맥이란 심장으로 되돌아가는 방향으로 달리는 혈관을 말한다.
- 동맥과 나란히 달리는 정맥과 피부밑층을 큰 그물의 눈 모양으로 달리는 피부정맥이 있다.
- 정맥의 환류는 정맥판막과 뼈대근육이 도와주고 있다.

동맥과 나란히 달리는 정맥과 피부밑층을 달리는 정맥

모세혈관을 나와 심장으로 되돌아가는 방향으로 달리는 혈관이 **정맥**이다. 정맥은 전신의 말초에서 서서히 모여 굵어지고, **위대정맥** 또는 **아래대정맥**이 되어 **오른심방**으로 되돌아간다. 또한 허파순환으로 가시 교환을 한 혈액을 심장으로 되돌리는 **허파정맥**은 왼심방에 들어간다. 즉 보통의 정맥에는 산소가 적고 이산화탄소가 많은 **정맥혈**이 흐르고 있지만, **허파정맥**만은 **동맥혈**이 흐르고 있다.

대부분의 정맥은 동맥과 나란히 달리고 있지만, 혈액의 흐름은 역방향이다. 정맥에는 전신의 피부밑층을 큰 그물의 눈을 만들어 달리는 것이 있으며, 이것을 **피부정맥**이라고 한다.

정맥의 흐름은 판막과 뼈대근육이 만든다

모세혈관을 거친 후 정맥은 심장의 수축이 만들어낸 박동이나 힘은 도달하지 않는다. 정맥은 동맥보다 벽의 **민무늬근**이 얇고, 탄력도 강하지 않다.

정맥 내의 혈액은 상반신의 것은 중력의 도움을 빌리고, 다른 부위에서는 뒤에서 밀리듯이 흐르고 있다. 그러나 그것만으로는 원활하게 심장에 환류할 수 없다. 그래서 특히 다리의 정맥 내벽에는 혈액이 역류하지 않게 하기 위한 **정맥판막**이 붙어 있다. 정맥판막은 팔에도 있지만, 내장에는 없다.

사지의 정맥 혈류는 뼈대근육이 만들어내고 있다. 정맥에 접하는 뼈대근육이 수축해 굵어지면 정맥이 압박되고, 뼈대근육이 이완하면 정맥의 압박이 제거된다. 이것이 반복됨으로써 정맥에 흐름이 생기고, 환류가 촉진된다.

시험에 나오는 어구

피부정맥
큰 그물 눈을 만들어 피부밑층을 달리는 정맥이다. 혈액검사에서 채혈하는 팔꿈치의 정맥은 피부정맥이다. 피부정맥은 샅과 오금에서 심부를 달리는 정맥으로 이어지고 있다.

정맥판막
특히 다리의 정맥 내벽에 발달하는 판막으로, 혈류가 아래 방향으로 역류하는 것을 방지한다. 나이가 듦에 따라 판이 망가지면, 정맥압이 높아져 정맥이 혹 모양으로 부푸는 정맥류가 된다.

키워드

정맥의 환류
정맥에 의해 심장에 혈액이 되돌아가는 것으로 정맥의 환류량은 심장박출량을 좌우한다(P.114 참조). 정맥의 환류는 깊은 흡기에 의해서도 증가한다.

메모

제2의 심장
다리가 제2의 심장이라고 불리는 것은 다리의 뼈대근육 수축이 다리의 정맥 환류를 돕고 있기 때문이다.

전신의 정맥

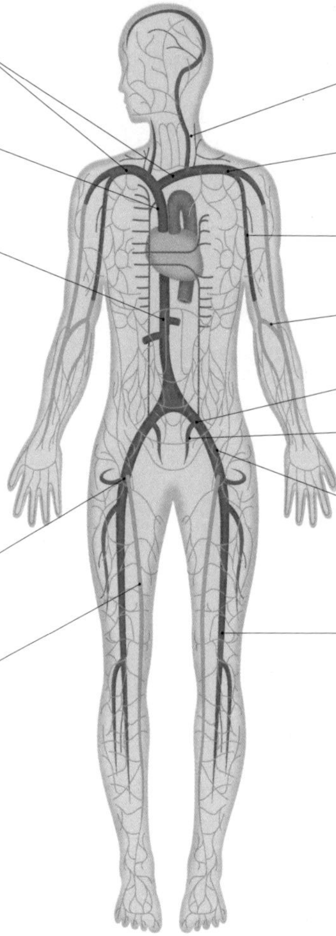

[정맥벽의 구조]

정맥은 중간막의 민무늬근막이 얇다. 사지의 정맥에는 내벽에 정맥판막이 붙어 있다.

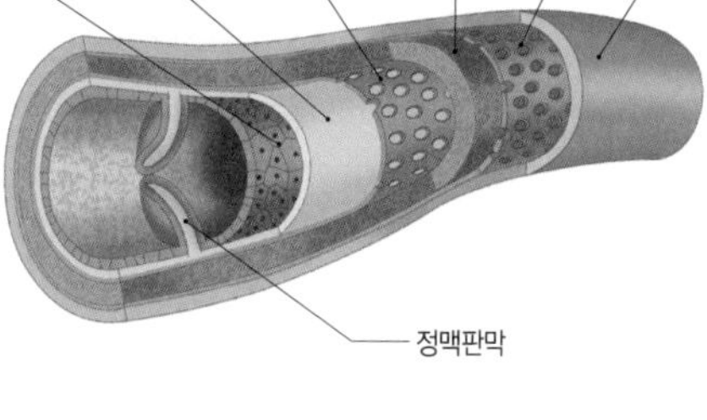

[사지의 정맥 혈류는 뼈대근육이 만든다]

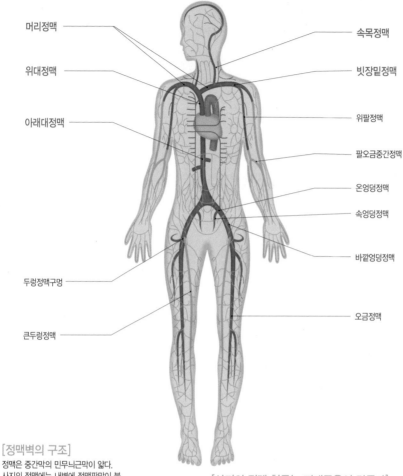

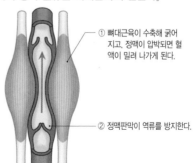

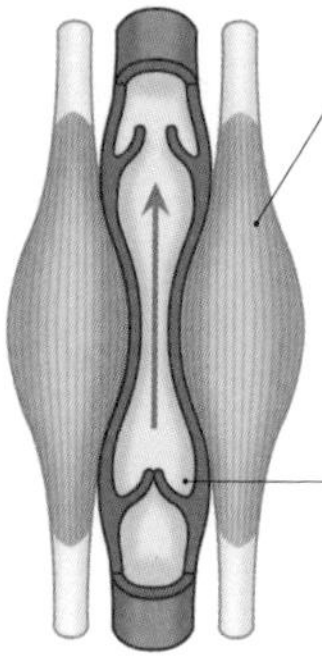

혈압과 그 조절

POINT

- 혈압이란 혈관에 걸리는 압력을 말한다. 일반적으로는 동맥압을 가리킨다.
- 혈압은 수축기압과 확장기압의 수치가 세트로 되어 있다.
- 혈압은 자율신경계나 내분비계에 의해 조절되고 있다.

혈압은 동맥벽에 걸리는 압력을 말한다

혈압이란 혈관 벽에 **내측**에서 걸리는 압력을 말한다. 따라서 어느 혈관에나 혈압은 있지만, 일반적으로는 굵은 동맥에 걸리는 압력을 가리킨다. 특별한 경우를 제외하고 성인의 경우, 혈압은 **위팔동맥**에서 측정한다.

혈압의 수치는 심장이 수축해 혈액을 동맥에 밀어냈을 때의 **수축기압**(최고 혈압)과 심장이 확장하고 있을 때의 **확장기압**(최저 혈압)을 세트로 나타낸다. 혈압 기준치는 오른쪽 페이지의 표와 같다.

혈압의 조절은 주로 자율신경계나 내분비계가 담당한다

혈압은 **순환혈액량**과 **심장의 수축력**(P.114 참조)과 **말초혈관저항**으로 결정된다.

혈압이 변화하면 그 모양이 심방이나 대동맥, 목동맥에 있는 **압력수용기**(P.94 참조)나 콩팥 등에서 감지되고, 그것이 자율신경계나 내분비계를 자극해 조절이 이루어진다.

예를 들면 혈압이 극단적으로 내려갔을 때는 자율신경계의 **교감신경**이 세동맥벽의 민무늬근을 수축시켜 말초혈관저항을 올리거나, 정맥벽의 민무늬근을 수축시켜 정맥의 혈액을 심장에 되돌려 동맥에 공급되는 순환혈액량을 늘림으로써 혈압을 올린다. 뇌하수체뒤엽에서는 바소프레신(P.212 참조)이 분비되고 콩팥에서 Na^{+}와 물의 재흡수를 촉진, 순환혈액량을 늘려 혈압을 올린다. 콩팥에서 분비되는 호르몬인 레닌(P.208 참조)은 다른 호르몬에 작용해, 동맥의 수축과 순환혈액량 증가를 해서 결과적으로 혈압을 상승시킨다.

시험에 나오는 어구

혈압의 기준치
한국에서는 대한고혈압학회가 기준치를 나타내고 있다. 혈압은 연령, 비만, 스트레스 등으로 상승한다.

말초혈관저항
주로 세동맥의 수축이나 이완에 의해 생기는 저항을 말한다.

키워드

콩팥에서 재흡수
콩팥에서 소변이 만들어지는 과정에서, 대략적으로 걸러진 거른액이 콩팥세관을 통과하는 사이에 몸에 필요한 물질을 혈관 쪽으로 재흡수하는 작용이다.

레닌
콩팥의 혈류량이 줄어들면 콩팥에서 분비되는 호르몬이다. 레닌은 간에서 분비되는 안지오텐시노겐에 작용하고, 그것이 또 다른 물질에 의해 변화한 안지오텐신 Ⅱ가 동맥의 수축 등을 일으켜 혈압을 상승시킨다(P.208 참조).

메모

신경과 수축
교감신경에 의해 대부분의 세동맥은 수축하는데, 뼈대근육에 분포하는 동맥은 교감신경에 의한 작용이 달라 확장한다.

혈압의 기준치(대한고혈압학회)

분류	수축기압		확장기압
정상 혈압	〈 120	그리고	〈 80
주의 혈압	120~129	그리고	〈 80
고혈압 전단계	130~139	또는	80~89
고혈압			
1기	140~159	또는	90~99
2기	〉= 160	또는	〉= 100
수축기 단독 고혈압	〉= 140	그리고	〈 90

단위는 mmHg

혈압을 좌우하는 요소

혈압은 순환혈액량과 심장의 수축력(심장박출량), 말초혈관저항에 의해 결정되며, 그들을 좌우하는 요소에는 아래 그림과 같은 것이 있다.

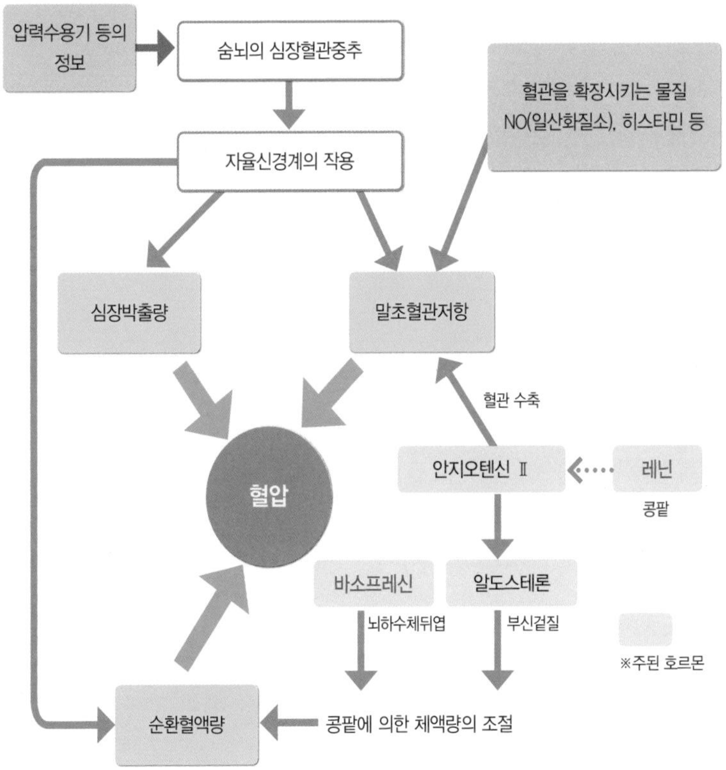

림프계의 작용

POINT
- 림프관은 말초에서 조직액을 모아 심장 근처의 정맥에 합류한다.
- 림프관의 여기저기에는 면역 기능을 갖는 림프절이 있다.
- 림프절은 림프액을 체크하고, 이물이나 세균 등을 배제한다.

림프관은 말초에서 체액을 회수하는 순환기

림프계는 **림프관**과 **림프절**로 구성되며, 그 중에는 **림프액**이 흐르고 있다. 림프절은 흘러오는 림프액을 체크하고, 이물이나 세균 등의 침입자를 배제하는 면역 작용을 갖고 있다.

림프계는 심장에 되돌아가는 복로만의 순환기이다. 림프액의 원류는 말초 조직의 세포 간을 채우는 **조직액**(**간질액** P.128 참조)이다. 조직액은 모세혈관 내에서 스며나온 체액으로 대부분은 정맥으로 회수되지만, 일부가 림프관에 회수되어 림프액이 된다.

림프관은 전신의 말초에서 시작되어 서서히 합류해 굵어지고, **하반신**과 **좌상반신**에서 모인 림프관은 **왼빗장밑정맥**의 정맥각에서 정맥에 합류한다. **우상반신**에서 모인 림프관은 **오른빗장밑정맥**의 **정맥각**에 들어간다.

림프절의 구조와 작용

림프관의 여기저기에는 **림프절**이 붙어 있다. 림프절의 크기는 1~25mm로 가지각색이며, 목이나 샅, 복부의 내장 주위 등에 특히 많이 붙어 있다.

림프절 속은 작은 방으로 나누어져 있으며, 각 방에는 백혈구(주로 **림프구**)가 가득 찬 **림프소절**이 있다. **들림프관**에서 림프절에 들어온 림프액은 림프소절 주위의 피막밑굴을 천천히 흐른다. 그리고 림프소절에 있는 **림프구**가 림프액을 조사해, 이물이나 세균 등의 외적이 있으면 배제한다. 체크가 끝난 림프액은 **날림프관**에서 나간다.

시험에 나오는 어구

림프절
림프관의 여기저기에 붙은 콩알과 같은 조직으로 크기는 1~25mm 정도이다. 안에 있는 림프구 등의 백혈구가 이물이나 세균 등을 배제하는 면역 기능을 담당한다.

빗장밑정맥의 정맥각
림프관이 합류하는 장소로 빗장밑정맥과 속목정맥이 합류하는 부위이다.

키워드

림프절이 모여 있는 장소
목이나 샅, 복부의 내장 주변 외에 겨드랑, 기관지 주위 등에도 림프절이 모여 있는 장소가 있다.

메모

가슴림프관팽대
하반신에서 모인 림프관은 복부에서 가슴림프관팽대에 합류한다. 여기에 들어오는 림프액에는 작은창자에서 흡수된 지질이 섞여 있기 때문에 하얗고 탁하게 보인다(이것을 유미라고 한다). 가슴림프관팽대가 상행해 정맥각에 합류한다.

림프관의 판막
림프관의 내벽에는 정맥 내벽에 있는 판막이 붙어 있어, 림프액이 역류하지 않게 되어 있다.

전신의 림프관과 림프절

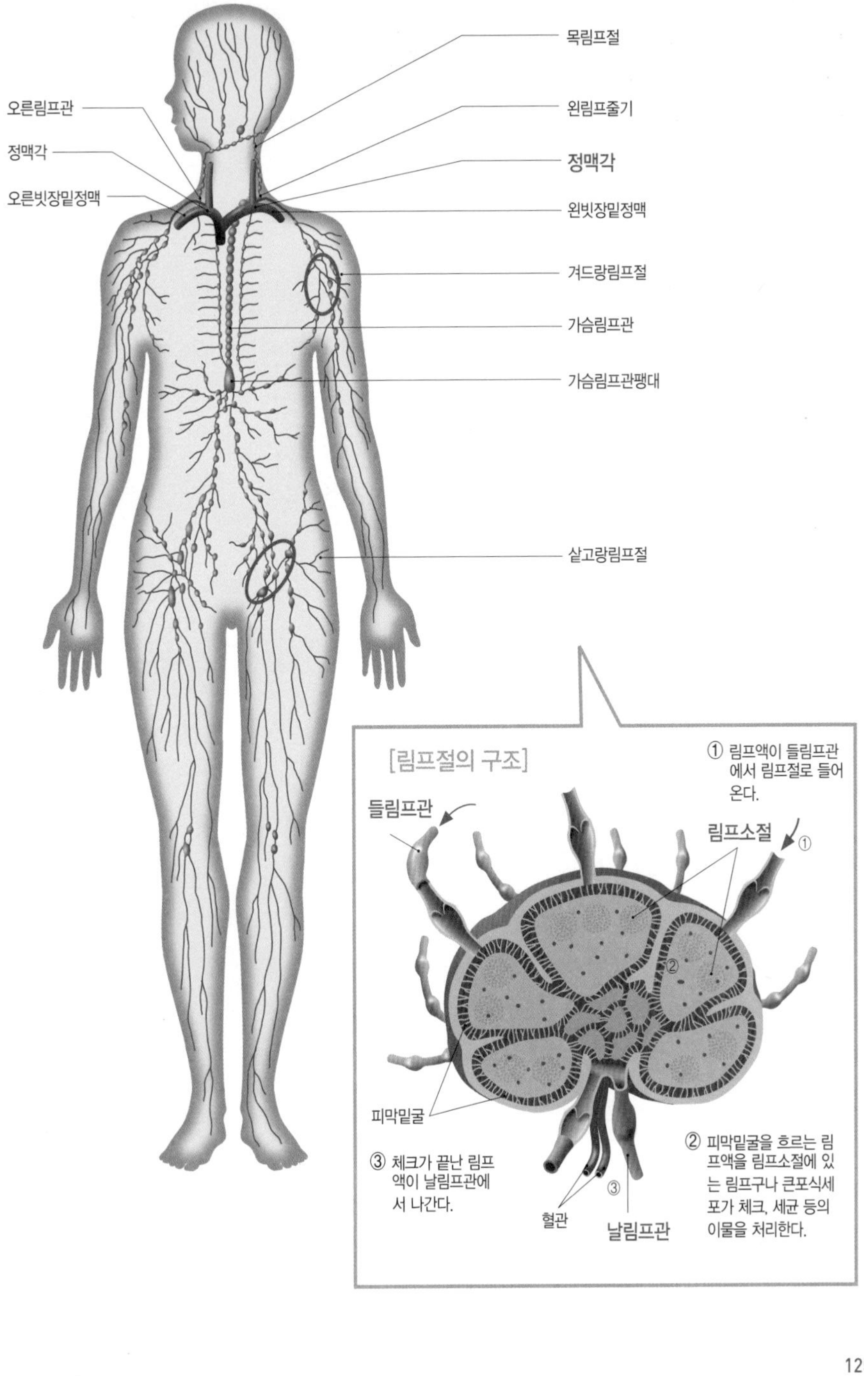
목림프절
오른림프관
왼림프줄기
정맥각
정맥각
오른빗장밑정맥
왼빗장밑정맥
겨드랑림프절
가슴림프관
가슴림프관팽대
샅고랑림프절
[림프절의 구조]
① 림프액이 들림프관에서 림프절로 들어온다.
들림프관
림프소절
①
②
피막밑굴
② 피막밑굴을 흐르는 림프액을 림프소절에 있는 림프구나 큰포식세포가 체크, 세균 등의 이물을 처리한다.
③ 체크가 끝난 림프액이 날림프관에서 나간다.
③
혈관
날림프관

순환기

태아의 혈액순환

POINT

- 태아는 호흡이나 영양의 섭취 등을 자신의 체외에 있는 태반에서 하기 때문에 특별한 순환의 구조를 가지고 있다.
- 태아와 태반을 연결하는 탯줄에는 2개의 배꼽동맥과 1개의 배꼽정맥이 있다.

허파가 아니라 태반에서 호흡하는 태아의 순환

태아는 산소나 영양을 **태반**을 통해 엄마의 **혈액**에서 받고 있다. 태반은 태아 몸의 외부에 있기 때문에 순환의 구조는 생후와는 크게 다르다.

■ 태아순환의 구조와 혈류

태아순환의 특징과 그 의의는 이하와 같다.

① 태반으로 흐르는 혈류(**배꼽동맥**과 **배꼽정맥**)가 있다.

- 좌우의 속엉덩동맥에서 나누어진 **배꼽동맥**(2개)이 배꼽에서 나와 태반으로 들어간다.
- 태반에서 산소와 영양을 받은 **배꼽정맥**(1개)이 배꼽에서 체내로 들어가고, **정맥관**(아란티우스관)을 통과해 아래대정맥에 합류한다. 여기에는 동맥혈이 흐른다.

② 심장의 심방사이막에 구멍(**타원구멍**)이 뚫려 있다.

- 배꼽정맥에 의해 체내로 들어온 혈액은 오른심방에 들어간다.
- 오른심방에 들어온 혈액의 일부는 심방사이막의 구멍(**타원구멍**)을 통과해 왼심방으로 들어간다.

③ 허파동맥과 대동맥을 연결하는 혈관(**동맥관**)이 있다.

- 태아는 허파호흡을 하지 않기 때문에 허파로 흐르는 혈류는 필요하지 않으며, 좌우의 허파동맥에서 허파로 보내지는 혈액은 적다.
- 오른심실에서 허파동맥으로 내보낸 혈액의 대부분은 허파동맥과 대동맥 사이를 연결하는 **동맥관**(보탈로관)이라고 하는 바이패스를 지나 대동맥으로 보내진다.
- 대동맥 내의 혈액에는 동맥혈과 정맥혈이 섞여 있다.

시험에 나오는 어구

타원구멍
심방사이막에 있는 구멍. 출생해 동맥관이 닫히면, 허파로 흐르는 혈류가 증가하고 그것이 되돌아가는 왼심방의 압력이 높아진다. 태반에서 혈액의 복귀가 없어지기 때문에 오른심방의 압력은 내려간다. 이러한 좌우 심방의 압력차에 의해 타원구멍이 닫힌다.

동맥관(보탈로관)
허파동맥과 대동맥활을 연결하는 혈관이다. 출생해 제1호흡이 일어나면 허파에서 방출되는 물질 등의 작용으로 동맥관 벽의 민무늬근이 수축해 완전히 닫힌다.

메모

탯줄의 혈관
출생 후 몇 분 동안 산소분압의 변화나 온도 변화 등에 의해 탯줄의 혈관은 폐쇄된다. 태반과 신생아를 분리하기 위해 혈류가 멈추는 전후에 탯줄은 절단된다. 탯줄에는 신경이 없으므로 잘라도 통증은 느껴지지 않는다.

태아순환과 특징

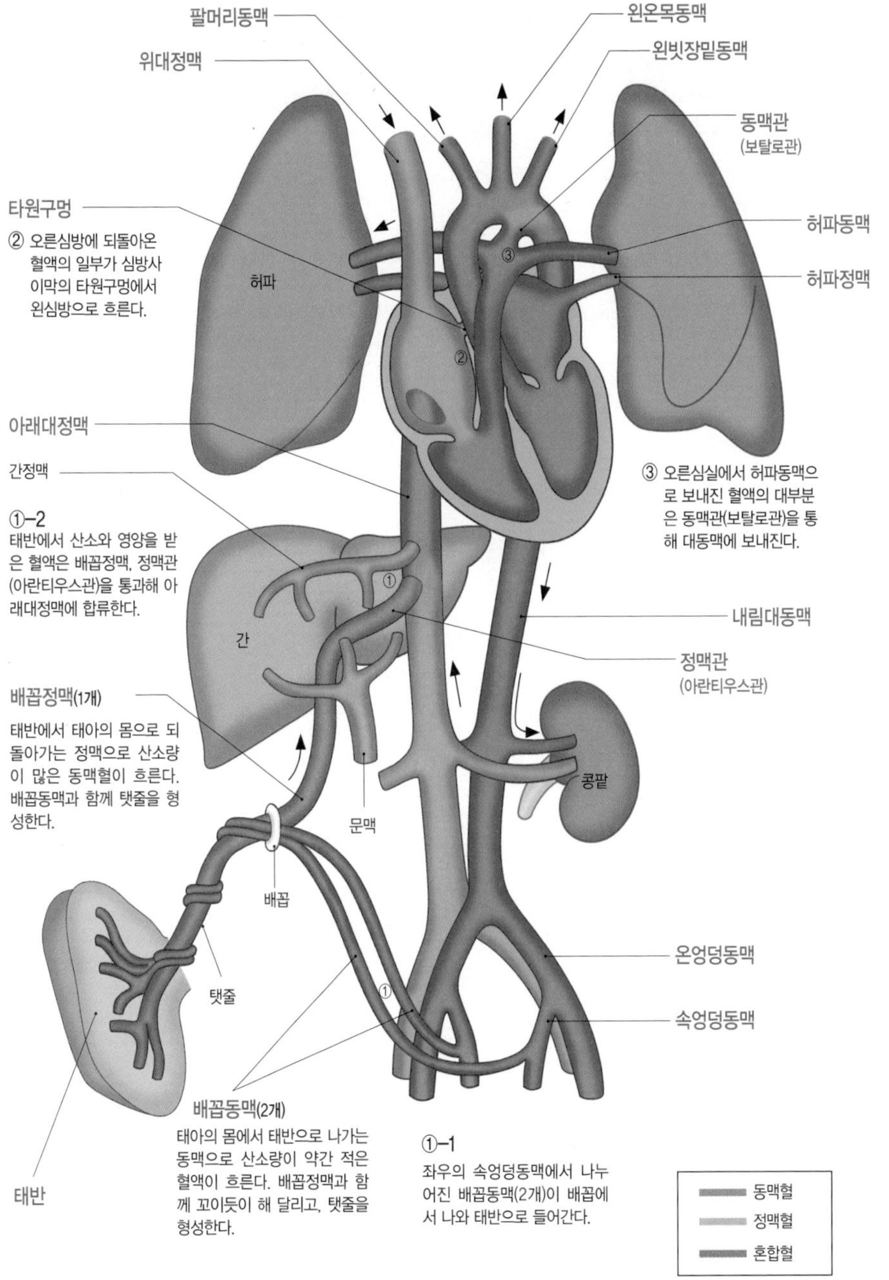

팔머리동맥
위대정맥
왼온목동맥
왼빗장밑동맥
동맥관
(보탈로관)
타원구멍
② 오른심방에 되돌아온 혈액의 일부가 심방사이막의 타원구멍에서 왼심방으로 흐른다.
허파동맥
허파정맥
허파
③
②
아래대정맥
간정맥
③ 오른심실에서 허파동맥으로 보내진 혈액의 대부분은 동맥관(보탈로관)을 통해 대동맥에 보내진다.
①–2
태반에서 산소와 영양을 받은 혈액은 배꼽정맥, 정맥관(아란티우스관)을 통과해 아래대정맥에 합류한다.
①
내림대동맥
간
정맥관
(아란티우스관)
배꼽정맥(1개)
태반에서 태아의 몸으로 되돌아가는 정맥으로 산소량이 많은 동맥혈이 흐른다. 배꼽동맥과 함께 탯줄을 형성한다.
콩팥
문맥
배꼽
온엉덩동맥
탯줄
①
속엉덩동맥
배꼽동맥(2개)
태아의 몸에서 태반으로 나가는 동맥으로 산소량이 약간 적은 혈액이 흐른다. 배꼽정맥과 함께 꼬이듯이 해 달리고, 탯줄을 형성한다.
①–1
좌우의 속엉덩동맥에서 나누어진 배꼽동맥(2개)이 배꼽에서 나와 태반으로 들어간다.
태반
동맥혈
정맥혈
혼합혈

체액 · 혈액

체액의 조성과 수분 출납

POINT

- 체중의 약 60%(성인남성)가 수분이고, 이것을 체액으로 한다.
- 체액은 3분의 2의 세포내액과 나머지 세포외액으로 나누어진다.
- 체액량을 유지하기 위해서는 콩팥의 작용이 중요하다.

체중의 약 60%는 수분

사람의 체내 수분을 **체액**이라고 한다. 체액은 성인남성에서는 체중의 약 **60%**를 차지하고, 어린이들은 **70~80%**로 많고, 여성이나 고령자는 **50~55%** 정도로 적어진다.

체액의 **3분의 2**는 세포 중에 있는 **세포내액**이고, **3분의 1**이 **세포외액**이다. 그리고 세포외액의 **4분의 1**이 **혈장**이고, 나머지는 혈관 외부에 있어 **조직액**(**간질액**), 결합조직이나 뼈 속 등의 수분으로서 존재하고 있다.

체액의 대부분은 **물**이고, 나트륨이나 칼륨, 염소 등이 녹아 이온으로서 포함되는 것 외에 단백질이나 포도당 등이 녹아 있다. 단, 세포내액과 세포외액은 조성이 크게 다르다. 세포내액에는 **칼륨이온**이, 세포외액에는 **나트륨이온**이 많은 것이 특징이다.

체액량은 유지돼야 한다

노폐물의 일부를 소변이나 대변으로 버릴 때, 어느 정도의 수분이 손실된다. 또한 날숨에 포함되는 수증기 등에 의해 항상 일정량의 수분이 손실되고 있다(**불감증설**). 또한 더울 때 등은 땀이 나와 수분을 잃는다. 그 한편으로 음식에 의해 수분을 보급하는 것 외에, 대사에 의해 **대사수**가 생성되어 체내의 수분량이 유지되고 있다.

체액이 너무 감소하면 생명의 기능을 유지할 수 없게 된다. 그렇기 때문에 체액량은 항상 일정하게 유지할 수 있게 조절되고 있다. 그 작용을 담당하고 있는 것은 주로 **콩팥**(P.200 참조)이다.

시험에 나오는 어구

세포내액
인체에 있는 60조 개나 있다고 하는 세포 중에 있는 수분으로 체액의 3분의 2를 차지한다. 칼륨이온이 많은 것이 특징이다.

세포외액
세포의 외부에 있는 수분으로 체액의 3분의 1을 차지한다. 혈장과 조직액 등으로 분류되고, 나트륨이온의 농도가 높은 것이 특징이다.

키워드

불감증설
날숨에 수증기로서 포함되는 수분이나 피부에서 자연적으로 증발하는 수분을 말한다. 호흡이 빨라지거나, 발열하면 수분의 상실량은 많아진다.

대사수
체내에서 영양소를 대사해 에너지를 꺼낼 때에 발생하는 물이다(P.190 참조)

메모

수분을 취하는 양과 내보내는 양
수분섭취량이 많을 때는 콩팥이 여분의 수분을 소변으로 배설한다. 수분섭취량이 적고 상실량이 많은 경우는 콩팥에서 수분의 재흡수를 촉진, 소변으로 버리는 수분을 적게 한다. 또한 갈증이 생겨 음수가 촉구된다.

체내의 조성

그래프의 수치는 전체 체중에서 차지하는 비율이다. 전체 체중의 약 60%가 수분으로 그 중 3분의 2가 세포내액, 그 이외가 세포외액이다. 또한 세포외액의 4분의 1이 혈장이고, 나머지가 조직액과 기타의 수분이다.

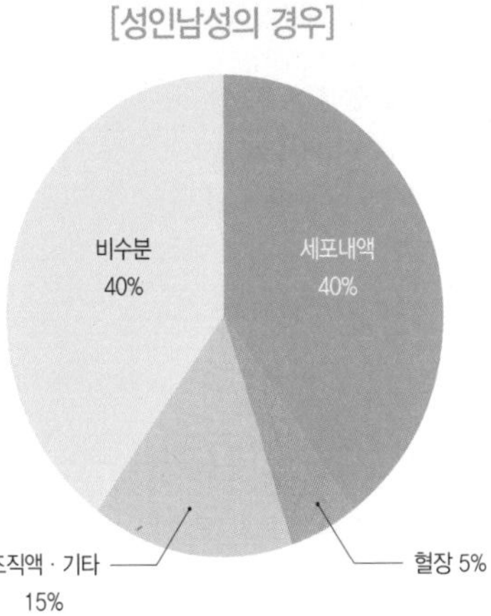

1일 수분 출납

건강한 상태라면 수분의 출납은 동등해진다. 그 조절은 주로 콩팥에서 소변 생성량을 증감시킴으로써 이루어진다.

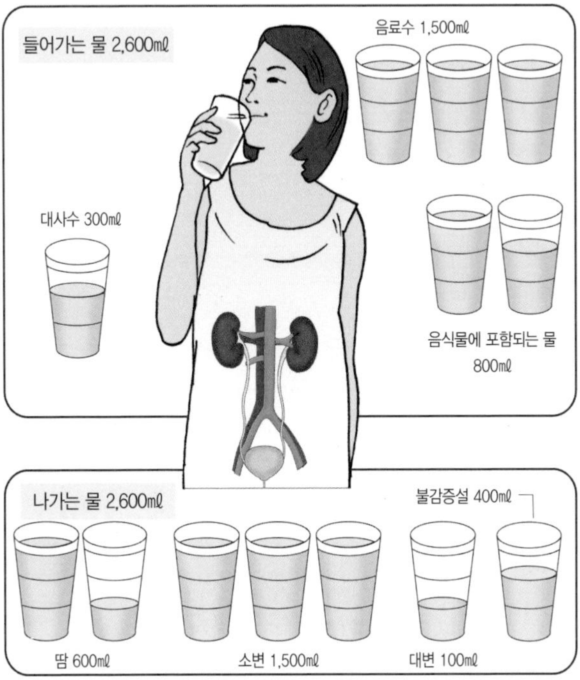

체액의 산염기 평형

POINT
- 체액의 pH는 7.35~7.45의 좁은 범위로 유지되고 있다.
- 아시도시스나 알칼로시스에서는 생명 기능을 유지할 수 없다.
- 혈액의 완충작용이나 호흡, 소변의 배설에 의해 pH가 유지되고 있다.

체액의 pH를 유지하는 구조

체액의 산성 · 알칼리성 정도를 나타내는 pH(수소이온지수)는 7.35~7.45의 **약알칼리성**으로 유지되고 있다. pH가 7.35보다 작은 상태를 **아시도시스**, 7.45보다 큰 상태를 **알칼로시스**라고 한다.

포도당 등의 영양소를 대사해 에너지를 꺼내면, **이산화탄소**가 생긴다. 이산화탄소가 물에 녹으면, 중탄산이온과 수소이온이 발생하기 때문에 체액의 pH가 내려가고 산성으로 기운다. 그렇기 때문에 인체에는 그것을 조절하는 기능이 갖추어져 있다.

■ 체액을 약알칼리성으로 유지하는 구조

체액의 pH가 너무 내려가지 않기 위한 구조가 있다.

① 혈액에 의한 **완충작용**
- 급격하게 혈액의 pH가 내려갔을 때에 혈중의 물질과 결합되어 수소이온을 줄이고 영향을 최소한으로 한다.
- **수소이온**과 **중탄산이온**이 결합하여 **탄산**이 된다. 그 결과 **수소이온**이 줄고, pH의 저하가 완화된다.

② 호흡에 의해 **이산화탄소를 배출**한다.
- 호흡을 빠르게 해 허파에서 이산화탄소의 배출량을 늘린다.
- 혈중의 **이산화탄소량**이 줄고, 이산화탄소가 물에 녹아 생긴 **수소이온**도 줄어 pH가 올라간다.
- 완충작용에 비하면 작용의 발현은 느리다.

③ 콩팥에서 산(수소이온)을 버린다.
- 콩팥에서 소변을 만들 때에 **수소이온**의 배출량을 늘린다.
- 체액의 pH는 유지되고, 소변은 **산성**이 된다.
- 완충작용에 비하면 작용의 발현은 **느리다**.

시험에 나오는 어구

아시도시스
체액의 pH가 정상보다 산성으로 기운 상태를 말한다. pH가 7 미만의 산성이 된 것을 가리키는 것은 아니다. pH 7 미만에서는 생명 기능이 정상으로 작용하지 않으므로 그와 같은 상태가 되는 것은 현실에는 거의 없다.

이산화탄소
이산화탄소는 물에 녹으면 수소이온을 발생시키기 때문에 '산'이다. 체내에 이산화탄소가 너무 증가하면 아시도시스가 된다.

키워드

완충작용
무언가 물질의 양이 변화했을 때에, 그것을 없애서 영향을 최소한으로 하는 작용이다. 혈액 중의 단백질도 산이나 염기와 결합할 수 있으며, 완충작용을 갖는다.

메모

pH의 농도
일반적으로 체액의 pH가 6.8 이하 또는 7.8 이상에서는 사망할 가능성이 높다고 한다.

호흡이나 대사의 조절
호흡이나 대사 등의 이상으로 체액이 알칼로시스가 됐을 때를 조절하는 구조도 있다. 이 경우 본문과 같은 작용의 반대의 작용이 일어난다.

아시도시스와 알칼로시스

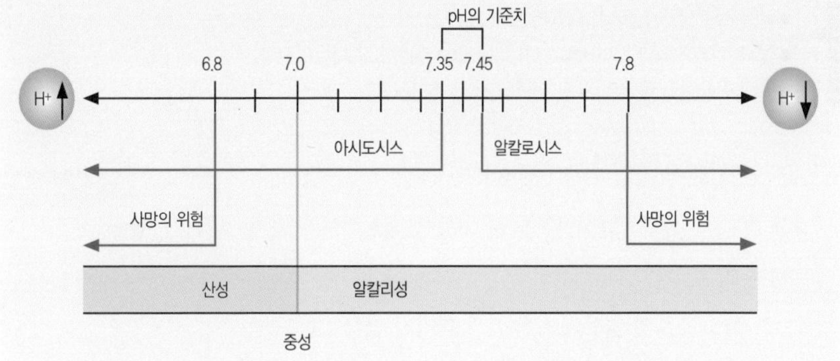

체액의 pH는 7.35~7.45의 사이로 유지되고 있다. 이것보다 pH가 낮아진 것을 아시도시스, pH가 높아진 것을 알칼로시스라고 한다.

[혈액에 의한 완충작용]

$$H^+ + HCO_3^- \rightleftarrows H_2CO_3 \rightleftarrows H_2O + CO_2$$

수소이온 = 산 / 중탄산이온 / 탄산 / 물 / 이산화탄소

혈중에 산(H^+)이 증가하면, 위의 식에서 오른쪽 방향으로 반응이 진행해 H^+가 줄고 pH가 올라간다.

Athletics Column

심한 운동이 계기가 되어 일어나는 과환기증후군

운동을 하면 뼈대근육에 산소를 공급하고, 발생한 이산화탄소를 배출하기 위해 호흡이 빨라진다. 심한 운동에 정신적인 긴장이나 흥분이 겹치면 호흡이 이상하게 빨라지고, 과환기증후군을 일으키는 경우가 있다. 과환기증후군은 이산화탄소가 많이 배출되고 혈액의 pH가 올라가 호흡성 알칼로시스가 되어, 손이나 입술이 떨리고 호흡 곤란 등이 일어난다. 종이봉투 등으로 자신의 날숨을 재호흡하면 개선된다.

혈액의 성분과 작용

POINT
- 혈액량은 성인남성에서 대략 5ℓ이다.
- 혈액은 혈구 성분과 미네랄 등이 녹아 있는 혈장으로 나누어진다.
- 혈액의 작용은 물질의 수송, 면역 기능, 지혈 등이다.

혈액은 혈구 성분과 혈장으로 나누어진다

혈관 속을 흐르는 것이 혈액이다. 혈액은 체중의 8% 정도가 되며, 체중 60kg인 사람은 약 5ℓ가 있다.

혈액은 40~45% 정도의 **혈구**(세포) 성분과 나머지 **혈장**으로 나눌 수 있다. 혈구 성분에는 **적혈구**, **백혈구**, **혈소판**이 있다. 혈장의 대부분은 물이고, 그 중에 나트륨이나 칼슘 등의 미네랄, 포도당, 단백질, 지질, 호르몬 등이 녹아 있다.

혈장 속의 물질 중 혈액의 응고에 관계하는 물질을 제외한 것이 **혈청**이다. 혈액을 채취해 방치하면, 혈구 성분이 굳은 **혈병**과 웃물인 혈청으로 나누어진다.

혈액은 전신의 혈관을 끊임없이 흐름으로써 물질의 수송과 몸의 방위 등의 역할을 담당하고 있다.

■ 혈액의 작용

혈액에는 이하와 같은 작용이 있다.

① **물질수송** : 적혈구가 산소를, 혈장이 영양과 노폐물, 호르몬 등을 목적지까지 운반한다.

② **체온의 조절** : 뼈대근육 등에서 발생한 열을 전신으로 운반한다. 더울 때는 피부밑층의 혈관을 확장시켜 체온을 방출한다.

③ **면역 기능**(P.142~145 참조) : 세균이나 바이러스 등의 침입자를 배제한다. 주로 백혈구가 담당한다.

④ 혈액의 **pH 조절**(P.130 참조) : 혈액의 pH는 좁은 범위에서 유지돼야 하므로 급격한 변화가 있으면, 혈액의 완충작용으로 그것을 보정한다.

⑤ **지혈**(P.138 참조) : 혈관이 터져 출혈했을 때, 혈소판이나 혈장 속의 혈액 응고 인자가 지혈한다.

시험에 나오는 어구

혈장
채혈한 혈액에 응고하지 않게 하는 약물을 넣어 원심분리기에 걸면, 아래에 혈구 성분이 가라앉고, 윗물에 혈장이 모인다.

혈청
채혈한 혈액을 방치하면, 혈구 성분이 응고인자에 의해 응고한 혈병과 혈청으로 나누어진다. 혈청은 혈장에서 응고인자를 제거한 것이다.

키워드

혈액응고인자
혈장에 녹아 있는 지혈에 관여하는 물질이다(P.138 참조).

메모

혈액의 일주
혈액량은 성인남성에서 대략 5ℓ이다. 심장박출량(1분간 심장이 내보내는 혈액량)도 5ℓ로, 혈액은 대략 1분에 전신을 일주하게 된다(P.106 참조).

혈액의 조성

[혈장과 혈구 성분]

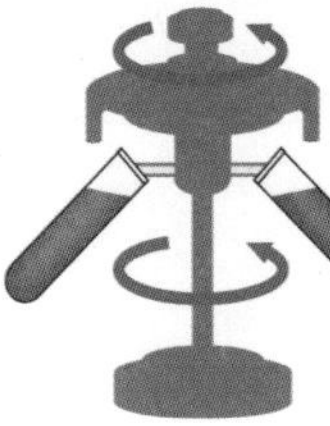

채혈한 혈액에 항응고제(혈액이 굳지 않게 하는 약)를 넣고, 원심분리기에 건다.

↓

적혈구, 백혈구, 혈소판의 혈구 성분이 가라앉고, 상부에 혈장이 모인다.

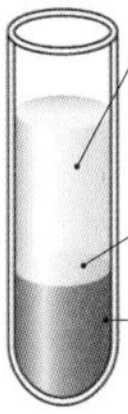

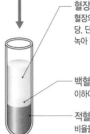

혈장 : 전체의 55~60% 정도를 차지한다. 혈장의 대부분은 물이고, 미네랄이나 포도당, 단백질, 혈액응고인자(피브리노겐) 등이 녹아 있다.

백혈구와 혈소판 : 합해서 전체의 1% 이하이다.

적혈구 : 혈액에서 차지하는 적혈구의 비율을 헤마토크리트값이라고 한다. 남성은 약 45%, 여성은 약 40%이다.

[혈청과 혈병]

채혈한 혈액을 시험관에 넣고 방치하면, 혈청과 혈병으로 나누어진다.

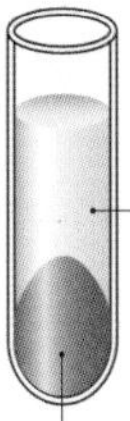

혈청 : 혈장에서 혈액응고인자(피브리노겐)을 제거한 것이다.

혈병 : 혈구 성분이 혈액응고인자(피브리노겐)에 의해 굳은 것이다.

혈액의 작용

① 물질수송

산소와 영양, 노폐물, 호르몬 등을 운반한다.

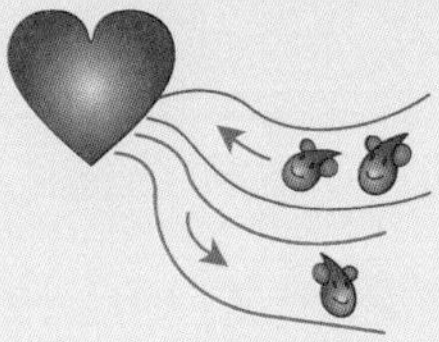

② 면역 기능

침입한 세균 등을 배제하는 작용으로, 백혈구가 담당하고 있다.

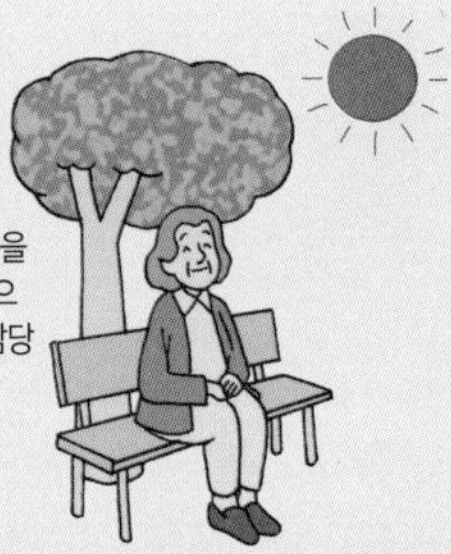

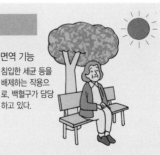

③ 체온 조절

열을 전신에 운반해 체온을 조절한다.

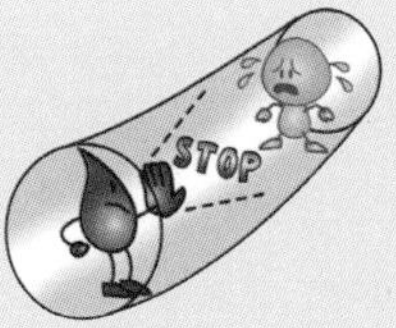

④ 혈액의 pH 조절

pH가 급격하게 변화했을 때 완충작용으로 보정한다.

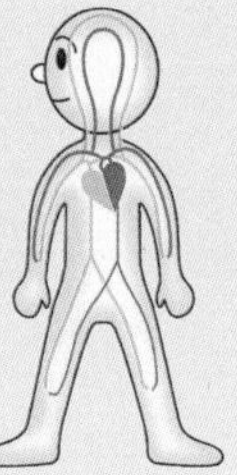

⑤ 지혈

피를 멈추게 한다.

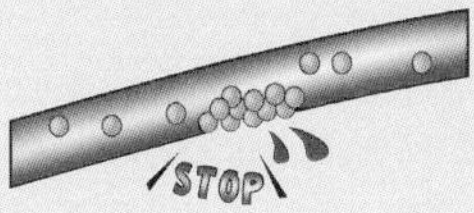

조혈의 구조

POINT
- 혈액의 혈구 성분은 골수의 조혈모세포가 분화함으로써 만들어진다.
- 림프구는 림프계 줄기세포에서, 그 외는 골수계 줄기세포에서 만들어진다.
- 조혈 기능은 콩팥이 분비하는 에리트로포이에틴에 의해 촉진된다.

혈구 성분은 적색 골수에서 만들어진다

혈액의 혈구 성분은 모두 **골수**에서 만들어진다. 골수는 긴뼈의 **뼈몸통**이나 **복장뼈**, **엉덩뼈** 등의 속에 있다.

골수에는 혈구의 기초가 되는 **조혈모세포**가 있고, 이것이 분화해 각각의 혈구가 생긴다. 골수에서 생긴 혈구는 뼈를 관통해 달리는 혈관에 의해 전신으로 보내진다.

콩팥은 흘러오는 혈액을 감시하고, 산소 농도가 낮으면 **에리트로포이에틴**이라는 호르몬을 분비해 골수의 조혈을 촉진한다.

각각의 혈구가 만들어지는 프로세스

적혈구는 조혈모세포가 **골수계 줄기세포**가 되고, 또한 전적혈모구, 적혈모구로 분화해 핵이 빠지고(탈핵) 완성된다.

백혈구 중의 하나인 호중구는 골수계 줄기세포가 **과립구계 줄기세포**, 골수모구로 분화한 후, 골수구가 된 것으로부터 만들어진다. 호염기구, 호산구의 2가지는 골수모구로부터 분화한다. 단핵구는 **과립구계 줄기세포**가 단핵모구가 된 것으로부터 만들어진다.

림프구는 다른 백혈구와는 달리 **림프계 줄기세포**에서 분화하고, 림프구의 T세포는 가슴샘으로 보내진 후 성숙한다.

혈소판은 골수계 줄기세포가 분화해 생긴 **거대핵세포**가 작게 찢어져 생긴다.

시험에 나오는 어구

골수
어린이는 조혈 기능이 활발한 적색 골수가 대부분인데, 특히 긴뼈의 뼈몸통 골수는 나이가 듦에 따라 조혈 기능을 잃고 지방으로 바뀌어 황색 골수가 된다.

조혈모세포
모든 혈구가 되는 능력이 있는 세포로, 골수에 있다. 보통은 휴면 상태에 있고, 자극되면 우선 골수계 줄기세포와 림프계 줄기세포로 분화하고 각각에서 각 혈구가 만들어진다.

키워드

호중구, 호산구, 호염기구
백혈구(P.140 참조) 중 세포내에 과립이라고 불리는 입자가 있기 때문에 과립구라고도 불린다.

림프구
백혈구의 일종으로, 면역 기능의 중심적 역할을 담당한다(P.142~145). T림프구(T세포), B림프구(B세포), NK세포 등의 종류가 있다.

메모

적혈구가 만들어지는 장소
태아기에는 적혈구는 지라에서 만들어지고 있다. 생후 골수의 기능이 크게 저하했을 때, 지라가 적혈구를 만드는 경우가 있다.

골수가 있는 부위

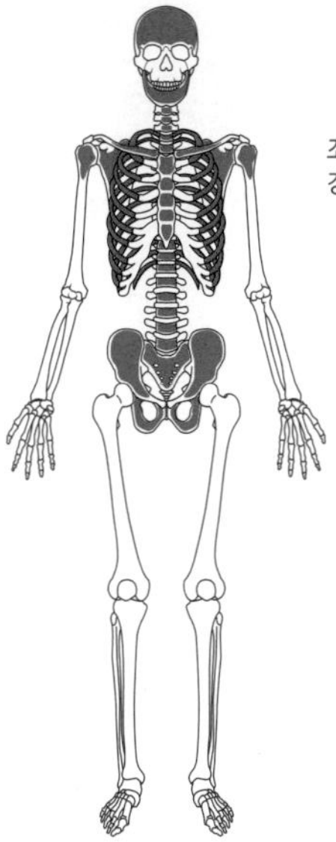

조혈 기능을 갖는 적색 골수는 성인의 경우, 주로 몸통의 뼈에 있다.

혈구가 만들어지는 프로세스

적혈구, 백혈구, 혈소판의 각 혈구는 골수에서 조혈모세포가 분화함으로써 만들어지고, 혈관에 보내진다.

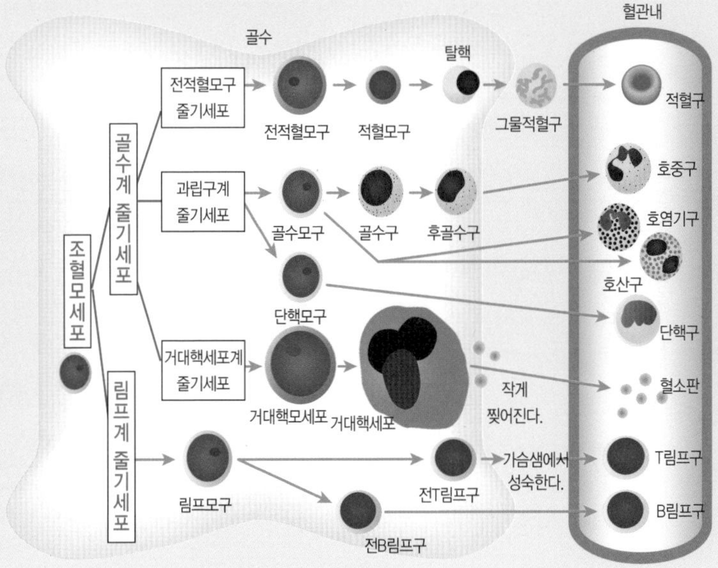

적혈구의 작용과 수명

POINT

- 적혈구는 혈구 성분 중에서 가장 많고, 혈액의 40~45%의 용량을 차지한다.
- 적혈구에 포함되는 헤모글로빈이 허파에서 조직으로 산소를 운반한다.
- 적혈구의 수명은 약 120일로, 오래된 적혈구는 지라에서 파괴된다.

적혈구 속의 헤모글로빈이 산소를 운반한다

적혈구는 혈구 성분 중에서 가장 많아 혈액 용량의 40~45%를 차지한다. 적혈구는 혈액 1μℓ 중에 450~500만 개가 있지만, 여성은 약간 적게 있다. 직경은 7~8μm, 두께는 2μm로, 골수에서 적혈구가 만들어지는 과정에서 세포핵이 빠지기 때문에 중앙이 오목한 원반의 모양을 하고 있다. 이 모양에 의해 자신보다 가는 모세혈관에, 몸을 접어 작게 해 들어갈 수 있다.

적혈구의 작용은 **산소**를 운반하는 것이다. 산소는 적혈구에 포함되는 빨간 색소의 **헤모글로빈**(**혈색소**)이 운반한다. 헤모글로빈은 **철**과 포르피린으로 이루어진 **헴**이라고 하는 물질이 글로빈이라고 하는 단백질에 조합된 물질로, **산소와 결합**하기 쉬운 성질을 가지고 있다. 헤모글로빈은 산소의 농도가 높은 허파에서는 산소와 잘 결합하고, 산소 농도가 낮은 말초의 조직에서는 산소를 떼어내 조직에 제공한다. 헤모글로빈은 산소와 결합하면 **선홍색**이 되므로 동맥혈은 선명한 적색을 하고 있다.

적혈구의 수명은 약 120일

적혈구는 약 120일에 역할을 끝내고 **지라**에서 파괴된다. 지라에는 지라속질이라고 불리는 작은 그물의 눈 구조가 있으며, 적혈구가 이것을 빠져 나갈 때 노화해 딱딱해진 것이 걸려서 파괴된다. 파괴된 적혈구는 백혈구의 큰포식세포(P.140 참조)가 받아서 처리한다. 헤모글로빈과 철은 지라나 간에서 처리되고, **쓸개즙**(P.172 참조)이나 새로운 적혈구의 재료로서 재이용된다.

※μm=마이크로미터, 1μm=10^{-6}m=0.001mm ※μℓ=마이크로리터=mm^3

시험에 나오는 어구

헤모글로빈
철과 포르피린이 결합한 헴이 글로빈이라는 단백질에 조합된 것으로 혈색소라고 한다. 산소와 결합하면 선홍색이 되고, 산소를 떼어내면 암적색이 된다.

지라
좌상복부의 약간 후방에 있는 장기로 오래된 적혈구를 처리하는 것 외에, 면역 기능에도 관계된다. 태아기에는 적혈구를 만들고 있다.

키워드

모세혈관(P.118 참조)
세동맥에 이어지고, 조직으로 가는 그물의 눈 구조를 만드는 극세의 혈관이며, 직경은 5~10μm이다.

쓸개즙
간에서 만들어져 쓸개에서 농축되고, 식사를 하면 샘창자로 흘러 들어가는 소화액이다. 쓸개즙의 주성분은 헤모글로빈을 처리하면서 생긴 황갈색의 빌리루빈이다.

메모

에너지대사
적혈구는 세포내에 미토콘드리아를 가지고 있지 않으며, 산소를 사용한 에너지대사는 하지 않는다. 즉, 받아들인 산소는 스스로를 위해서는 이용하지 않는다.

적혈구의 형상과 헤모글로빈

적혈구는 핵이 없는 원판 모양의 혈구로, 산소와 결합하기 쉬운 성질을 갖는 헤모글로빈이라고 하는 빨간 색소가 들어가 있다.

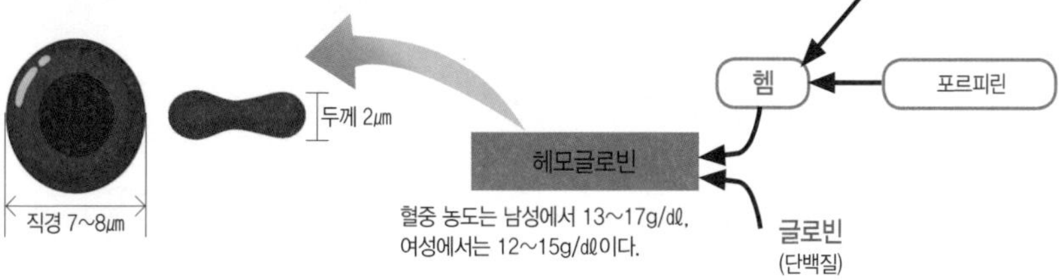

철
헴
포르피린
두께 2㎛
헤모글로빈
직경 7~8㎛
혈중 농도는 남성에서 13~17g/dℓ,
여성에서는 12~15g/dℓ이다.
글로빈
(단백질)

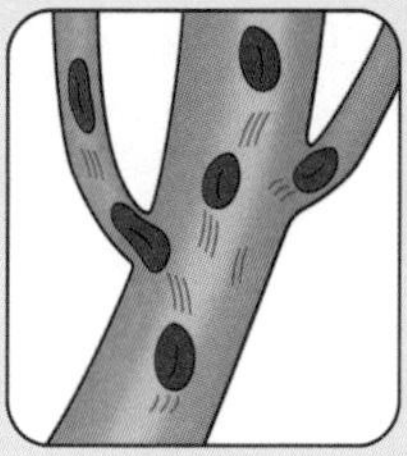

적혈구는 핵이 없기 때문에 모세혈관에도 스스로 모양을 바꾸어 가는 모세혈관에도 모양을 바꾸어 침입할 수 있다.

적혈구의 일생, 적혈구의 파괴와 재이용

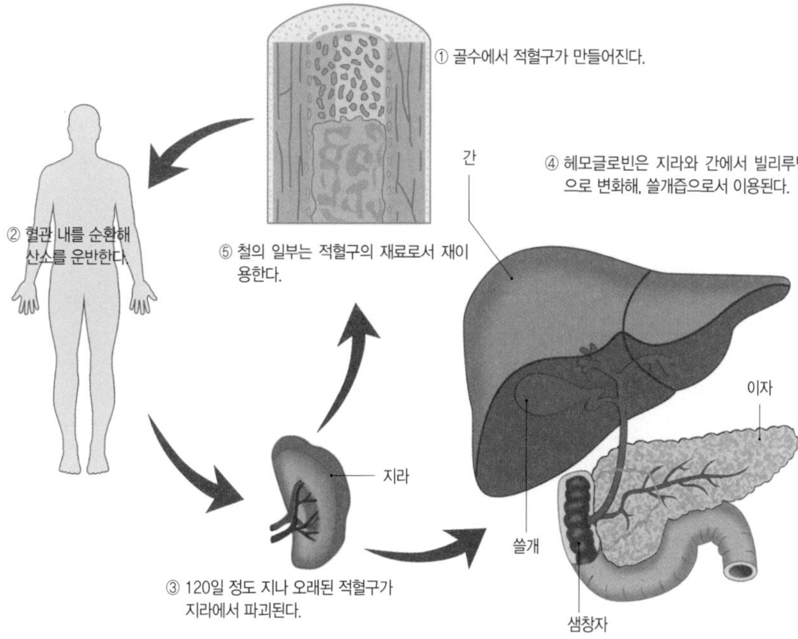

① 골수에서 적혈구가 만들어진다.
② 혈관 내를 순환해 산소를 운반한다.
③ 120일 정도 지나 오래된 적혈구가 지라에서 파괴된다.
④ 헤모글로빈은 지라와 간에서 빌리루빈으로 변화해, 쓸개즙으로서 이용된다.
⑤ 철의 일부는 적혈구의 재료로서 재이용한다.
간
지라
이자
쓸개
샘창자

지혈의 구조

POINT

- 지혈에 관계하는 것은 혈소판과 혈액응고인자이다.
- 조직의 손상이 지혈의 프로세스에 스위치를 넣는다.
- 피브린이라고 하는 섬유에 혈구가 얽혀서 상처를 덮는다.

상처 입은 혈관벽을 덮어 지혈한다

혈소판은 골수에서 **거대핵세포**가 작게 찢어져 생기는 혈구로, 세포핵을 가지고 않고 불규칙한 모양을 하고 있다. 혈소판은 혈액 1㎕중에 20~40만 개가 있다.

혈소판의 역할은 **지혈**이다. 단 지혈에는 혈소판뿐만 아니라, 혈장에 녹아 있는 물질이나 손상된 조직에서 나오는 물질 등 많은 물질이 관계되어 있다. 이들 지혈에 관계되는 물질을 **혈액응고인자**라고 한다.

혈소판이나 혈액응고인자가 출혈을 막는 프로세스는 매우 복잡하다. 그 중심적인 역할을 담당하는 것은 **혈소판**, **프로트롬빈**, **피브리노겐**이다.

■ 지혈 구조

지혈 구조의 개요는 다음과 같다.

① 손상된 조직에서 방출되는 물질에 의한 자극이나 손상으로 드러내진 콜라겐에 혈중의 응고 인자가 접촉함으로써 응고의 반응이 스타트한다.

② **혈소판**은 손상부의 콜라겐에 접촉하면 활성화해, 다른 혈소판을 끌어당겨 접착한다.

③ 한 응고 인자와 혈소판에서 방출되는 물질과 혈중의 **칼슘이온**이 혈액 응고 인자의 **프로트롬빈**을 **트롬빈**으로 바꾼다.

④ **트롬빈**은 칼슘이온과 함께 혈액응고인자인 **피브리노겐**을 섬유 모양의 물질인 **피브린**으로 변화시킨다.

⑤ 섬유 모양의 **피브린**에 **혈소판**이나 **적혈구**가 얽혀서 **혈병**이 생기고, 상처를 덮어 지혈한다.

시험에 나오는 어구

혈소판
혈관 내에 있을 때는 원반과 같은 모양을 하고 있다. 세포 내에 과립을 가지며, 그 중에 혈액응고인자를 활성화시키는 물질을 가지고 있다. 수명은 10일 정도이다.

혈액응고인자
오른쪽 표와 같은 것이 있고, 대부분은 단백질이다. 대부분은 간에서 만들어지고, 몇 가지는 생성하기 위해 비타민K가 필요하다.

키워드

혈중 칼슘이온
칼슘은 지혈의 프로세스에 없어서는 안 되는 물질이기 때문에 혈중 칼슘 농도는 항상 일정하게 유지되고 있으며, 저하되면 뼈를 녹여서 (뼈 흡수) 혈중에 방출한다.

메모

섬유소용해현상
상처에 생긴 혈병은 플라스민이라고 하는 물질에 의해 며칠에 걸쳐 서서히 녹는다. 이 프로세스를 섬유소용해현상이라고 한다.

혈액응고인자

인자	동의어	인자	동의어
Ⅰ	피브리노겐	Ⅸ	크리스마스인자
Ⅱ	프로트롬빈	Ⅹ	스튜어트-프라워인자
Ⅲ	조직트롬보플라스틴	Ⅺ	혈장트롬보플라스틴전구물질
Ⅳ	칼슘이온	Ⅻ	하게만인자
Ⅴ	불안정인자	XIII	피브린안정화인자
Ⅵ (결번)	–	프레칼리크레인	플레처인자
Ⅶ	안정인자	고분자키니노겐	피츠제랄드인자
Ⅷ	항혈우병인자		

지혈의 구조

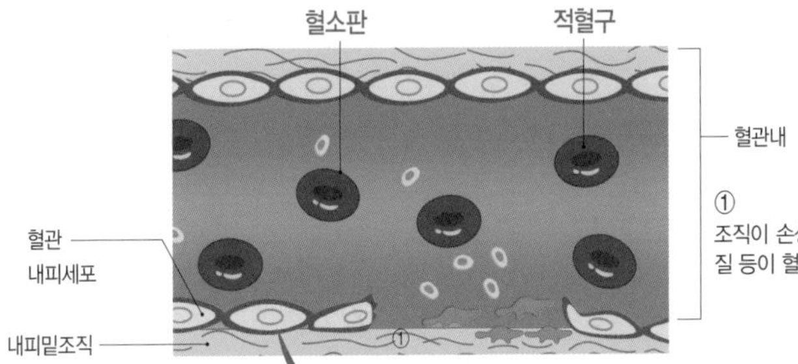

①
조직이 손상되면 거기서부터 나오는 물질 등이 혈액 응고의 반응을 자극한다.

②
혈소판이 손상부의 콜라겐에 접촉해 활성화한다. 다른 혈소판을 끌어당겨 접착한다.

③
칼슘이온 등의 응고 인자가 프로트롬빈을 트롬빈으로 바꾼다.

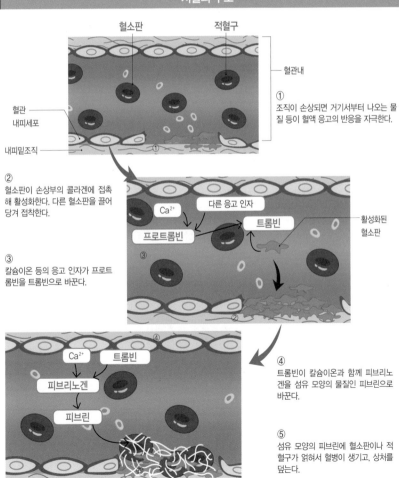

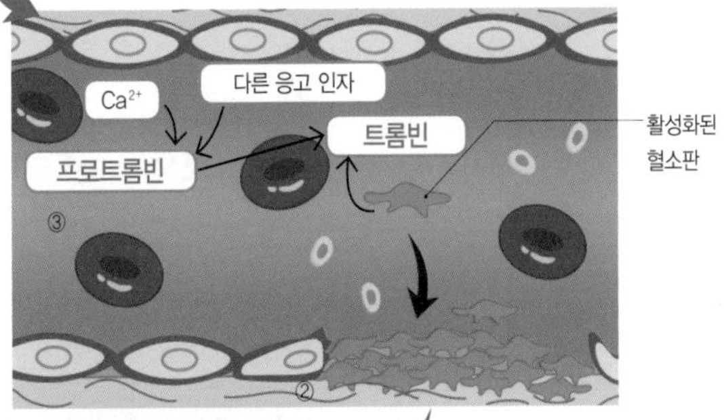

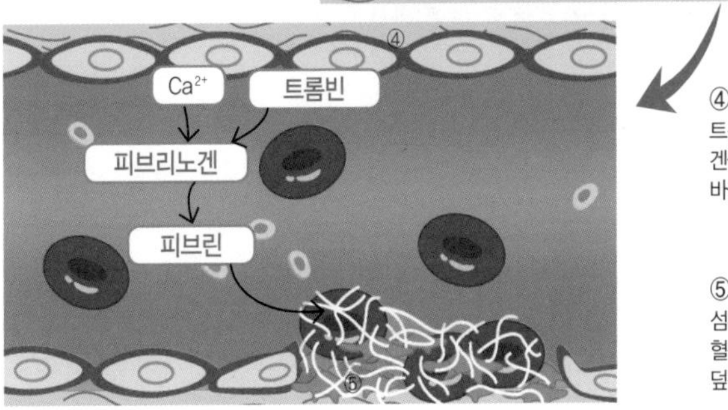

④
트롬빈이 칼슘이온과 함께 피브리노겐을 섬유 모양의 물질인 피브린으로 바꾼다.

⑤
섬유 모양의 피브린에 혈소판이나 적혈구가 얽혀서 혈병이 생기고, 상처를 덮는다.

백혈구의 종류와 포식 작용

POINT
- 백혈구에는 호중구, 호염기구, 호산구, 림프구, 단핵구가 있다.
- 호중구와 단핵구(큰포식세포)가 침입자를 먹는 포식 작용을 갖는다.
- 외부 적이 무엇인가에 관계없이 작용하는 면역 기능을 비특이적 생체방어라고 한다.

백혈구는 5종류

백혈구는 외부 적으로부터 몸을 지키는 면역 기능을 담당하는 혈구로 **호중구**, **호연기구**, **호산구**, **림프구**, **단핵구** 등의 종류가 있으며, 혈액 1㎕ 중에 6000~8000개 있다.

가장 수가 많은 **호중구**는 외부 적을 집어먹어 죽이는 작용을 가지고 있다. **호염기구**와 **호산구**는 수가 적고, 알레르기 반응 등에 관계하고 있다고 생각되고 있지만, 그 작용은 명확하게 밝혀져 있지 않다.

림프구에는 몇 가지 타입이 있으며, 모두 **면역 기능**의 중심적인 역할을 담당하고 있다(P.142~145 참조).

단핵구는 혈관을 나오면 **큰포식세포**라고 하는 형태가 되어, 외부 적을 잇따라 집어먹어 죽인다.

호중구와 큰포식세포에 의한 포식 작용

몸에 침입한 세균 등을 집어먹어 죽이는 작용을 **포식 작용**이라고 한다. 이와 같이 적이 어떠한 것인가에 관계없이 작용하는 기능을 **비특이적 생체방어**라고 한다.

세균 등이 침입하면 **호중구**가 제일 먼저 모여들어 외부 적을 잇따라 포식하고, 스스로도 죽어 간다. 상처에서 나오는 고름은 호중구의 사핵과 죽은 조직의 덩어리이다.

큰포식세포의 포식 작용은 호중구의 몇 배나 된다고 한다. 큰포식세포가 호중구와 다른 점은 외부 적을 포식할 뿐만 아니라, 집어먹은 외부 적의 조각을 면역 기능의 사령탑인 **림프구**에 제시하고, 외부 적의 침입을 보고하는 역할을 담당하고 있는 것이다. 그렇기 때문에 큰포식세포는 **항원제시세포**라고도 불린다.

시험에 나오는 어구

비특이적 생체방어
어떠한 것이라도 자기가 아니라고 판단하면 배제하는 작용이다. 피부나 점막에 의한 방어나 기침이나 하품에 의한 배제, 위산에 의한 살균 등도 포함된다.

호중구
백혈구 중에서 가장 많고, 60~70%를 점한다. 포식 작용이 있으며, 외부 적을 집어먹으면 죽어 버린다. 수명은 짧고 골수에서 혈액 속이나 조직으로 나오면, 포식을 하지 않아도 2~3일에 죽는다.

단핵구 · 큰포식세포
약간 큰 백혈구이다. 혈중에서는 둥근 단핵구의 모양을 취하는데, 조직으로 나오면 아메바 모양의 큰포식세포로 모습을 바꾼다. 왕성한 포식 작용을 가지며, 수명도 몇 개월에서 몇 년으로 길다.

메모

면역 기능 최전선의 병사
포식 작용이 있는 호중구와 큰포식세포는 면역 기능의 최전선에 서는 병사라고 할 수 있다. 큰포식세포에 의한 항원 제시가 면역 기능을 시동시킨다.

백혈구의 종류

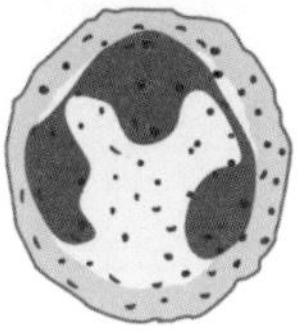

호중구
가장 수가 많다.
포식 작용을 갖는다.

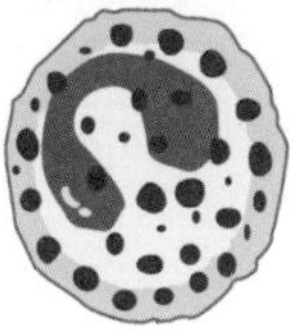

호염기구
수가 적다.

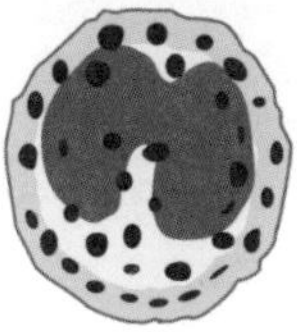

호산구
수가 적다.

※호중구, 호염기구, 호산구는 세포 속에 과립이라고 불리는 입자가 보이기 때문에 합쳐서 과립구라고도 불린다.

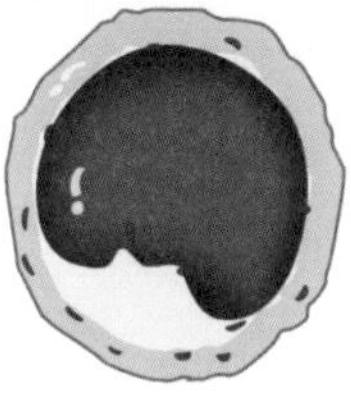

단핵구(혈관 내)

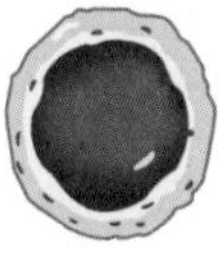

림프구(B와 T)
면역 기능의 중심적 역할을 한다. 몇 가지 타입이 있다.

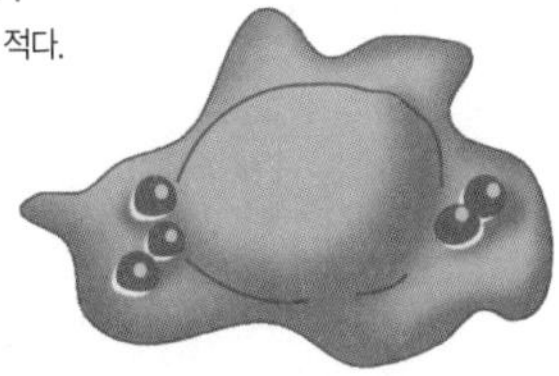

큰포식세포(조직)
혈관 내에서는 둥근 단핵구의 형태를 취하고, 조직으로 나오면 아메바와 같은 형태의 큰포식세포가 된다. 강한 포식 작용과 림프구에 항원을 제시하는 작용을 갖는다.

호중구와 큰포식세포에 의한 포식 작용

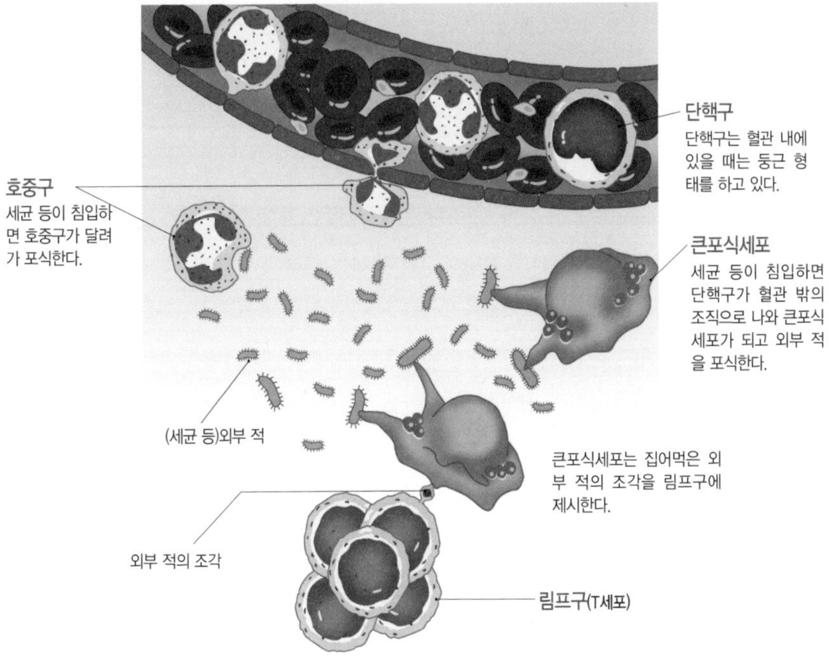

단핵구
단핵구는 혈관 내에 있을 때는 둥근 형태를 하고 있다.
호중구
세균 등이 침입하면 호중구가 달려가 포식한다.
큰포식세포
세균 등이 침입하면 단핵구가 혈관 밖의 조직으로 나와 큰포식세포가 되고 외부 적을 포식한다.
(세균 등)외부 적
큰포식세포는 집어먹은 외부 적의 조각을 림프구에 제시한다.
외부 적의 조각
림프구(T세포)

체액면역과 면역글로불린

POINT
- 외부 적(항원)을 항체로 공격해 배제하는 구조를 체액면역이라고 한다.
- 항체는 항원에 맞춰 림프구의 B세포가 만들어서 방출한다.
- 항체는 면역글로불린이라고도 하며, 5개의 종류로 크게 나누어진다.

항체를 만들어 공격하는 체액면역

침입한 외부 적을 **항체**에 의해 공격하는 구조를 **체액면역**이라고 한다.

큰포식세포는 외부 적을 포식하고, 그 조각을 면역 기능의 사령탑인 림프구의 **도움T세포**에 제시한다(P.140 참조). 그러면 도움T세포는 침입한 외부 적의 항원을 인식해 스스로 증식하면서 림프구의 **B세포**에 어떠한 항원이 침입했는지를 알리고, **항체**를 만들도록 지시한다. 또한 B세포 자신도 외부 적을 만나면 그것을 포식하고, 항원으로서 인식하는 힘을 가지고 있다.

도움T세포에서 지시를 받거나, 또는 스스로 항원을 인식한 B세포는 증식하면서 **형질세포**라고 불리는 것으로 변화, **항체**를 만들어 방출한다. 항체는 항원에 달라붙어 항원을 파괴하거나, 큰포식세포 등에 포착되기 쉽게 하기 위한 표식이 되기도 한다.

B세포가 만드는 면역글로불린

항체는 **면역글로불린**(Ig)이라고도 하며, 구조나 분자량, 작용 등에 의해 5종류로 크게 나누어진다(오른쪽 페이지의 표 참조). 단 항체는 특정의 항원에 대해 오더 메이드이고, 다른 항원에는 효과가 없으므로 동일한 종류라도 세부의 구조가 다른 항체가 여러 개 존재하게 된다.

항원을 인식한 B세포나 T세포의 일부는 **기억B세포**, **기억T세포**로서 오래 생존하게 된다. 그리고 동일한 항원이 다시 침입해 왔을 때는 신속하게 공격을 개시한다. 이것이 '**면역**이 생긴다'고 하는 것이다.

시험에 나오는 어구

체액면역
림프구의 B세포가 만드는 항체에 의해 항원을 공격해 배제하는 구조이다. 항체는 항원에 대해 오더 메이드이다.

형질세포
림프구의 B세포가 T림프구로부터 자극받거나, 스스로 항원을 인식하면 활성화해 형질세포로 변화한다.

키워드

림프구의 T세포, B세포
모두 림프구의 종류인데, 성숙하는 장소나 역할이 다르다. 가슴샘에서 성숙한 것을 T세포, 골수나 말초의 림프 조직에서 성숙한 것을 B세포라고 한다(P.146 참조).

기억B세포, 기억T세포
침입한 항원을 기억하고 있으며, 오래 살아남아 다음 공격에 대비하고 있는 세포이다. 림프절 등에서 대기하고 있다.

메모

혈중을 순찰
백혈구는 혈중에 있으며 전신을 순찰하고 있다. 림프구는 전신의 림프절이나 지라나 작은창자 벽 등에 있는 림프 조직 속에서 대기하고 있다.

항체에 의해 항원을 배제하는 구조

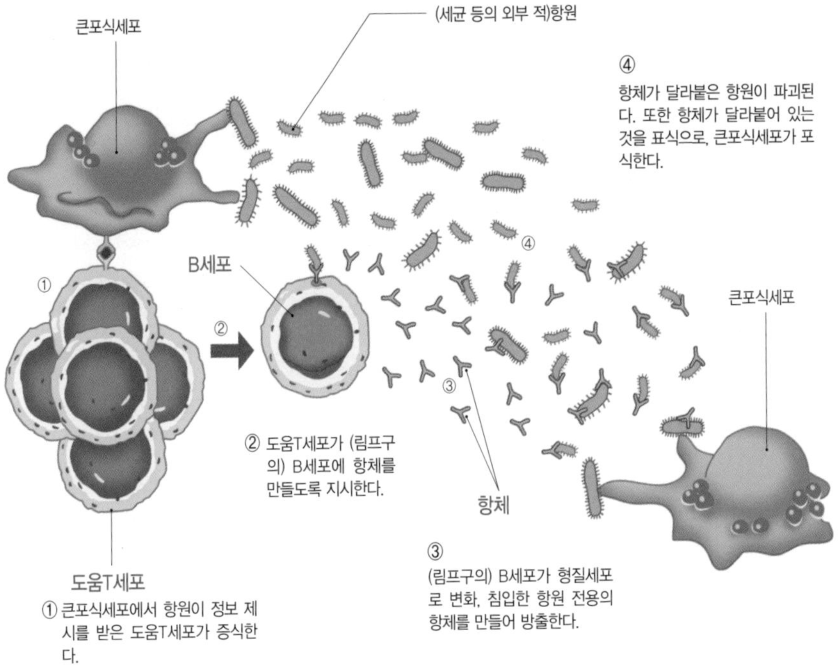

큰포식세포
(세균 등의 외부 적)항원
④
항체가 달라붙은 항원이 파괴된다. 또한 항체가 달라붙어 있는 것을 표식으로, 큰포식세포가 포식한다.
B세포
①
②
④
큰포식세포
③
② 도움T세포가 (림프구의) B세포에 항체를 만들도록 지시한다.
항체
③
(림프구의) B세포가 형질세포로 변화, 침입한 항원 전용의 항체를 만들어 방출한다.
도움T세포
① 큰포식세포에서 항원이 정보 제시를 받은 도움T세포가 증식한다.

면역글로불린의 종류와 특징

종류	특징
IgG	면역글로불린의 70~75%를 점한다. 혈액 중 조직액에 많다. 반감기는 20일 이상이고, 침입한 바이러스 등을 공격한다. 태반을 통해 태아에 이행한다.
IgA	침, 눈물, 기도나 소화관 점막의 림프 소절 분비액에 많이 포함된다. 젖(특히 초유)에도 많다. 점막 상에 있고 점액과 함께 표면을 덮어 외부 적이 침입을 저지한다.
IgM	면역글로불린의 10% 정도를 점한다. 혈액 중에만 있다. 단체의 분자가 5개 연결된 구조로, 복잡한 구조적 특징을 갖는 항원에 대응한다. 바이러스 등이 침입했을 때 제일 먼저 증가한다. 반감기는 5일 정도로 짧다.
IgE	양은 가장 적다. 기생충 감염증이나 즉시형 알레르기일 때에 양산된다. 호염기구나 비만세포와 결합해 알레르기 반응을 일으킨다.
IgD	양이 적고, 작용은 잘 알려져 있지 않다.

세포면역의 구조

POINT
- 도움T세포의 지시에 의해 큰포식세포나 킬러T세포가 각각의 방법으로 항원을 배제하는 것을 세포면역이라고 한다.
- 도움T세포의 지시를 받지 않는 포식 작용은 세포면역에 포함되지 않는다.

큰포식세포나 킬러T세포에 의한 면역

항원을 인식한 **도움T세포**는 큰포식세포를 보다 활성화시키고, **포식 작용**을 강화한다.

한편 도움T세포는 림프구의 **킬러T세포**에 대해, **바이러스**가 기생하게 된 신체의 세포 등을 파괴하도록 지시를 낸다. 바이러스는 사람의 세포에 기생하고 세포의 DNA를 이용해 스스로를 증식시키므로 그 세포마다 파괴해 버림으로써 바이러스의 증식을 방지하는 것이다. 바이러스가 기생하게 된 세포는 기를 꽂듯이 시그널을 내고 있으므로 킬러T세포는 그것을 표식으로 달라붙어, 그 세포를 죽이도록 유도하는 물질을 낸다.

이와 같이 특정의 항원에 대해 백혈구의 세포에 의해 공격하는 구조를 **세포면역**이라고 한다. P.140에서 해설한 외부 적이 무엇이든 발동되는 포식 작용은 비특이적 생체 방어로, 특정의 항원에 대해 향해지는 공격은 아니기 때문에 세포면역이라고는 하지 않는다.

시험에 나오는 어구

킬러T세포
림프구의 일종으로, 바이러스가 기생하게 된 세포 등을 파괴하는 작용을 갖는다. 세포가 스스로 죽도록 이끄는 물질을 방출한다.

세포면역
항원을 인식한 도움T세포의 지시에 의해 백혈구가 여러 가지 방법으로 항원을 배제한다. 항원이 침입했을 때에 최초로 발동되는 비특이적 생체 방어인 호중구나 큰포식세포에 의한 포식 작용은 세포면역은 아니다.

키워드

바이러스
세균과 같은 세포의 형태는 취하지 않고, DNA 또는 RNA에 단백질의 외피가 붙은 것이다. 동물의 세포에 들어가, 그 세포의 DNA를 이용해 자신의 복제를 대량으로 만들고 세포를 파괴해 버린다.

메모

서프레서 T세포
체액면역과 세포면역의 협력에 의해 항원이 배제되면, 서프레서 T세포라고 불리는 림프구가 각각의 작용을 억제한다. 이것에 의해 공격이 종결된다.

column 림프구의 NK세포의 작용

림프구의 중간에는 NK세포(내추럴 킬러 세포)라고 불리는 것이 있다. NK세포는 바이러스에 감염된 세포나 암화된 세포를 다른 림프구의 명령을 받지 않고 스스로의 판단으로 공격하는 작용을 가지고 있다. 따라서 이것은 세포면역은 아니다. NK세포의 활성은 많이 웃거나, 최적의 운동을 하는 것에 의해 향상된다는 연구도 있다.

세포면역의 구조

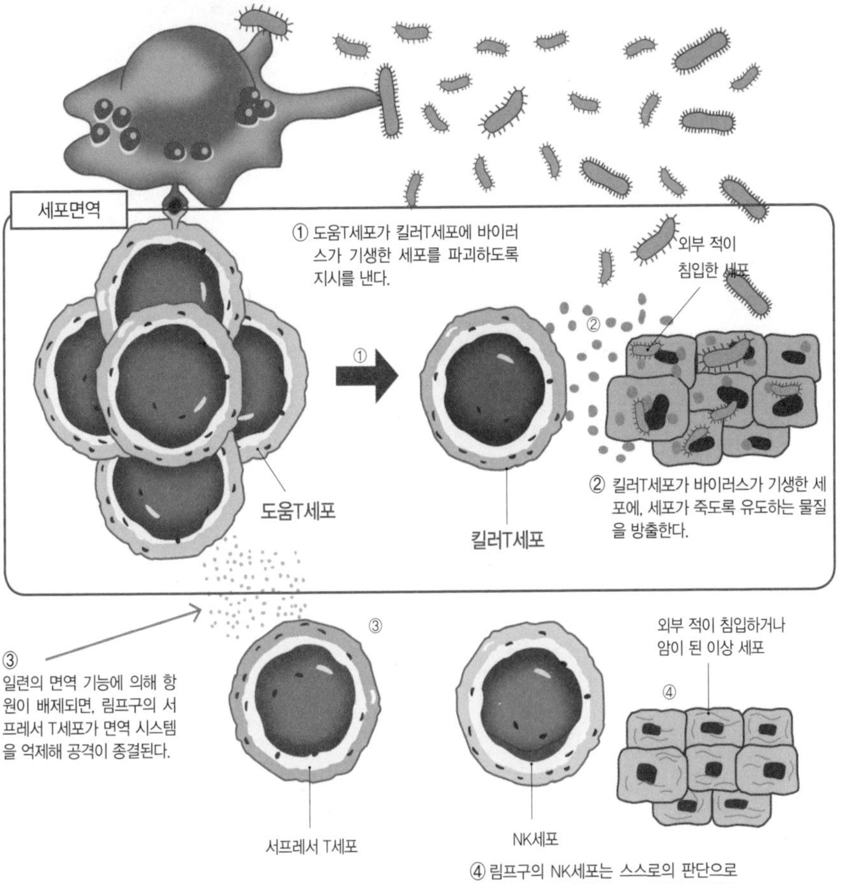

세포면역
① 도움T세포가 킬러T세포에 바이러스가 기생한 세포를 파괴하도록 지시를 낸다.
외부 적이 침입한 세포
②
①
도움T세포
킬러T세포
② 킬러T세포가 바이러스가 기생한 세포에, 세포가 죽도록 유도하는 물질을 방출한다.
③
③
일련의 면역 기능에 의해 항원이 배제되면, 림프구의 서프레서 T세포가 면역 시스템을 억제해 공격이 종결된다.
외부 적이 침입하거나
암이 된 이상 세포
④
서프레서 T세포
NK세포
④ 림프구의 NK세포는 스스로의 판단으로 바이러스가 기생한 세포나 암이 된 세포를 공격한다(세포면역은 아니다).

Athletics Column

운동 습관이 있는 사람에게는 암의 발생이 적다

많은 연구에 의해 운동 습관이 있는 사람에게는 암의 발생이 적은 경향이 있다는 것을 알고 있다. 그 이유에 대해서는 명확하지는 않은 점도 많지만, 면역 기능과도 관계가 있는 것은 아닌가 생각되고 있다. 일상생활 속에서 최적의 운동을 계속하면 NK세포의 활성이 상승하거나, 림프구의 B세포나 T세포가 증가한다. 운동은 비만이나 동맥경화증 등의 생활습관병뿐만 아니라 암의 예방에도 효과가 있는 것 같다.

가슴샘과 지라의 작용

POINT
- 가슴샘은 림프구의 T세포를 성숙시킨다.
- 가슴샘에서 성숙한 T세포는 림프절이나 지라 등으로 이동해 간다.
- 지라의 백색속질은 림프구의 집합체로, 혈액 중의 항원을 감시한다.

성숙한 T세포는 림프절 등으로 이동한다

가슴샘은 심장의 전상방, 심장에서 나오는 큰 혈관 앞에 있다. 어린아이일 때에 발달해 사춘기 무렵에 가장 커지지만, 성인이 되면 나이가 듦에 따라 지방으로 바뀌어 위축되어 간다.

가슴샘의 작용은 림프구의 **T세포의 성숙**이다. 가슴샘에는 태아기에 골수 등에서 만들어진 **프레T세포**가 이동해 오고 있다. 프레T세포는 가슴샘 속에서 증식하고, 항원을 인식하기 위한 여러 가지 능력을 습득하고, 습득한 능력에 의해 **도움T세포**나 **킬러T세포** 등으로 성장한다. 그 과정에서 자기자신의 세포에 대해 강한 공격성을 갖게 된 것 등 면역을 담당하는 세포로서 부적격이라고 판단된 것은 죽어 간다.

성숙한 T세포는 가슴샘을 나와 **림프절**이나 **지라** 등으로 이동, 거기서 항원의 침입에 대비한다.

지라의 구조와 작용

지라는 왼쪽 위 복부의 등허리 가운데에 있는 콩팥과 비슷한 형태의 장기이다. 오래된 **적혈구**를 처리하거나, 혈액량의 조정에 관여하기 때문에 순환기이기도 하지만, 면역 기능에 깊이 관여하는 **림프 조직**이기도 하다.

지라는 0.5~1mm 정도의 **백색속질**과 그 주위를 둘러싸는 **적색속질**로 구성되어 있다. 백색속질은 **림프구**의 집합체로, B세포의 덩어리인 지라소절 주위를 T세포가 메우고 있다. 백색속질은 혈류를 감시해 흘러오는 항원을 붙잡아 이것을 격퇴하는 작용을 하고 있다.

시험에 나오는 어구

가슴샘
심장의 위, 대혈관의 앞, 복장뼈의 안쪽 측에 위치하는 장기이다. 여기에서 성숙해 여러 가지 능력을 습득한 림프구를 T세포라고 부른다.

지라
왼쪽 위 복부의 등허리 가운데에 있는 누에콩과 같은 형태의 장기이다. 순환기이기도 하지만, 면역을 담당하는 림프 조직이기도 하다. 적색속질은 적혈구의 파괴에 관여하며, 백색속질은 면역 기능을 담당한다.

키워드

프레T세포
'프레'는 '앞의'라고 하는 의미이다. 골수에서 만들어진 미숙한 T세포로, 태아기에 만들어져 가슴샘으로 이동해 성숙을 기다린다.

메모

가슴샘의 피크
가슴샘은 성인의 경우 적출해도 특별히 문제는 생기지 않는다고 알려져 있다. 크기뿐만 아니라 그 작용도 사춘기가 피크라고 생각되고 있다.

가슴샘과 작용

태아기에 생긴 림프구의 프레T세포는 가슴샘으로 이동해, 여기서 증식, 성숙한다. 자기와 자기가 아닌 것을 판별하는 힘을 습득한 것이, 그 힘에 따라 도움T세포나 킬러T세포 등으로 성장하고 림프절이나 지라로 이동해 나가기를 기다린다.

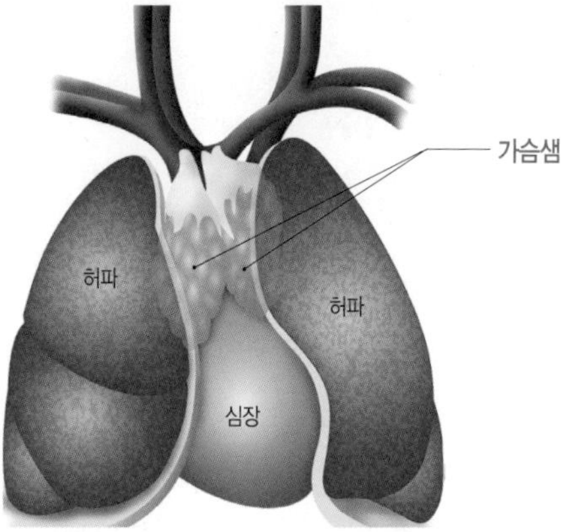

지라의 구조와 작용

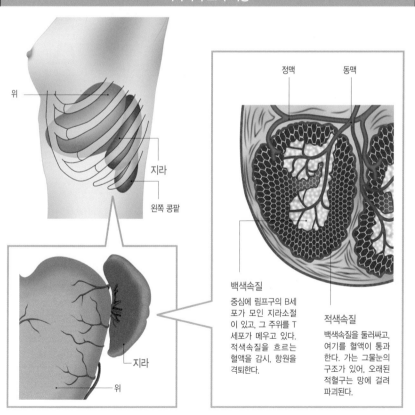

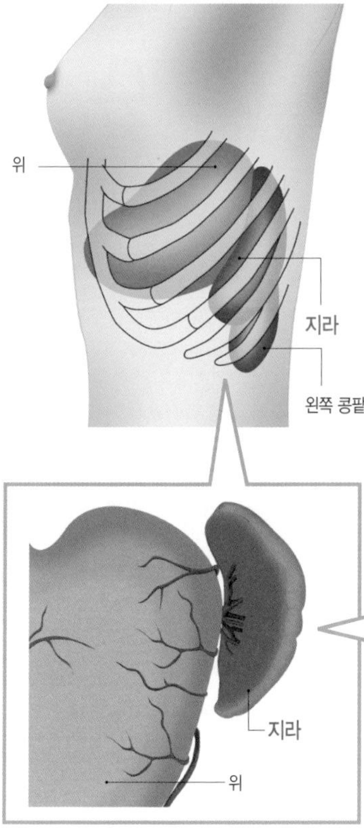

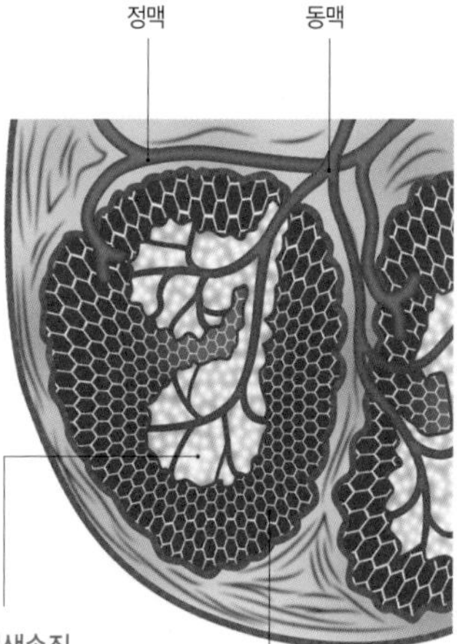

백색속질

중심에 림프구의 B세포가 모인 지라소절이 있고, 그 주위를 T세포가 메우고 있다. 적색속질을 흐르는 혈액을 감시, 항원을 격퇴한다.

적색속질

백색속질을 둘러싸고, 여기를 혈액이 통과한다. 가는 그물눈의 구조가 있어, 오래된 적혈구는 망에 걸려 파괴된다.

호흡이란

POINT
- 호흡이란 산소를 받아들이고, 이산화탄소를 버리는 프로세스이다.
- 허파에서의 가스 교환을 바깥호흡, 말초 조직에서의 가스 교환을 속호흡이라고 한다.
- 바깥호흡을 담당하는 코, 후두, 기관 · 기관지, 허파를 호흡기라고 한다.

호흡이란 무엇인가

사람은 **산소**가 없으면 죽게 된다. 심장을 움직여 뇌를 기능시키고, 뼈대근육을 움직여 음식을 소화 · 흡수하는 등의 생명활동은 모두 산소를 사용한 대사로 끄집어낸 에너지로 하고 있는 것이다. 또한 사람은 받아들인 산소를 저장해 두는 기능을 가지고 있지 않으므로 끊임없이 호흡을 해 산소를 받아들여야 한다.

호흡이란 생명의 유지에 꼭 필요한 산소를 외부에서 받아들이고, 대사에 의해 체내에서 발생한 **이산화탄소**를 버리는 프로세스인 것이다. 호흡에는 숨을 들이쉬고 내쉬는 호흡운동과 허파에 공기가 출입하는 **환기**, 또한 허파에서 공기로부터 혈액에 산소를 받아들이고 혈액에서 공기 중으로 이산화탄소를 버리는 가스 교환과 말초 조직에서 혈액으로부터 세포에 산소를 건네고, 세포로부터 혈액에 이산화탄소를 회수하는 가스 교환의 프로세스가 모두 포함된다. 허파에서 산소와 이산화탄소를 교환하는 것을 **바깥호흡**, 말초 조직에서 세포와 혈액 간에 산소와 이산화탄소를 교환하는 것을 **속호흡**이라고 한다.

코와 후두, 기관 · 기관지와 허파

바깥호흡을 하는 장기와 기관을 호흡기라고 한다. **코**, **후두**, **기관**과 **기관지**, **허파**가 호흡기이다. 그러나 호흡은 이들 호흡기만으로는 기능하지 않는다. 허파는 스스로 확장되거나 줄어들거나 하는 것이 불가능하므로 허파에 공기를 넣고 빼기 위해서는 갈비뼈와 복장뼈, 등뼈로 구성되는 가슴우리와 가로막, 갈비사이근, 배근육들 등 뼈대근육의 작용이 필요하다. 또한 산소와 이산화탄소를 운반하는 순환기의 작용도 중요하다.

시험에 나오는 어구

바깥호흡
허파에서 산소와 이산화탄소를 교환하는 것으로 호흡기나 흉부, 복부의 뼈대근육 등이 관여한다.

속호흡
말초의 조직에서 혈액과 세포 간에 이루어지는 가스 교환으로 순환기와 체액이 관여하고 있다.

키워드

환기
허파에 공기가 나가거나 들어오거나 하는 것이고, 가슴우리나 가로막의 움직임에 의해 이루어진다.

가스 교환
허파나 조직에서 산소와 이산화탄소를 교환하는 것으로 허파에서의 가스 교환을 바깥호흡, 조직에서의 가스 교환을 속호흡이라고 한다.

메모

호흡의 역할
호흡은 산소를 받아들일 뿐만 아니라, 체액의 산염기평형(P.130 참조)에도 관계하고 있다. 허파는 체액에 녹으면 산을 발생시키는 이산화탄소를 버림으로써 체액의 pH를 유지하고 있다.

바깥호흡과 속호흡

환기

허파에 공기가 나가거나 들어오거나 하는 것으로 가슴우리나 호흡근(P.152 참조)의 작용에 의한다.

바깥호흡

허파에서 이루어진다. 허파꽈리 내의 공기와 그 주위를 둘러싸는 모세혈관 내의 혈액 사이에서 이루어지는 가스 교환이다.

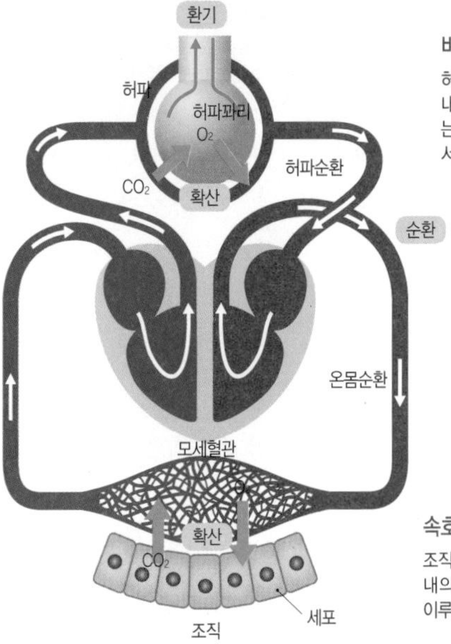

속호흡

조직에서 이루어진다. 모세혈관 내의 혈액과 세포의 사이에서 이루어지는 가스 교환이다.

호흡기의 구조

코털

코안뜰에 나 있다. 들어오는 공기에서 티끌이나 먼지를 제거한다.

위 · 중간 · 아래코선반

코안의 외벽에서 나와 있다. 이러한 구조에 의해 코안 내의 점막 표면적이 커지고, 가온, 가습의 효과를 높이고 있다.

후두덮개

입에서 식도로 들어가는 음식물이 기관에 들어가지 않도록 후두에 뚜껑을 덮는다.

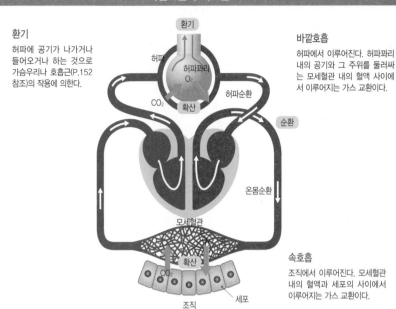

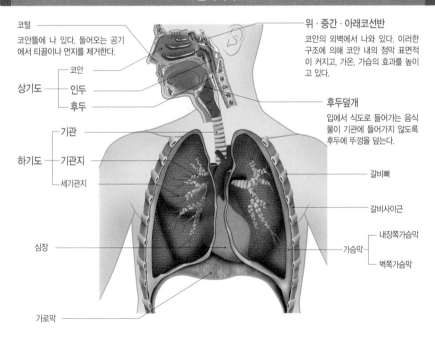

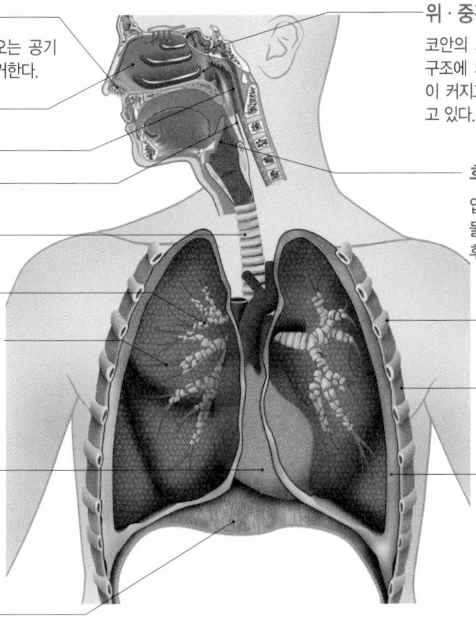

기도의 구조와 작용

POINT
- 공기가 지나가는 길이 되는 코, 인두, 후두, 기관, 기관지를 기도라고 한다.
- 기도의 내면을 덮은 점막은 공기를 가온 · 가습해 청정화한다.
- 기관과 기관지에는 관이 찌그러지지 않게 기관연골이 붙어 있다.

공기를 가습하고, 이물을 제거하는 상기도

호흡기 중 공기가 지나가는 길이 되는 부분을 **기도**라고 한다. 기도의 내면은 **점막**으로 덮여 있으며, 항상 습기를 띠고 있어 공기를 가습하고 먼지 등을 흡착해 제거하고 있다. 코안 내는 위 · **중간 · 아래코선반**에 의해 점막의 표면적이 커져 있으며, 효율적으로 공기를 가온 · 가습할 수 있게 되어 있다. 코안 입구의 안뜰에 나 있는 **코털**도 이물의 제거에 도움이 된다. 또한 코안의 이물은 재채기에 의해, 인두나 후두의 이물은 기침에 의해 날려 제거되는 구조로 되어 있다.

코안 속의 인두는 **코인두**, **입인두**, **후두인두**로 나누어지며, 후두인두 앞쪽의 **후두**는 기관에 이어져 있다. 후두인두에서는 코에서 나오는 공기와 입에서 들어오는 음식물이 교차한다. 그렇기 때문에 후두에는 음식물을 삼킬 때에 그것이 기도에 들어가지 않도록 뚜껑을 덮는 **후두덮개**가 붙어 있다.

기관과 기관지는 찌그러지지 않게 되어 있다

후두에서 이어지는 10cm 정도의 **기관**은 제5등뼈의 높이에서 좌우로 나누어지며, 그것을 **기관지**라고 한다. 기관과 기관지에는 관이 찌그러지지 않게 하기 위한 U자형의 **기관연골**이 둘러싸고 있어 주름 호스와 같이 되어 있다.

기관과 기관지의 벽에는 **민무늬근**의 층이 있으며, **자율신경계**에 의해 관의 굵기가 조절되고 있다. 또한 내면의 점막에 늘어서 있는 **섬모세포**는 많은 섬모를 움직여 점막 상에 분비되어 있는 점액과 거기에 붙잡힌 이물을 항상 후두 쪽으로 보내어 제거하고 있다.

시험에 나오는 어구

기도
공기가 지나가는 길이다. 코에서 후두까지의 상기도와 기관 · 기관지로 구성된 하기도로 나누어진다.

후두
후두에는 방패연골, 반지연골 등의 큰 연골이 있으며, 후두의 목뿔뼈와도 이어지고 튼튼한 구조를 만들고 있다.

기관지
기관지는 폐문부에서 허파로 들어가면 차례로 갈라지면서 가늘어져, 세기관지(직경 2mm 이하), 종말세기관지(직경 약 0.5mm), 호흡세기관지(직경 약 0.3mm), 허파꽈리관(직경 0.1mm)이 되고 그 끝에 허파꽈리가 붙는다.

메모

코안의 구조
코안에는 후각을 감지하는 감각기(P.96 참조)가 있다. 또한 후두에는 발성을 하는 성대가 있다(P.162 참조).

기관과 기관지

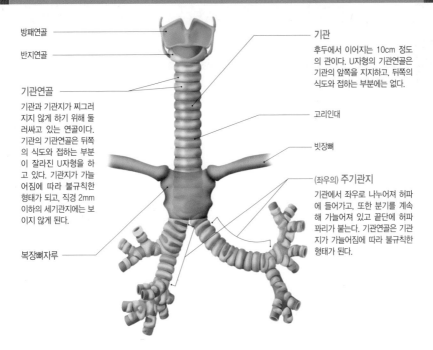

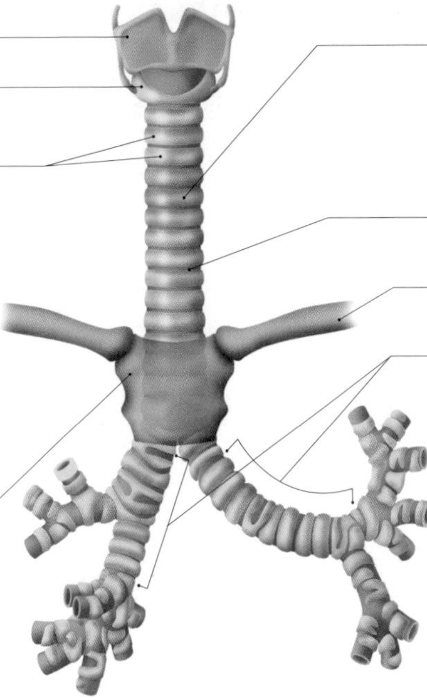

방패연골
반지연골
기관연골
기관과 기관지가 찌그러지지 않게 하기 위해 둘러싸고 있는 연골이다. 기관의 기관연골은 뒤쪽의 식도와 접하는 부분이 잘라진 U자형을 하고 있다. 기관지가 가늘어짐에 따라 불규칙한 형태가 되고, 직경 2mm 이하의 세기관지에는 보이지 않게 된다.
복장뼈자루
기관
후두에서 이어지는 10cm 정도의 관이다. U자형의 기관연골은 기관의 앞쪽을 지지하고, 뒤쪽의 식도와 접하는 부분에는 없다.
고리인대
빗장뼈
(좌우의) 주기관지
기관에서 좌우로 나누어져 허파에 들어가고, 또한 분기를 계속해 가늘어져 있고 끝단에 허파꽈리가 붙는다. 기관연골은 기관지가 가늘어짐에 따라 불규칙한 형태가 된다.

기관의 점막이 이물을 제거하는 구조

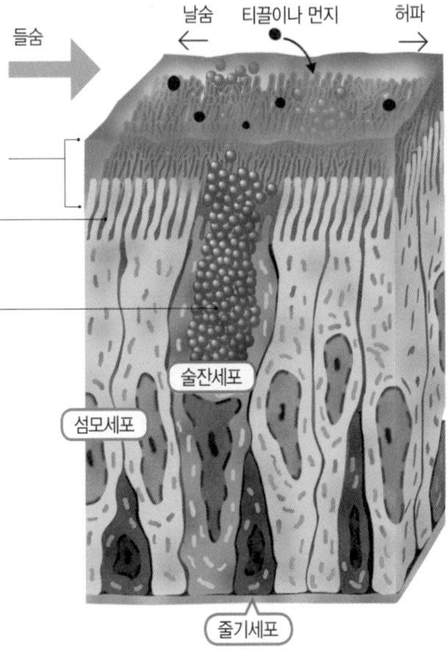

기관 점막에 있는 술잔세포는 점액을 분비한다. 점액과 거기에 붙잡힌 티끌 등의 이물은 섬모세포의 섬모가 움직여 후두쪽으로 보내어 제거된다.

호흡운동

POINT
- 허파에는 가슴안이 확장함으로써 수동적으로 공기가 들어간다.
- 바깥갈비사이근이 갈비뼈를 끌어올리면 가슴우리가 확대되고 공기가 흡입된다.
- 가로막이 수축하면 가슴안의 용적이 커지고, 공기가 흡입된다.

허파에 공기가 흡입되는 구조

허파 자체에는 능동적으로 확장해 공기를 흡입하는 힘이 없다. 허파를 둘러싸는 **가슴안**이 확대됨으로써 수동적으로 허파에 공기가 흡입되는 구조로 되어 있다. 이 가슴안을 확대하는 것은 **바깥갈비사이근**과 **가로막**이다.

바깥갈비사이근은 상하의 갈비뼈 사이에 바깥 위쪽에서 안쪽 아래를 향해 달리고 있다. 바깥갈비사이근이 수축하면 갈비뼈는 끌려올라가 **가슴우리**가 확대된다.

가로막은 **가슴안** 아래를 가로막기 위해 위치하는 돔형의 뼈대근육이다. 가로막이 수축하면 돔의 지붕이 내려가고, **가슴안**의 용적이 커져 허파에 공기가 흡입된다.

가슴우리의 확장에 의한 호흡을 흉식호흡, 가로막에 의한 호흡을 복식호흡이라고 한다.

호기는 자연스럽게 이루어진다

들이쉰 숨을 내뱉는 경우, 안정 시는 수축한 바깥갈비사이근이나 가로막이 **이완**, 확장한 가슴안이 원래대로 되돌아감으로써 이루어진다. 그러나 노력해서 강하게, 보다 많은 숨을 내뱉을 때는 바깥갈비사이근과 직교해 달리는 **속갈비사이근**을 사용해 갈비뼈를 끌어내려 가슴우리를 좁힌다. 또한 **배근육들**을 사용해 복부를 들이밀고, 간접적으로 가슴안을 좁혀 숨을 내뱉는다.

호흡운동에 관여하는 근육을 호흡근이라고 한다. 안정 시는 바깥갈비사이근과 가로막이 중심적인 역할을 하지만, 노력성의 호기는 속갈비사이근이나 배근육들, 노력성의 흡기는 목의 목빗근 등이 보조적으로 작용하고 있다.

시험에 나오는 어구

바깥갈비사이근
상하의 갈비뼈를 연결하는 뼈대근육 중 얕은층에 있는 것이다. 바깥 위쪽에서 안쪽 아래를 향해 달리며, 수축하면 갈비뼈를 확장하면서 끌어올린다.

가로막
가슴안과 배안을 사이에 두고 있는 뼈대근육. 체강의 내면에서 일어나고, 중심의 중심 힘줄로 모인다. 수축하면 돔 모양의 지붕이 내려가고, 가슴안이 확대된다. 망치뼈에 가까운 부분에는 대동맥이 가로지르는 대동맥구멍, 대정맥이 가로지르는 대정맥구멍, 식도가 가로지르는 식도구멍이 있다.

키워드

가슴안
갈비뼈, 복장뼈, 등뼈로 구성되는 가슴우리와 흉부와 복부를 사이에 두는 가로막으로 둘러싸인 부분으로 허파 외에 기관 · 기관지, 심장, 대혈관 등이 들어가 있다.

호기
허파에는 탄성이 있어 수축하는 성질이 있다. 보통 호기는 주로 가슴안을 확장한 근육의 이완과 허파가 수축하는 것에 의해 이루어진다. 노력해서 강하게 숨을 내뱉을 때는 속갈비사이근이나 배근육들이 사용된다.

허파에 공기가 입출입하는(환기) 구조

스스로 확장할 수 없는 허파에는 바깥갈비사이근과 가로막의 작용으로 가슴안이 확장함으로써 공기가 흡입된다.

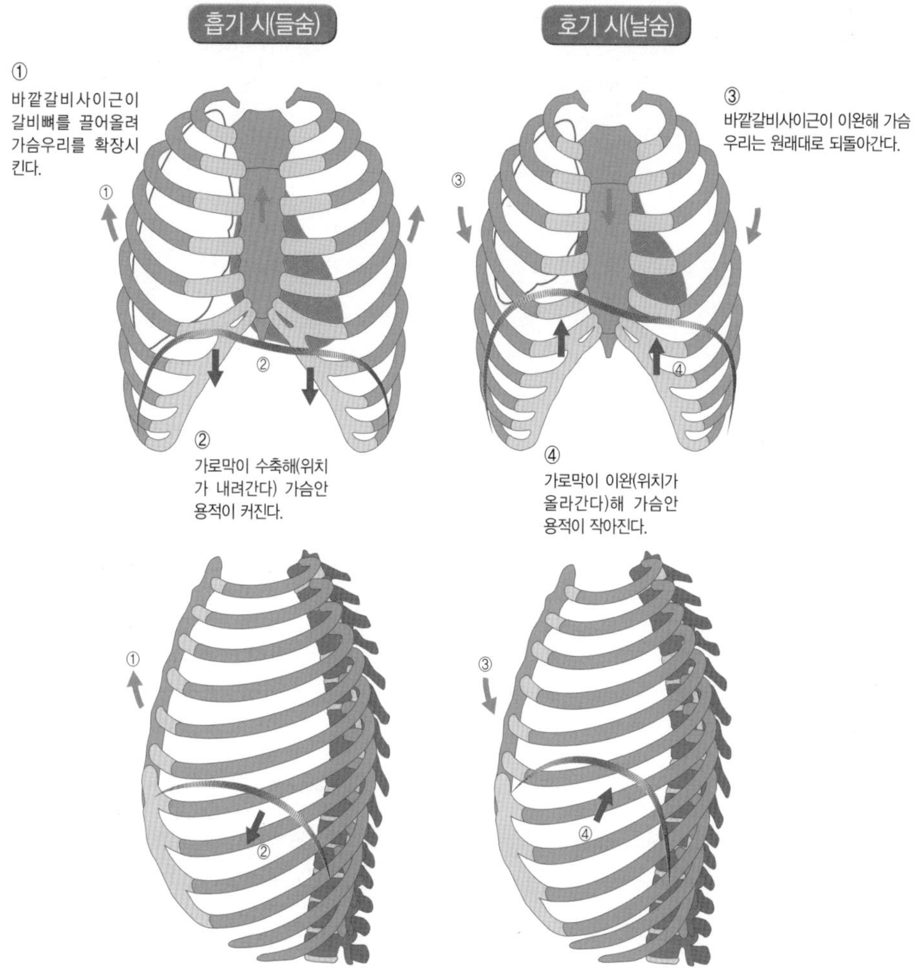

흡기 시(들숨)
호기 시(날숨)
①
바깥갈비사이근이 갈비뼈를 끌어올려 가슴우리를 확장시킨다.
③
바깥갈비사이근이 이완해 가슴우리는 원래대로 되돌아간다.
②
가로막이 수축해(위치가 내려간다) 가슴안 용적이 커진다.
④
가로막이 이완(위치가 올라간다)해 가슴안 용적이 작아진다.

column 몸을 일으키면 호흡이 편해지는 이유

가로막은 얇은 막이 아니라, 두께가 있는 뼈대근육이다. 어느 정도의 무게가 있으므로 상반신을 일으키면 가로막이 스스로의 무게로 내려가고, 자연스럽게 가슴안이 확장된다. 천식이나 심부전 등으로 호흡이 힘들 때는 누워 있는 것보다 상체를 일으키는 쪽이 호흡은 편하게 된다.

허파꽈리의 구조와 가스 교환의 구조

POINT

- 허파에서 가스 교환은 직경 0.1mm 정도의 풍선 모양의 허파꽈리에서 이루어진다.
- 허파꽈리에서 가스 교환은 확산이라는 물리적 현상에 의해 이루어지고 있다.
- 허파나 허파꽈리에는 찌부러지지 않게 하는 구조가 갖춰져 있다.

확산 현상에 의해 산소와 이산화탄소가 교환된다

20회 이상 갈라져 가늘어진 **기관지** 끝에 가스 교환을 하기 위한 **허파꽈리**가 붙어 있다. 허파꽈리는 직경 약 0.1mm의 작은 풍선으로, 많은 허파꽈리가 포도송이와 같이 연결된 구조를 하고 있으며, 그 주변을 모세혈관이 촘촘히 둘러싸고 있다. 허파꽈리는 전부 3~5억 개가 있으며, 허파꽈리와 모세혈관의 벽을 사이에 두고 **가스 교환**이 이루어지고 있다.

가스 교환은 **확산**이라는 물리적 현상에 의해 이루어진다. 확산이란 어떤 물질의 분자가 고농도 쪽에서 저농도 쪽으로 이동하는 현상이다. 산소는 농도가 **높은** 허파꽈리 내의 공기에서 농도가 **낮은** 모세혈관 내의 혈액으로 확산되어 적혈구 속의 헤모글로빈이 받아들인다. 이산화탄소는 주로 **혈장**에 녹은 형태로 운반되고, 농도가 **높은** 혈장에서 농도가 낮은 허파꽈리 내의 공기 쪽으로 확산한다.

허파꽈리는 수축하는 성질이 있지만 찌부러지지 않는다

허파꽈리는 입구가 닫혀 있지 않은 풍선과 같은 것으로, 자신의 탄력으로 수축하는 성질이 있기 때문에 그대로는 허파 전체가 찌부러져 버린다. 그것이 찌부러지지 않는 것은 항상 바깥 측으로 잡아당기는 힘이 작용하고 있기 때문이다. 허파는 안에 가슴막액이 들어간 주머니 모양의 **가슴막**(P.149 아래 그림 참조)에 싸여 있으며, 가슴막이 가슴안의 내벽에 착 붙어서 허파를 바깥 측으로 잡아당기고 있는 것이다.

또한 허파꽈리의 벽에서는 **서팩턴트**라고 불리는 **표면활성제**가 분비되고 있다. 이 물질이 허파꽈리의 내면을 얇게 덮은 조직액의 **표면장력**을 약하게 함으로써 허파꽈리가 수축하게 되는 것을 방지하고 있다.

시험에 나오는 어구

확산
공기 중이나 수중 등에서 어떤 물질의 분자가 농도가 진한 쪽에서 흐린 쪽으로 퍼지는 현상이다. 이 현상에 의한 가스 교환에는 에너지가 사용되지 않는다.

서팩턴트
허파꽈리의 벽에 산재하는 세포에서 분비되는 표면활성제이다. 허파꽈리의 내면에 얇게 존재하는 조직액의 표면장력(표면적을 작게 하려고 하는 힘)을 약하게 하여 허파꽈리가 찌부러지는 것을 방지한다.

키워드

가슴막
허파를 둘러싸는 2중의 막으로, 가슴벽에 붙는 바깥쪽의 막을 벽쪽가슴막, 허파 표면에 붙는 안쪽의 막을 허파쪽 가슴막이라고 한다. 2장은 허파 입구 부분에서 이어져 있으며, 실제로는 1개의 주머니이다. 안에는 허파가 움직일 때의 윤활제 역할을 하는 가슴막액이 들어가 있다.

메모

허탈
가슴막안은 항상 음압으로 되어 있다. 가슴막에 구멍이 뚫려 음압을 유지할 수 없게 되면 허파는 찌부러진다. 이 현상을 허탈이라고 한다.

허파꽈리의 구조

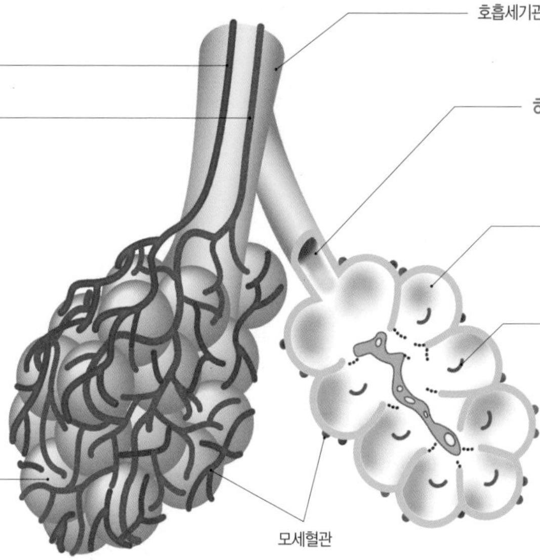

허파꽈리는 직경 0.1mm 정도의 풍선으로, 주위를 모세혈관이 둘러싸고 있다.

확산에 의한 가스 교환의 구조

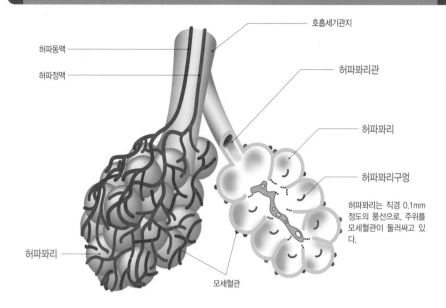

허파꽈리와 모세혈관 사이에, 확산에 의해 산소와 이산화탄소가 교환된다.

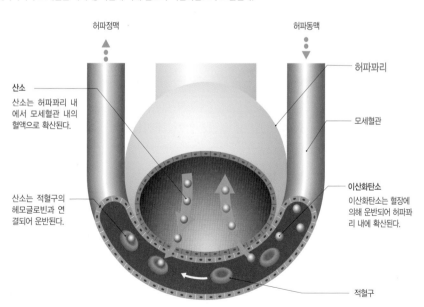

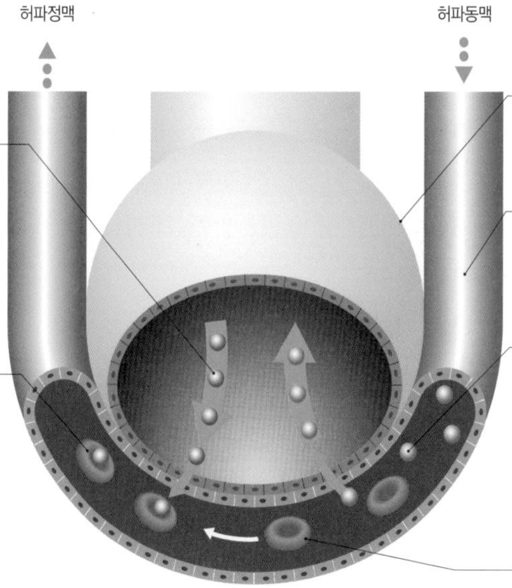

산소

산소는 허파꽈리 내에서 모세혈관 내의 혈액으로 확산된다.

산소는 적혈구의 헤모글로빈과 연결되어 운반된다.

이산화탄소

이산화탄소는 혈장에 의해 운반되어 허파꽈리 내에 확산된다.

혈액 중의 가스 분압

POINT
- 혈액 중의 산소와 이산화탄소의 가스 분압은 호흡의 기능을 나타낸다.
- 동맥혈의 산소 분압은 100Torr, 이산화탄소 분압은 40Torr이다.
- 정맥혈의 산소 분압은 40Torr, 이산화탄소 분압은 45Torr이다.

호흡 기능의 상태를 측정하는 혈액 가스 분압

혈액 중에 어느 정도의 산소나 이산화탄소가 있는지를 조사하면, 호흡 기능의 좋고 나쁨을 알 수 있다.

혈액 중의 산소나 이산화탄소의 농도는 **가스 분압**으로 나타낸다. 가스 분압이란 몇 가지 종류의 가스가 섞인 기체가 있을 때, 각각의 가스가 점하는 압력을 말한다. 예를 들면 1기압(760Torr)의 대기에서 전체의 79% 정도를 점하는 질소의 가스 분압은 약 600Torr, 전체의 21% 정도를 점하는 산소의 가스 분압은 약 160Torr이다. 대기 중에서는 이산화탄소가 매우 미량이므로 거의 0Torr이다. 가스 분압은 액체 중, 즉 체액 중에서도 동일하다고 할 수 있다.

사람의 경우, 질소는 전혀 이용하지 않으므로 이것을 고려할 필요는 없다. 중요한 것은 **산소**와 **이산화탄소**의 **가스 분압**이다.

산소 분압은 대기 중에서는 160Torr이지만, 허파꽈리 내에서는 혈액 중에서 방출된 이산화탄소와 수증기가 섞이기 때문에 약간 내려가 100Torr가 된다. 산소를 받아들인 동맥혈의 산소 분압(PaO_2)도 확산에 의해 허파꽈리 내와 혈액 중의 산소 농도가 동일해지기 때문에 100Torr이다. 말초에서 세포에 산소를 보내고, 이산화탄소를 받아들인 정맥혈의 산소 분압은 크게 내려가 약 40Torr가 된다.

이산화탄소 분압은 대기 중에서는 거의 0Torr이지만, 전신의 세포에서 대사에 의해 발생한 이산화탄소를 받아들여 온 정맥혈에서는 45Torr 정도로 높아져 있다. 그것이 허파꽈리에 운반되고, 확산에 의해 허파꽈리 내에 배출되면 약간 저하해 동맥혈에서는 40Torr 정도가 된다.

시험에 나오는 어구

가스 분압
분압은 혼합 기체 등에서 각각의 물질이 차지하는 압력을 말한다. 기체 중에서도 수중에서도 동일하다. 대기의 1기압은 760Torr이다.

혈중 산소 분압
혈액 중에 포함되는 산소의 분압을 말한다. 혈중 가스 분압을 나타낼 때는 pressure(프레셔)의 P를 붙여 PO_2라고 쓴다. 또한 동맥혈의 산소 분압은 PaO_2, 정맥혈의 산소 분압은 PvO_2이다.

키워드

Torr(토리첼리의 약자)
'토르'라고 읽는다. 물체의 압력을 나타내는 단위로, mmHg과 동일하다. 1기압은 760Torr이다. 현재는 생리학의 분야에서도 Torr가 사용되지만, 혈압에 대해서는 관습적으로 mmHg가 사용되고 있다.

메모

질소의 분압
사람은 질소를 이용하지 않기 때문에 질소의 분압은 어디에서나 변하지 않는다. 허파꽈리 내 등의 산소와 이산화탄소의 가스 분압의 합계가 질소를 제외한 160Torr가 되지 않는 것은 수증기가 섞이기 때문이다.

각 부의 산소 분압

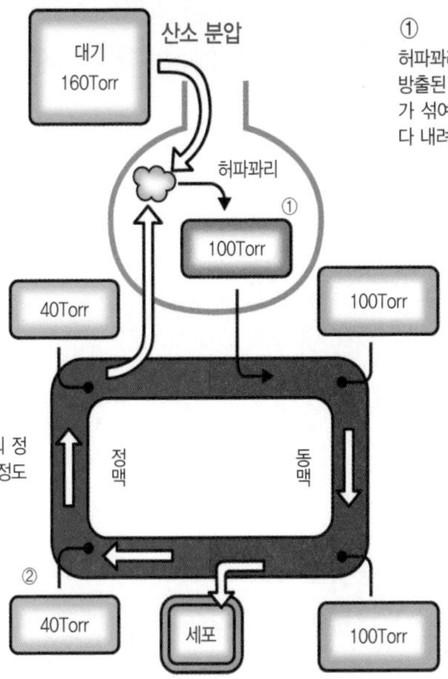

①
허파꽈리 내에서는 혈액에서 방출된 이산화탄소나 수증기가 섞여 산소 분압은 외기보다 내려간다.

②
조직에 산소를 보낸 후의 정맥혈 중에서도 40Torr 정도의 산소가 남아 있다.

각 부의 이산화탄소 분압

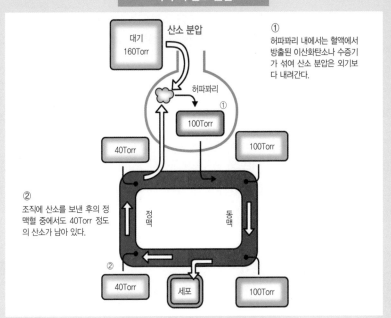

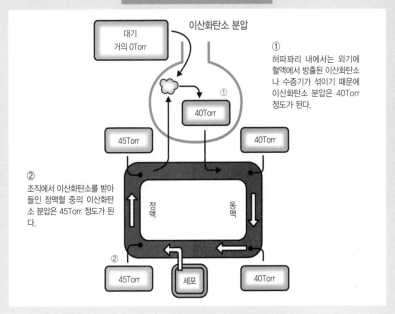

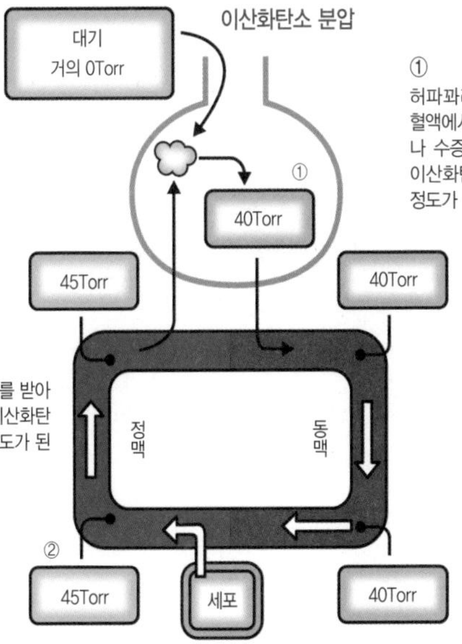

①
허파꽈리 내에서는 외기에 혈액에서 방출된 이산화탄소나 수증기가 섞이기 때문에 이산화탄소 분압은 40Torr 정도가 된다.

②
조직에서 이산화탄소를 받아들인 정맥혈 중의 이산화탄소 분압은 45Torr 정도가 된다.

허파 기능

POINT
- 허파 기능 검사는 허파와 기도, 호흡근이 환기를 하는 힘을 측정한다.
- 보통의 호흡 시와 최대 노력의 흡기와 호기의 상태를 측정한다.
- 최대 흡기에서 1초간에 내뱉을 수 있는 비율을 나타내는 1초율은 중요하다.

스파이로미터로 환기의 상태를 계측한다

혈액 중의 가스 분압(P.156 참조)은 **바깥호흡**과 **속호흡**의 기능을 종합적으로 알기 위한 지표이다. 한편 어느 정도의 공기를 내뱉거나 들이마시거나 할 수 있는지, 또는 어느 정도의 세기로 내뱉을 수 있는지 등 환기의 능력(허파 기능)을 아는 것도 중요하다.

허파 기능은 **스파이로미터(폐활량계)**로 측정한다. 코를 기구로 쥐고 입에 마우스피스를 물고 자연적인 호흡을 한 후, 최대의 노력으로 숨을 들이마시고 이어서 단숨에 내뱉는다. 그 상태를 나타낸 것이 **스파이로그램(폐용량곡선)**이다. 이 검사에서는 **기도의 저항성**을 관찰할 수 있다. 특히 내뱉기 시작한 1초간에 폐활량의 몇 % 정도를 내뱉을 수 있는지를 나타내는 **1초율**은 기관·기관지의 장애 유무를 알기 위해 중요한 지표가 된다.

■ 스파이로그램으로 알 수 있는 것

허파 기능 검사로 알 수 있는 양적인 지표는 다음과 같다.

① **폐활량** : 최대 흡기에서 최대 호기까지 내뱉을 수 있는 양

② **1회호흡량** : 안정 호흡에서 환기하고 있는 양

③ **흡기예비량** : 안정 흡기 위치에서 더 들이마실 수 있는 양

④ **호기예비량** : 안정 호기 위치에서 더 내뱉을 수 있는 양

⑤ **기능적 잔기량** : 안정 호기 위치에서 허파와 기도에 남아 있는 공기의 양

⑥ **잔기량** : 최대 노력으로 숨을 내뱉어도 허파와 기도에 남아 있는 공기의 양

시험에 나오는 어구

환기

호흡운동에 의해 허파에 공기가 들어가거나 나오거나 하는 것으로 혈액에 산소를 옮기는 작용은 포함하지 않는다. 허파 기능 검사는 환기의 능력을 측정하고 있다.

키워드

1초율

최대 흡기에서 가급적 빠르고 강하게 내뱉었을 때, 내뱉기 시작한 1초간에 내뱉을 수 있는 양을 1초량, 폐활량에 대한 1초량의 비율을 1초율이라고 한다. 70% 이상이 정상. 1초율이 낮은 경우, 기도의 저항이 높을 가능성이 높다.

%폐활량

표준 폐활량에 대한 실측 폐활량의 비율을 %폐활량이라고 한다. 80% 이상이 정상이며, 허파의 확장성을 나타내고 있다.

메모

죽은공간(사강)

보통의 호흡 시에는 1회의 호흡으로 500㎖ 정도의 환기를 하고 있다. 그 중의 100㎖ 정도는 인·후두나 기관, 기관지에 들어가지만 허파꽈리에는 도달하지 않아 가스 교환에 관여하지 않는다. 이것을 죽은공간(사강)이라고 한다.

허파 기능 검사와 폐용량곡선

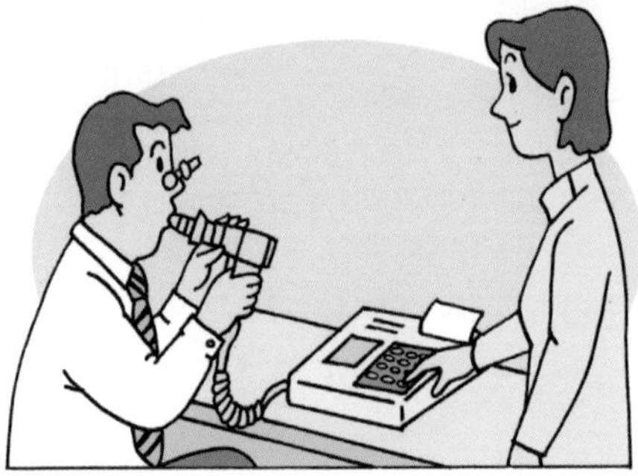

코를 기구로 쥐고 마우스피스를 물고 지시대로 호흡을 반복한다.

[폐용량곡선]

허파 기능 검사에서 흡기와 호기의 상태를 그림으로 나타낸 것이다. 동일한 검사 결과로부터 흡기와 호기의 스피드 변화를 나타낸 플로 볼륨 곡선을 그려, 질환의 진단에 도움을 줄 수 있다.

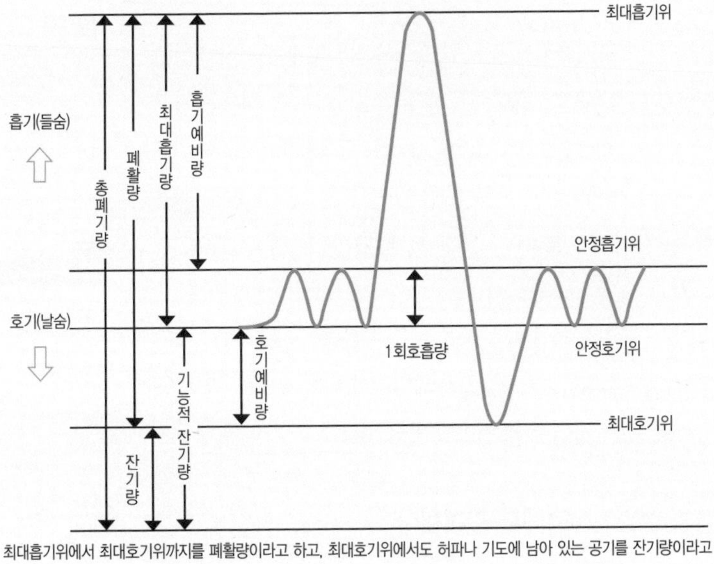

최대흡기위에서 최대호기위까지를 폐활량이라고 하고, 최대호기위에서도 허파나 기도에 남아 있는 공기를 잔기량이라고 한다.

Athletics Column

운동선수와 폐활량

운동선수는 일반인에 비해 폐활량이 많은 경향이 있다. 체격이 큰 사람이 많은 것도 하나의 원인이지만, 그것만이 아니라 호흡근이 발달해 있기 때문이다. 트레이닝에 의해 환기를 위해 사용되는 갈비사이근이나 가로막, 그것을 보조하는 목의 근육이나 배근육들이 단련됨으로써 환기의 능력이 향상되는 것이다.

호흡의 조절

POINT
- 호흡운동의 명령을 내는 것은 숨뇌의 호흡중추이다.
- 기관지나 호흡근의 상태, 혈중 산소 농도 등이 호흡중추를 자극한다.
- 이산화탄소의 배출량을 조절함으로써 체액의 산염기평형에 관계된다.

기본적인 호흡중추는 숨뇌에 있다

호흡은 자신의 의사로 멈출 수 있는 **수의운동**이다. 그렇다고 해도 보통은 들이마시거나 내뱉거나를 의식적으로 하고 있는 것은 아니며, 수면 중에도 호흡은 멈추지 않는다. 즉, 호흡은 불수의한 운동이기도 한 것이다. 이와 같이 호흡운동은 호흡근이 수의운동과 반사에 의한 불수의운동으로 컨트롤되고 있다.

기본적인 호흡의 중추는 **숨뇌**에 있다. 호흡이 정상으로 이루어지고 있는지, 산소가 부족하지 않은지 등 호흡의 상태를 판정하기 위한 정보는 기관지의 민무늬근에 있는 **신전수용기**와 호흡근에 있는 **근육방추**(P.38 참조), 목동맥이나 대동맥, 숨뇌에 있는 혈중의 산소와 이산화탄소의 농도와 pH를 감지하는 **화학수용기** 등에서 **숨뇌**로 보내진다. 숨뇌는 이들 정보를 통합해, 호흡근을 자극하는 명령을 내고 있다.

또한 **다리뇌**에는 호흡의 리듬을 조절하는 중추가 있어, 숨뇌에서 내는 명령을 조정하고 있다. 그리고 호흡운동은 감정적인 변화나 발열, 운동 등에 따라 대뇌, 시상하부, 소뇌 등의 영향도 받고 있다.

호흡은 체액의 산염기평형에도 관계된다

호흡은 체액에 녹으면 산을 발생시키는 이산화탄소를 배출함으로써 체액의 **산염기평형**(P.130 참조)에도 관계되어 있다. 예를 들면 체액이 아시도시스가 되면 호흡을 빠르게 해 이산화탄소를 많이 버리고 체액의 pH를 올린다.

시험에 나오는 어구

숨뇌
숨뇌에는 호흡만이 아니라 심장이나 혈압 등 생명 활동의 중추가 있다. 호흡운동은 숨뇌 위의 다리뇌나 그 위의 사이뇌, 시상하부, 대뇌, 소뇌 등의 조절도 받는다.

호흡중추
숨뇌에 있으며, 호흡의 운동, 즉 들이마시고 내뱉고 하는 운동의 명령을 내는 중추이다. 호흡의 리듬 조정은 다리뇌에 있는 호흡조절중추가 한다고 생각되고 있다.

키워드

산염기평형
체액의 pH는 7.35~7.45 사이로 유지된다. 산염기평형은 어떠한 이유로 pH가 변화했을 때, 그것을 보정해 정상 범위로 유지하기 위한 작용이다. 혈액에 의한 완충 작용이나 소변에 의한 조절, 호흡에 의한 조절이 있다.

메모

호흡과 이산화탄소
호흡 상태가 나빠서 이산화탄소를 충분히 배출할 수 없으면, 이산화탄소가 체액에 녹아서 생기는 산이 증가해 호흡산증이 된다. 반대로 흥분 등으로 이산화탄소를 너무 내뱉으면, 체내의 산이 줄어 호흡알칼리증이 된다.

호흡 상태의 수용기와 호흡의 조절

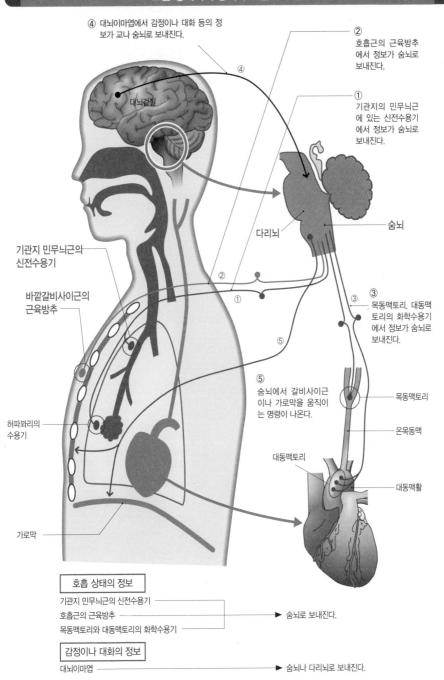

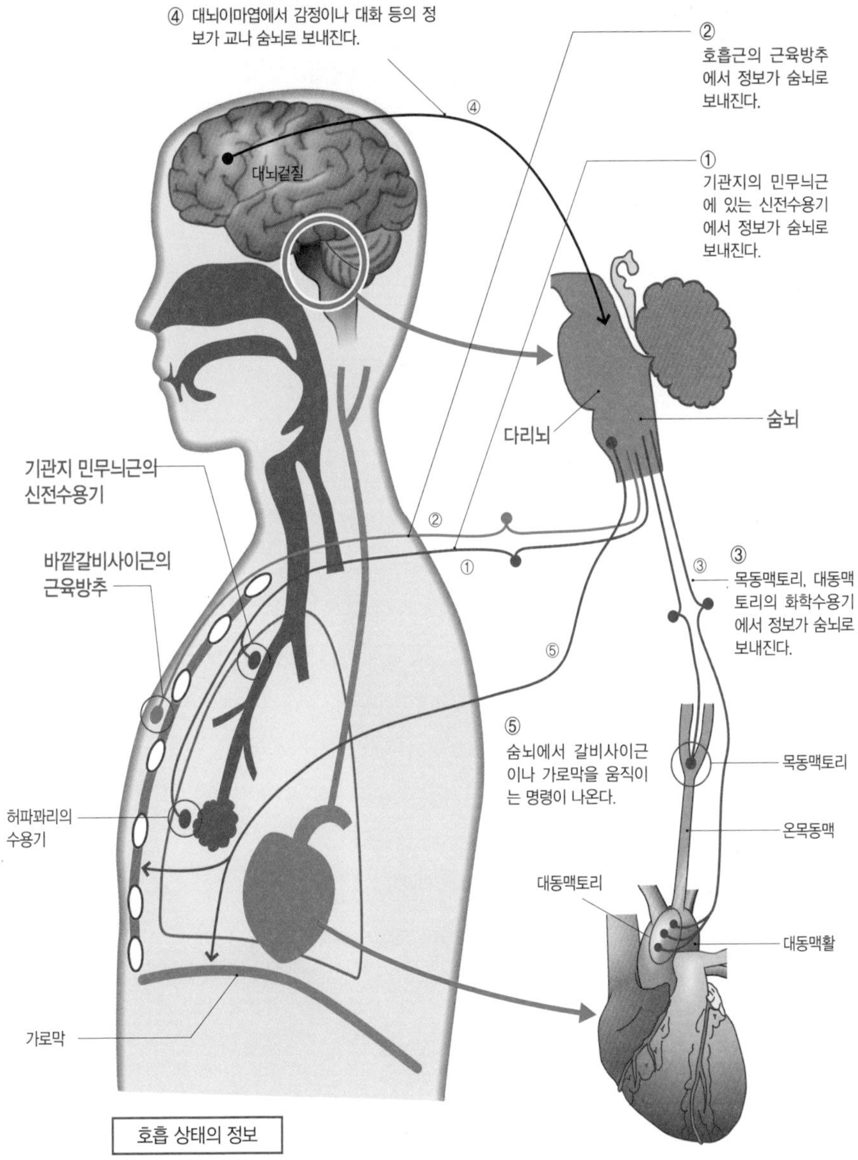
④ 대뇌이마엽에서 감정이나 대화 등의 정보가 교나 숨뇌로 보내진다.
② 호흡근의 근육방추에서 정보가 숨뇌로 보내진다.
① 기관지의 민무늬근에 있는 신전수용기에서 정보가 숨뇌로 보내진다.
대뇌겉질
④
다리뇌
숨뇌
기관지 민무늬근의 신전수용기
바깥갈비사이근의 근육방추
②
①
③
③ 목동맥토리, 대동맥토리의 화학수용기에서 정보가 숨뇌로 보내진다.
⑤
⑤ 숨뇌에서 갈비사이근이나 가로막을 움직이는 명령이 나온다.
허파꽈리의 수용기
목동맥토리
온목동맥
대동맥토리
대동맥활
가로막

호흡 상태의 정보

기관지 민무늬근의 신전수용기
호흡근의 근육방추 → 숨뇌로 보내진다.
목동맥토리와 대동맥토리의 화학수용기

감정이나 대화의 정보

대뇌이마엽 → 숨뇌나 다리뇌로 보내진다.

발성의 구조

POINT
- 성대를 진동시켜 낸 소리를 코와 후두에서 공명시켜 입으로 말을 한다.
- 소리의 높이는 성대를 긴장시키는 정도를 바꾸어 조정한다.
- 성대의 기능은 미주신경의 가지인 되돌이후두신경이 지배하고 있다.

성대를 진동시켜 소리를 내고, 혀나 입술로 말을 한다

발성은 **후두**에 있는 성대에서 한다. 성대는 후두에 있는 주름으로, **성대주름**과 그 위의 **안뜰주름**(전정주름)으로 구성되어 있다. 어느 주름에나 중심에는 인대가 들어가 있다. 좌우 성대 사이의 틈새를 **성대문틈새**, 성대와 성대문틈새를 합쳐서 **성대문**이라고 한다.

호흡을 하고 있을 때, 성대문은 **열려** 있다. 목소리를 낼 때는 뼈대근육을 사용해 성대문을 좁히고, 거기에 호기를 내보내면 성대를 진동시켜 소리를 낸다. 소리의 높이(주파수)는 성대문이 **열리는 방식**을 바꿔 성대주름의 진동수를 변화시킴으로써 조절한다.

성대를 진동시켜 낸 소리는 후두나 인두, 입안, 코안에서 공명시키고, 또한 혀와 입술, 물렁입천장 등을 움직여 의미 있는 말을 한다.

단, 's', 'k' 등의 마찰음이나 'p' 등의 파열음은 성대의 진동은 사용하지 않고 표현하고 있다. 이러한 소리를 **무성음**이라고 한다.

성대의 기능은 미주신경의 가지가 지배하고 있다

성대의 운동이나 감각은 제Ⅹ뇌신경(P.72 참조)인 **미주신경**에서 갈라진 **되돌이후두신경**이 지배하고 있다. 되돌이후두신경은 숨뇌에서 경부, 흉부로 하행한 미주신경에서 갈라지고, 흉부의 큰 혈관을 감고 돌아가 상행하고, 후두에 분포하고 있다. 그렇기 때문에 허파나 대동맥 등 병에 의해 신경이 압박되면, 성대가 잘 움직이지 않게 되어 목소리가 쉬는 애성이 생기는 경우가 있다.

시험에 나오는 어구

성대
성대주름과 그 위의 안뜰주름으로 구성된다. 성대를 긴장시켜 성대문을 좁히면, 호기가 지나갈 때에 성대가 진동해 소리가 나온다.

되돌이후두신경
성대의 기능을 지배하는 신경으로 제Ⅹ뇌신경 미주신경의 가지이다. 흉부로 내려가는 신경에서 갈라지고 반전해 후두로 올라가고 있다.

키워드

애성
목소리가 쉬는 것으로 되돌이후두신경의 장애에 의한 성대마비나 성대폴립 등에서 생긴다.

메모

목소리와 근육
성대를 움직이기 위해서는 후두의 방패연골과 반지연골, 그 주위의 연골 사이에 붙는 반지방패근, 뒤반지모뿔근 등의 작은 뼈대근육을 사용한다.

코곁동굴에서 반향
머리뼈의 이마뼈나 위턱뼈 등 속에 있는 코곁동굴도 소리를 반향시켜 발성을 돕는 작용이 있다고 생각되고 있다.

후두와 성대의 구조

후두와 성대를 뒤에서 본 그림이다. 성대는 위의 안뜰주름(전정주름)과 아래의 성대주름으로 구성되며, 좌우 주름 사이의 틈새를 성대문틈새라고 한다.

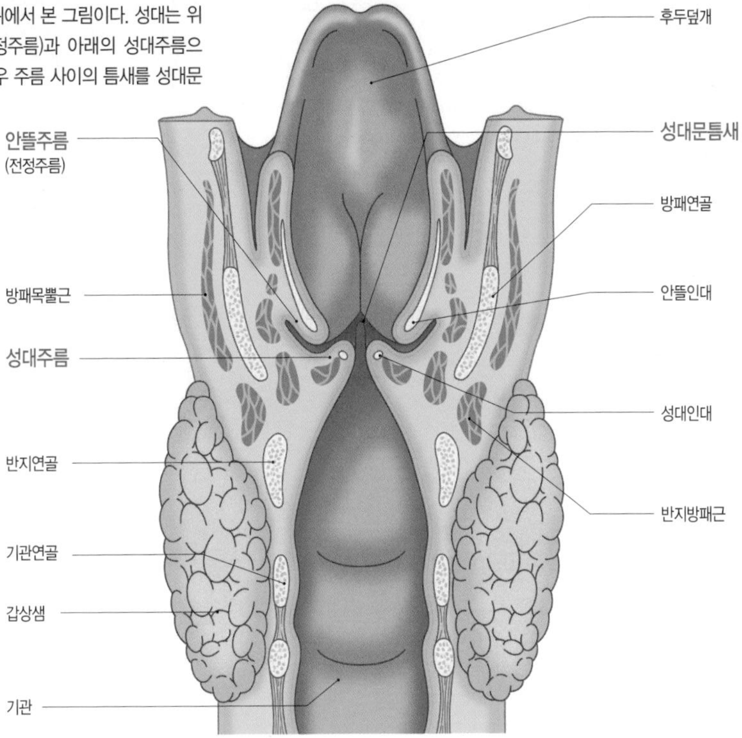

호흡할 때와 발성할 때의 성대

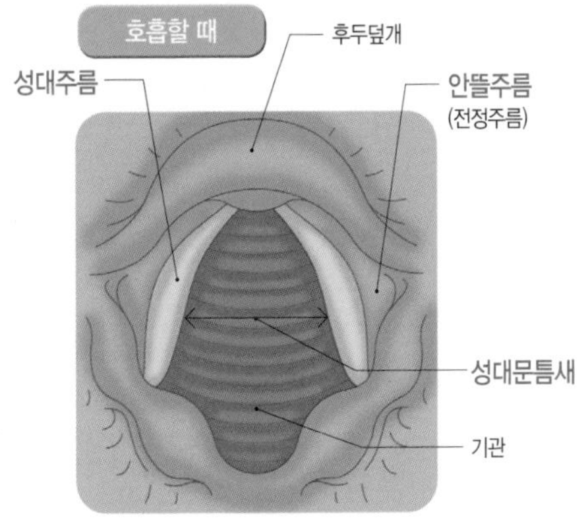

보통 호흡을 하고 있을 때 성대는 느슨해지고,성대문이 열려 있다.

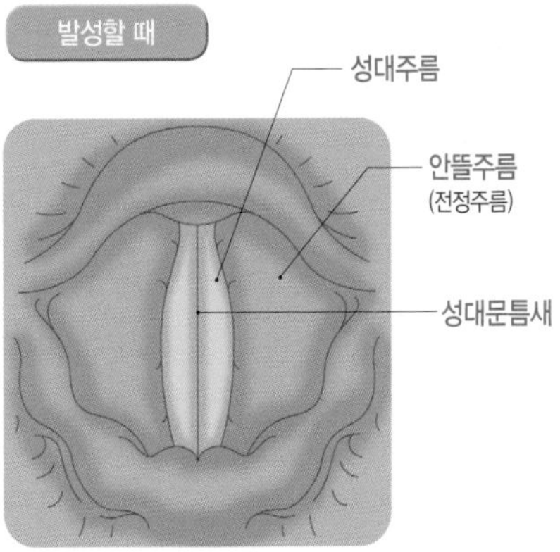

발성할 때는 성대문을 좁히고, 여기를 통과하는 호기에 의해 성대주름을 진동시켜 소리를 낸다.

저작과 구강 내 소화

POINT
- 음식물이 통과하는 입에서 항문까지를 소화관이라고 한다.
- 입에서는 이로 음식물을 씹어서 잘게 해 소화하기 쉽게 한다.
- 침에 포함된 아밀레이스에 의해 녹말을 맥아당으로 소화한다.

소화기란

사람은 몸에 필요한 영양소를 음식물을 먹어 받아들이게 된다. 이를 위해 일하는 장기나 기관이 **소화기**이다. 특히 음식물이 통과하는 1개의 관인 입, 인두, 식도, 위, 작은창자, 큰창자는 **소화관**이라고 불린다. 또한 소화액을 분비하거나, 받아들인 영양소를 저장, 가공하는 작용을 하는 **이자**, **쓸개**, **간**도 소화기이다.

음식물을 저작해 잘게 만든다

소화란 음식물을 영영소로서 흡수 가능한 작은 분자로 분해하는 것이다. 입안에서는 이로 씹어 음식물을 잘게 하는 **기계적 소화**와 침에 포함된 소화효소에 의해 **화학적 소화**를 한다. 또한 턱관절을 움직여 상하의 턱뼈에 묻혀 있는 이로 음식물을 자르고, 찢고, 으깨는 것을 **씹기**라고 한다. 씹기근육에는 **깨물근**, **관자근**, **안쪽날개근**, **가쪽날개근**이 있으며, 모두 제Ⅴ뇌신경(P.72 참조) **삼차신경**의 가지가 지배하고 있다. 혀는 뼈대근육의 덩어리로 잘 움직이며, 음식물을 씹고 싶은 곳으로 움직인다.

침의 소화효소로 소화한다

3대 침샘인 **귀밑샘**, **혀밑샘**, **턱밑샘**에서 분비되는 침에는 **탄수화물**을 **맥아당**으로 분해하는 소화효소인 아밀레이스가 포함되어 있다. 밥 등을 오래 씹고 있으면 단맛을 느끼게 되는 것은 **아밀레이스**의 작용으로 녹말이 소화되어, 맛봉오리로 감지할 수 있을 정도의 작은 분자로 분해되기 때문이다.

시험에 나오는 어구

소화관
음식물이 통과하는 입에서 항문까지 1개의 관. 소화관의 내부는 외계와 이어져 있으며, 그 속에는 무수한 세균이 살고 있다.

소화
음식물을 흡수 가능한 분자로까지 분해하는 것이다. 씹거나 으깨거나 해서 잘게 하는 것을 기계적 소화, 소화효소에 의해 분해하는 것을 화학적 소화라고 한다.

키워드

씹기근육
상하의 이를 맞물거나, 입을 열거나 하는 운동을 하는 뼈대근육군이다. 안쪽 · 가쪽날개근에는 아래턱을 좌우로 움직이는 작용도 있다.

아밀레이스
탄수화물을 맥아당(말토스)으로 소화한다. 단, 음식물이 입안 내에 머무는 시간은 짧으므로 보통은 그다지 소화는 진행되지 않는다.

메모

미각을 감지
입안에는 혀 등의 점막에 있는 맛봉오리로 미각을 감지하는 작용도 있다(P.104 참조).

입안의 구조와 침샘

입안 내에 음식물이 들어오면 그 자극이 숨뇌의 침 분비 중추에 도달, 반사에 의해 침이 분비된다. 또한 음식물을 보거나 냄새를 맡는 것만으로 침이 분비되는 것은 과거의 경험이나 기억이 관계된 반사로, 이것을 조건반사라고 한다.

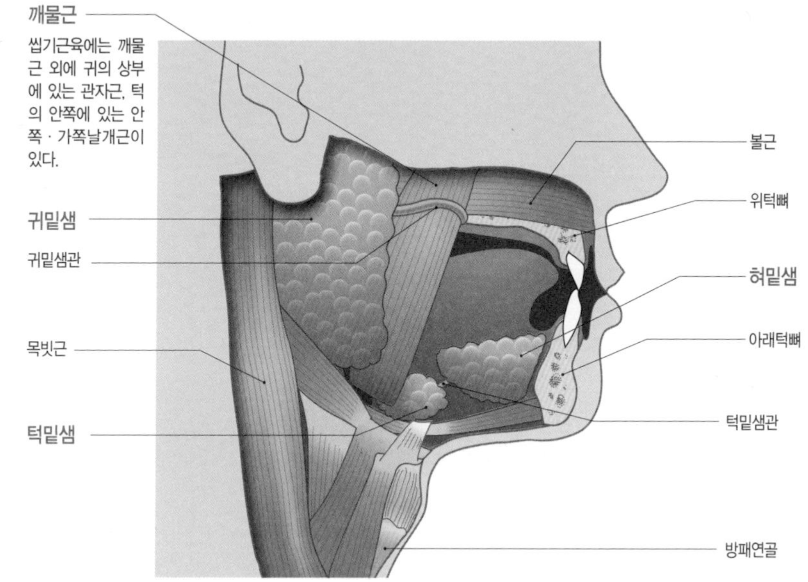

영구치와 각 이의 작용

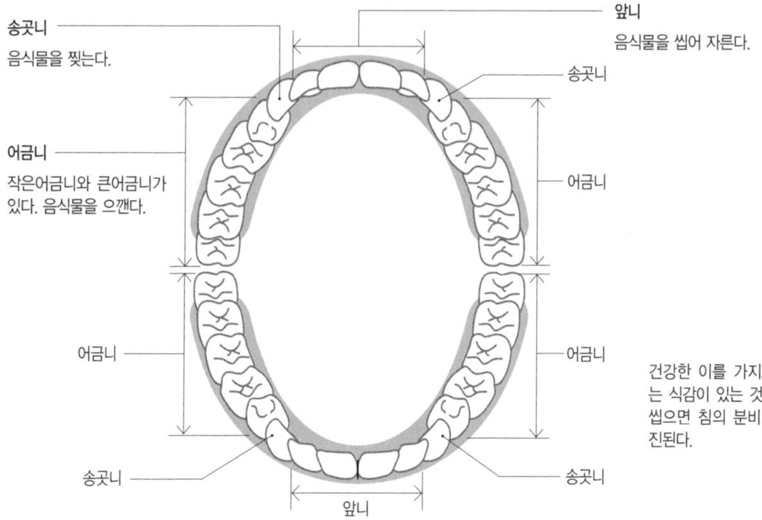

건강한 이를 가지고 씹는 식감이 있는 것을 잘 씹으면 침의 분비가 촉진된다.

삼킴의 구조

POINT

- 삼킴이란 입안 내에서 씹은 것을 삼키는 것이다.
- 삼킴의 프로세스는 구강기, 인두기, 식도기로 나누어진다.
- 구강기는 의사로 이루어지는 수의운동이지만, 인두기부터는 불수의운동이다.

삼킴의 프로세스는 3단계로 나누어진다

이로 잘게 쪼개고 침과 섞어 어느 정도 걸쭉하게 된 것을 식도로 삼키는 것을 **삼킴**이라고 한다. **삼킴**은 **구강기**, **인두기**, **식도기**의 3단계로 나눌 수 있다. 삼킴에서 중요한 것은 음식물이 식도 앞의 **후두**에서 기관으로 들어가지 않게 하는 것이다. 삼킴이 잘 되지 않아 음식물이 기도로 들어가 버리는 것을 **흡인**이라고 한다.

■ 삼킴의 흐름

삼킴은 이하와 같은 프로세스로 이루어진다.

① 구강기

음식물을 혀로 인두 쪽으로 보내는 움직임으로, 자신의 의사로 이루어지는 **수의운동**이다.

② 인두기

물렁입천장이 인두후벽에 붙고, 코안으로 이어지는 길을 막는다. 또한 혀에 의해 음식물이 더욱 안으로 보내진다. 목뿔뼈와 방패연골이 들림으로써 **후두덮개**가 후방으로 쓰러져 후두를 막거나, 혀와 인두 벽의 움직임에 의해 입안의 안이 막힌다. 음식물은 인두에서 식도 쪽으로 보내진다.

이 프로세스는 음식물이 인두에 들어왔다는 정보가 숨뇌와 다리뇌에 있는 **삼킴중추**에 전해져 일어나는 **삼킴반사**에 의해 이루어지는 **불수의**한 운동이다.

③ 식도기

음식물이 식도에 들어오고, 식도의 입구 부분이 닫힌다. 식도의 **연동운동**에 의해 음식물이 위에 보내진다.

시험에 나오는 어구

삼킴반사
음식물이 인두에 닿으면 그 자극이 숨뇌와 다리뇌의 삼킴중추에 보내지고, 삼키는 동작이 일어나는 것이다. 의사로는 컨트롤할 수 없는 불수의한 운동이다.

후두덮개
후두의 앞 벽에 붙은 뚜껑 모양의 것으로, 음식물이 후두에 들어오지 않게 한다. 안에는 연골이 있고, 목뿔뼈나 방패연골과 인대로 이어져 있다. 목뿔뼈와 방패연골이 들리면, 그에 따라 후하방으로 쓰러져 후두를 막는다.

키워드

연동운동 (P.168 참조)
소화관 전체에 있는 내용물을 앞으로 보내기 위한 운동으로, 벌레가 기어가는 것처럼 보여서 연동이라고 한다.

메모

흡인의 위험성
나이가 들거나 해서 삼킴이 잘 되지 않으면 음식물이 후두에서 기관으로 들어가 버리는 흡인을 일으킨다. 음식물과 함께 입안 내의 세균 등이 기관이나 기관지에 들어가 폐렴을 일으키는 것을 흡인성폐렴이라고 한다.

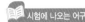

삼킴의 프로세스

① 구강기(수의운동)

혀로 음식물을 입안의 안쪽으로 보낸다.

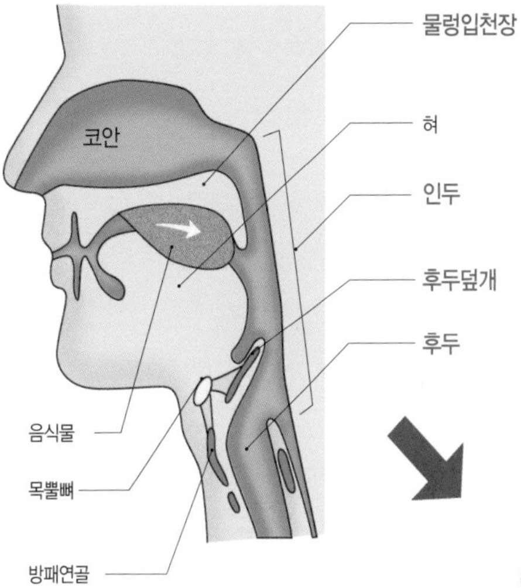

② 인두기(불수의운동)

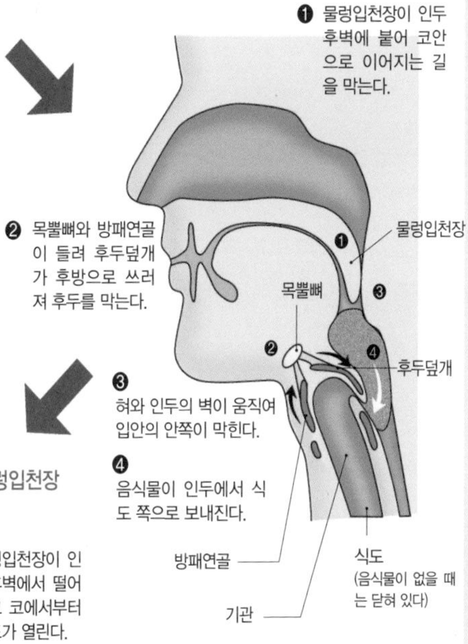

❶ 물렁입천장이 인두 후벽에 붙어 코안으로 이어지는 길을 막는다.
❷ 목뿔뼈와 방패연골이 들려 후두덮개가 후방으로 쓰러져 후두를 막는다.
물렁입천장
목뿔뼈
후두덮개
❸ 혀와 인두의 벽이 움직여 입안의 안쪽이 막힌다.
❹ 음식물이 인두에서 식도 쪽으로 보내진다.
방패연골
기관
식도
(음식물이 없을 때는 닫혀 있다)

③ 식도기

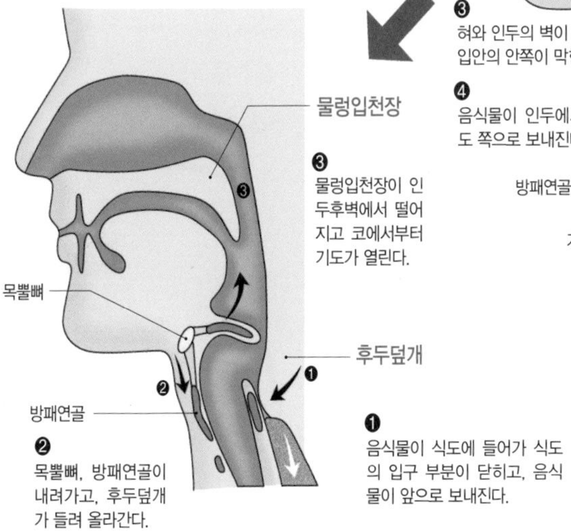

물렁입천장
❸ 물렁입천장이 인두후벽에서 떨어지고 코에서부터 기도가 열린다.
목뿔뼈
후두덮개
방패연골
❷ 목뿔뼈, 방패연골이 내려가고, 후두덮개가 들려 올라간다.
❶ 음식물이 식도에 들어가 식도의 입구 부분이 닫히고, 음식물이 앞으로 보내진다.

소화관의 운동

POINT
- 소화관은 스스로 움직이고, 내용물을 뒤섞어 앞으로 밀고 나간다.
- 연동운동은 소화관 전체에 보이는 운동이다.
- 특히 작은창자에서는 연동운동과 함께 분절운동이나 진자운동도 볼 수 있다.

거꾸로 서도 내용물은 앞으로 간다

식도 이하의 소화관 벽에는 **민무늬근**이 있고, 스스로 움직여 내용물을 앞으로 밀고 나가고 있다. 예를 들면 식도는 내용물이 통과할 뿐만 아니라, 내용물을 위 쪽으로 미는 힘을 가지고 있다. 이 작용이 있기 때문에 누운 상태라도, 예를 들면 거꾸로 서기를 해도 삼킨 것은 위까지 운반되어 가는 것이다.

소화관의 운동에는 **연동운동**, **분절운동**, **진자운동**이 있다. 그들은 소화관의 벽을 세로 방향으로 달리는 **세로근육**과 바퀴와 같이 둘러싸는 **돌림근육**에 의해 이루어지며, 내용물을 앞으로 보내는 동시에 휘저어 눌러 으깸으로써 **기계적 소화**를 진행하고, 뒤섞어 **화학적 소화**를 돕는다.

■ 소화관의 운동과 그 구조

소화관의 운동에는 다음과 같은 것이 있다.

① **연동운동**

- 소화관 전체에 공통적으로 보이는 운동이다.
- 내용물 앞쪽의 **돌림근육**이 이완하고, 뒤쪽의 **돌림근육**이 수축함으로써 내용물을 앞으로 보낸다.

② **분절운동**

- 주로 작은창자의 **회장**에서 활발한 운동이다.
- **돌림근육**의 수축과 이완이 이웃하는 장소에서 교대로 일어난다.

③ **진자운동**

- 주로 작은창자의 **공장**에서 활발한 운동이다.
- **세로근육**이 수축과 이완을 반복하는 주름상자가 늘었다 줄었다 하는 운동이다.

시험에 나오는 어구

연동운동
소화관 전체에 보이는 운동으로, 벌레가 기어가는 것 같은 움직임을 말한다. 내용물 앞쪽이 이완하고, 뒤쪽이 수축함으로써 내용물이 앞으로 보내진다.

분절운동
장의 이웃하는 부분에서 수축과 이완이 교대로 일어난다. 소화액과 내용물을 잘 휘젔기 위한 운동이며, 특히 작은창자에서 볼 수 있다.

키워드

빈창자와 돌창자
(P.176 참조)
샘창자에서 이어지는 부분으로 앞부분의 5분의 2가 빈창자, 나머지가 돌창자이다. 빈창자는 벽의 민무늬근이 두껍게 발달되어 있으며, 내용물을 보내는 것이 빠르다.

메모

소화관의 컨트롤
소화관의 운동은 자율신경계에 의해 컨트롤되고 있다. 부교감신경이 작용하면 촉진되고, 교감신경이 작용하면 억제된다.

연동운동

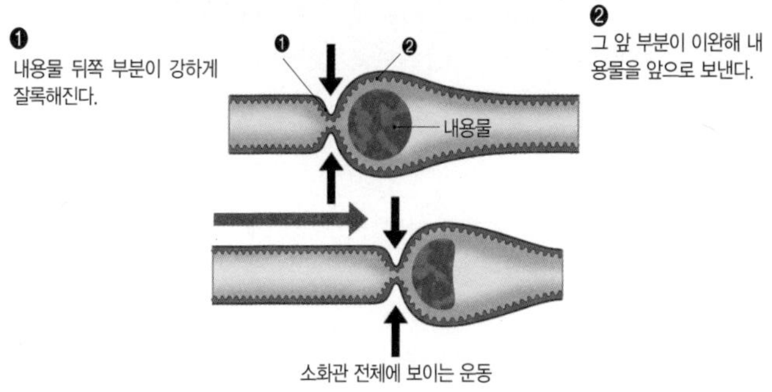

내용물 뒤쪽 부분이 강하게 잘록해진다.

분절운동

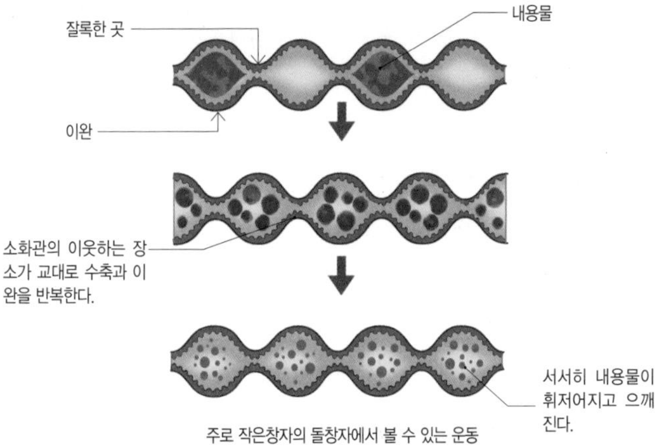

서서히 내용물이 휘저어지고 으깨진다.

진자운동

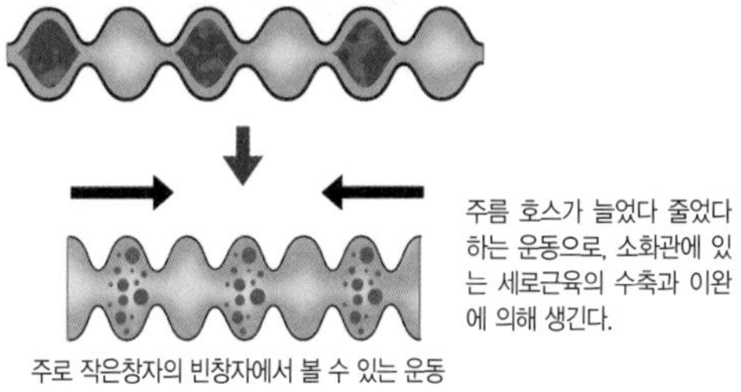

주름 호스가 늘었다 줄었다 하는 운동으로, 소화관에 있는 세로근육의 수축과 이완에 의해 생긴다.
주로 작은창자의 빈창자에서 볼 수 있는 운동

위의 소화

POINT
- 음식물은 위에 들어오면 일정 시간 머물고, 소화가 진행된다.
- 강한 연동운동과 위액에 의해 내용물은 걸쭉한 미음이 된다.
- 위벽은 강한 산과 단백질 분해효소로부터 몸을 보호하는 구조를 가진다.

강한 연동운동과 소화액으로 내용물을 걸쭉하게 한다

위는 소화를 진행하기 위해 내용물이 일정 시간 머무르는 주머니이다. 벽에는 **세로근육**과 **돌림근육**뿐만 아니라 **빗근육**의 층이 보이며, 활발하게 **연동운동**을 하고 있다.

음식물이 위에 들어오면 강한 연동운동이 일어난다. 잇따라 일어나는 연동운동은 내용물을 **날문** 방향으로 보내지만, 날문부분이 **날문조임근**에 의해 좁아지고 있으므로 대부분의 내용물은 위 속으로 되밀려와 위 속에서 뒤섞인다. 그리고 소화가 진행된 내용물은 조금씩 **샘창자**로 보내진다.

강산성의 위액과 위벽을 보호하는 점액

위벽에서는 pH2의 산(염산)이 분비되고 있다. 이 산은 **펩시노겐**을 단백질 분해효소인 **펩신**으로 변화시킨다. 위에 도달한 내용물은 산과 펩신에 의해 살균, 분해되어 걸쭉한 미음이 된다.

위의 점막이나 벽도 단백질이지만, 스스로가 분비하는 산이나 펩신에 의해 소화되어 버리는 일은 없다. 그것은 위 점막의 표면을 덮은 **점액**의 덕분이다.

위액을 분비하는 구멍을 **위샘**이라고 한다. 위샘의 얕은 부분에는 주로 점액을 분비하는 **점액목세포**가, 중간층에는 산을 분비하는 **벽세포**가, 깊은 곳에는 펩시노겐을 분비하는 **으뜸세포**가 있다. 우선 점액이 점막의 표면을 덮고, 그 위에 산과 펩시노겐이 분비되기 때문에 위벽이 산이나 소화효소로 녹아 버리는 일은 없다.

시험에 나오는 어구

위액
1일에 1.2~1.5ℓ 분비된다. 염산과 펩시노겐을 포함한다. 펩시노겐은 산의 작용으로 단백질 분해효소인 펩신이 된다.

키워드

미음
원래의 의미는 묽은 죽을 말한다. 위에서 걸쭉해진 내용물의 성상이 이것과 닮아서 미음이라고 불린다.

위의 점액
뮤신이라고 하는 당단백질로 고분자의 점성이 강한 물질이다. 위뿐만 아니라 다른 소화관의 표면에도 분비되고 있다. 오크라나 낫토 등의 끈적끈적한 것도 뮤신이다.

메모

위액의 산
위액의 산에 의해 대부분의 세균은 죽어 버린다. 그러나 강산의 바다 속에서도 자신의 주위에 알칼리성의 물질을 내서 생존할 수 있는 헬리코박터 파일로리라는 세균이 있다. 이 세균은 위염이나 위암 등의 발병과 관계가 있다고 생각되고 있다.

위의 연동운동

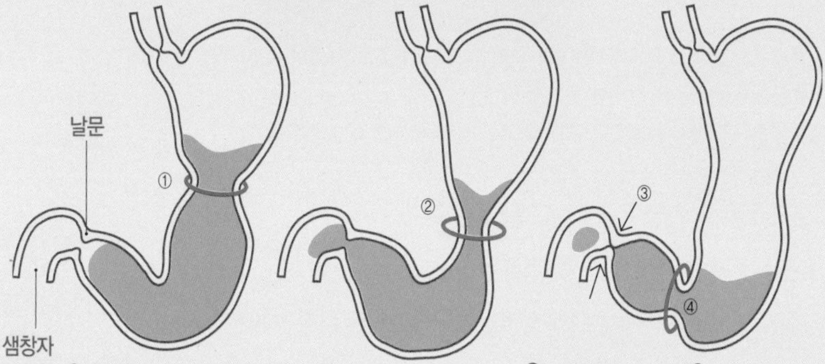

① 위에 음식물이 들어오면 위의 출구 방향으로 파도와 같이 전달되는 연동운동이 일어난다.

② 연동운동에 의해 내용물이 앞으로 나가고, 내용물이 조금씩 샘창자로 밀어내진다.

③ 연동운동이 날문에 도달하면 날문이 닫히고, 내용물이 위 속으로 되밀려진다.

④ 다음의 연동운동 파도에 의해 내용물은 뒤섞인다.

위샘의 구조와 분비물

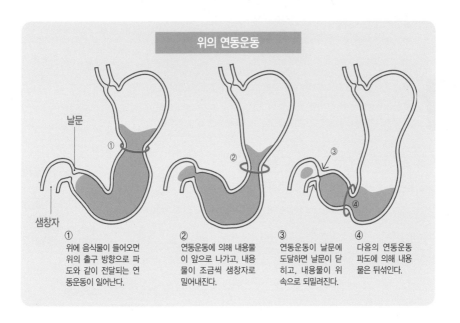

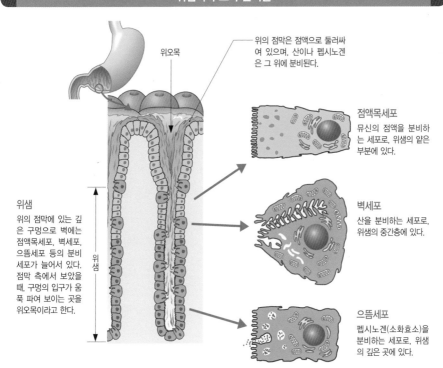

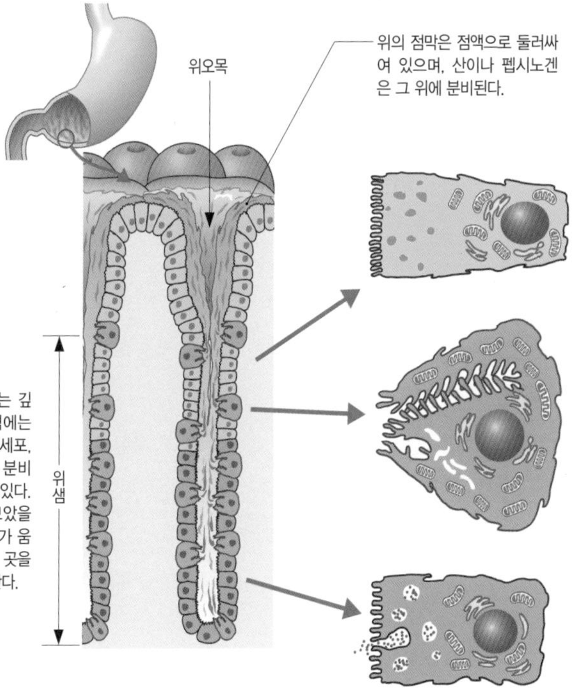

위의 점막은 점액으로 둘러싸여 있으며, 산이나 펩시노겐은 그 위에 분비된다.

위샘
위의 점막에 있는 깊은 구멍으로 벽에는 점액목세포, 벽세포, 으뜸세포 등의 분비세포가 늘어서 있다. 점막 측에서 보았을 때, 구멍의 입구가 움푹 파여 보이는 곳을 위오목이라고 한다.

점액목세포
뮤신의 점액을 분비하는 세포로, 위샘의 얕은 부분에 있다.

벽세포
산을 분비하는 세포로, 위샘의 중간층에 있다.

으뜸세포
펩시노겐(소화효소)을 분비하는 세포로, 위샘의 깊은 곳에 있다.

소화기계

쓸개와 쓸개즙 *gallbladder and bile*

POINT
- 쓸개는 간에서 만들어지는 쓸개즙을 일시 모아 두고, 농축하는 주머니이다.
- 쓸개즙은 지질의 흡수를 돕는 소화액인데, 소화효소는 포함되지 않는다.
- 샘창자 벽에서 분비되는 콜레시스토키닌이 쓸개즙의 분비를 촉진한다.

지질의 소화를 돕는 쓸개즙을 농축하는 쓸개

위에서 소화되어 걸쭉해진 미음은 샘창자에 조금씩 보내지고, 여기서 쓸개에서 나온 **쓸개즙**과 이자에서 나온 **이자액**이 섞인다. 쓸개즙과 이자액은 **알칼리성**으로, 산성의 미음을 중화하는 작용을 가지고 있다.

쓸개즙은 간의 세포에서 만들어지고, **간 내부의 쓸개관**에 의해 모아져 간의 하면에서 나오는 좌우의 **간관**에서 1개의 **온간관**에 들어간다. 샘창자로 가는 출구에 있는 조임근(오디조임근)이 닫혀 있으면, 쓸개즙은 **쓸개주머니관**에서 쓸개로 보내지고 여기서 나갈 때까지 대기한다. 쓸개즙은 쓸개에 모여 있는 동안에 수분이 빠져 **농축**된다.

샘창자의 점막에 미음에 포함된 **지질**이 닿으면, 샘창자의 벽에서 **콜레시스토키닌**이라는 소화관 호르몬이 분비된다. 이것이 **오디조임근**을 이완시키는 동시에 쓸개를 **수축**시켜 쓸개즙을 샘창자에 쏟는다. 쓸개즙은 1일에 600~800㎖ 분비되고 있다.

쓸개즙의 성분과 작용

쓸개즙에는 **쓸개즙염**, **빌리루빈**, **콜레스테롤**, **인지질**이 포함되지만, **소화효소**는 포함되어 있지 않다. 빌리루빈은 오래된 **적혈구**를 파괴해 꺼낸 **헤모글로빈**을 지라와 간에서 가공, 리사이클한 물질이다.

주성분인 쓸개즙염에는 **표면활성작용**이 있으며, 다른 성분과 함께 **지질**의 흡수를 돕는다. 지질을 유화시켜 **미포**(micelle)라고 불리는 입자로 만들고, 이자에서 나오는 이자액에 포함된 지질 분해효소가 작용하기 쉽게 한다.

시험에 나오는 어구

쓸개즙
간에서 만들어지며, 쓸개에서 농축된다. 알칼리성으로 쓸개즙염, 빌리루빈, 콜레스테롤 등을 포함한다. 지질의 흡수를 돕지만, 소화효소는 포함하지 않는다.

빌리루빈
적혈구에 포함된 헤모글로빈이 재료이다. 지라에서 오래된 적혈구가 파괴되면, 안의 헤모글로빈이 꺼내져 지라와 간에서 가공되어 빌리루빈이 된다.

키워드

콜레시스토키닌
소화관에서 분비되는 호르몬으로, 판크레오자이민이라고도 불린다. 샘창자 벽에 지질이 붙으면 분비되며, 쓸개를 수축시키고 오디조임근을 이완시킨다. 또한 이자액의 분비를 촉진하는 작용도 있다.

메모

담석증
콜레스테롤이나 빌리루빈 등의 쓸개즙 성분이 굳어서 돌이 되어, 막히거나 염증을 일으키는 병을 담석증이라고 한다. 특히 지질이 많은 식사 후에 심한 복통을 일으킨다.

간, 쓸개, 샘창자의 구조

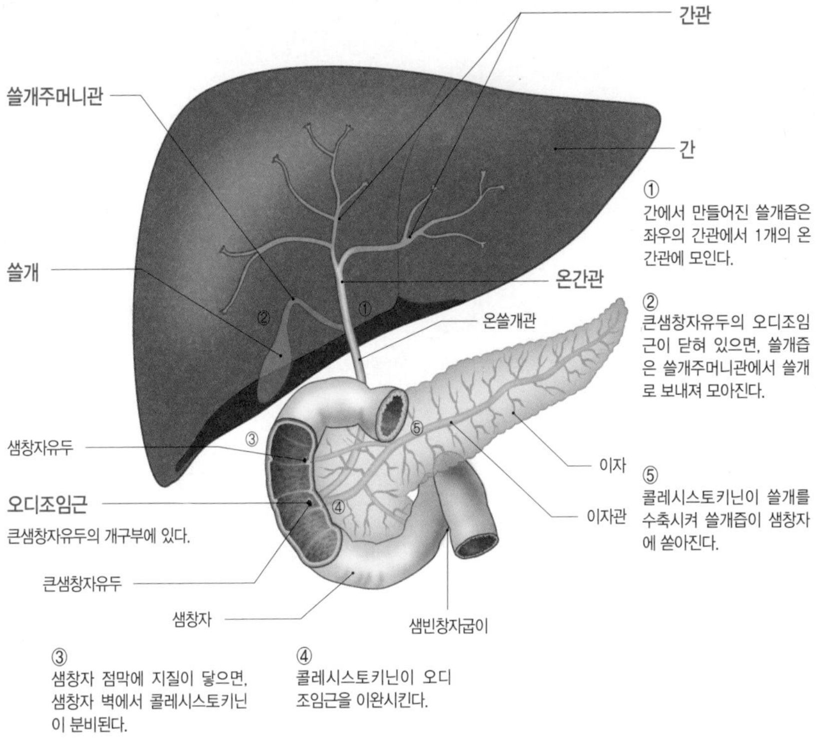

쓸개즙의 작용

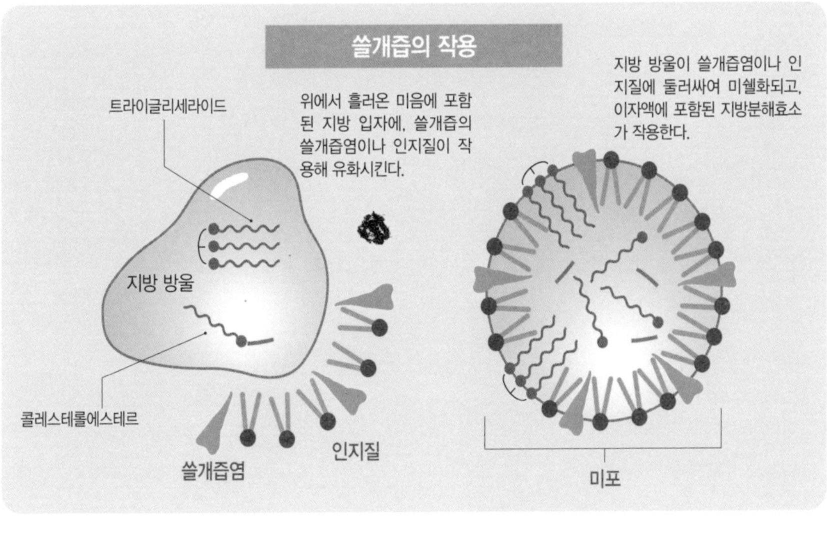

지방 방울이 쓸개즙염이나 인지질에 둘러싸여 미쉘화되고, 이자액에 포함된 지방분해효소가 작용한다.
트라이글리세라이드
위에서 흘러온 미음에 포함된 지방 입자에, 쓸개즙의 쓸개즙염이나 인지질이 작용해 유화시킨다.
지방 방울
콜레스테롤에스테르
인지질
쓸개즙염
미포

이자와 이자액 *pancreas and pancreatic juice*

POINT

- 이자는 강력한 소화액인 이자액을 분비하는 외분비기관이다.
- 이자액에는 당질, 단백실, 지질의 소화효소가 모두 포함된다.
- 이자액은 콜레시스토키닌의 작용으로 샘창자에 흘러 들어간다.

이자액은 강력한 소화액이다

이자는 당질을 분해하는 효소, 단백질을 분해하는 효소, 지질을 분해하는 효소를 모두 포함하는 강력한 소화액(오른쪽 페이지의 표 참조)인 이자액을 분비하고 있다. 이자액은 알칼리성으로, 쓸개즙과 함께 위에서 흘러오는 산성의 미음을 중화한다. 이자액은 1일에 약 1,500㎖ 분비되고 있다.

또한 이자는 혈당치를 조절하는 호르몬을 분비하는 내분비기관이기도 하다(P.220 참조).

이자액은 이자의 90%를 점하는 이자꽈리의 이자외분비세포에서 만들어진다. 이자외분비세포에서 만들어진 소화액은 이자꽈리 중앙의 공간에 분비되고, 분비관에 의해 모여져 간다. 최종적으로는 이자의 중심을 달리는 굵은 이자관에 들어가 샘창자에 흘러들어간다. 이자외분비세포의 이자액 분비는 샘창자 벽에서 분비되는 콜레시스토키닌(P.172 참조)이나 자율신경계의 부교감신경에 의해 촉진된다.

이자관은 쓸개의 온쓸개관과 합류해 샘창자로 열려 있다. 이 부분을 큰샘창자유두(파터팽대)라고 하며, 출구에는 오디조임근이 있다. 오디조임근은 콜레시스토키닌의 작용으로 열린다. 또한 이자관과는 별도로 덧이자관이 있는 경우가 있다.

이자액을 모으는 분비관의 벽을 구성하는 세포는 점액인 뮤신과 이자액을 알칼리성으로 하는 중탄산이온(HCO_3^-)을 분비한다. 이 분비는 샘창자의 점막에 위에서 흘러온 미음이 닿으면, 샘창자의 벽에서 분비되는 세크레틴이라는 소화관 호르몬에 의해 촉진된다. 세크레틴은 간의 쓸개즙 생성을 촉진하는 작용도 있다.

시험에 나오는 어구

이자액
당질 분해효소인 이자 아밀레이스, 단백질 분해효소인 트립신, 키모트립신 등, 지질 분해효소인 이자 리파아제, 포스포리파아제 등 많은 소화효소를 포함한다.

이자꽈리
이자외분비세포가 둥글게 늘어선 조직으로, 중앙에 공간이 있고 거기에서 분비관이 뻗어 있다. 이자외분비세포에서 분비된 이자액은 분비관에 의해 모여져 이자관에 들어간다.

키워드

점액인 뮤신
이자꽈리의 분비관 벽을 구성하는 세포는 점액인 뮤신을 분비한다. 이자액은 강력한 소화액이므로 그대로는 이자꽈리 자신이나 분비관의 벽도 소화시켜 버린다. 점액은 분비관의 벽 표면을 덮어 소화액이 자신들을 소화시키는 것을 방지하고 있다.

메모

랑게르한스섬
이자에서 호르몬을 분비하고 있는 것은 이자꽈리 속에 묻혀 있듯이 점재하는 랑게르한스섬(P.220 참조)이다. 랑게르한스섬에서는 혈당치를 올리는 글루카곤과 혈당치를 내리는 인슐린이 분비되고 있다.

이자의 구조와 이자꽈리

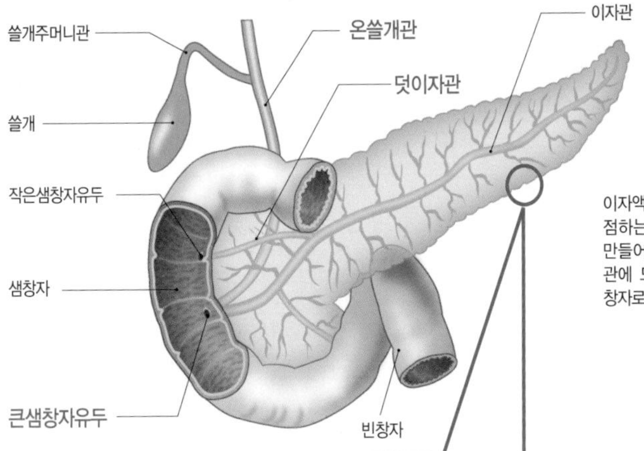

이자액은 이자 전체의 90%를 점하는 이자꽈리의 세포에서 만들어지고, 분비관에서 이자관에 모여 샘창자유두에서 샘창자로 흘러 들어간다.

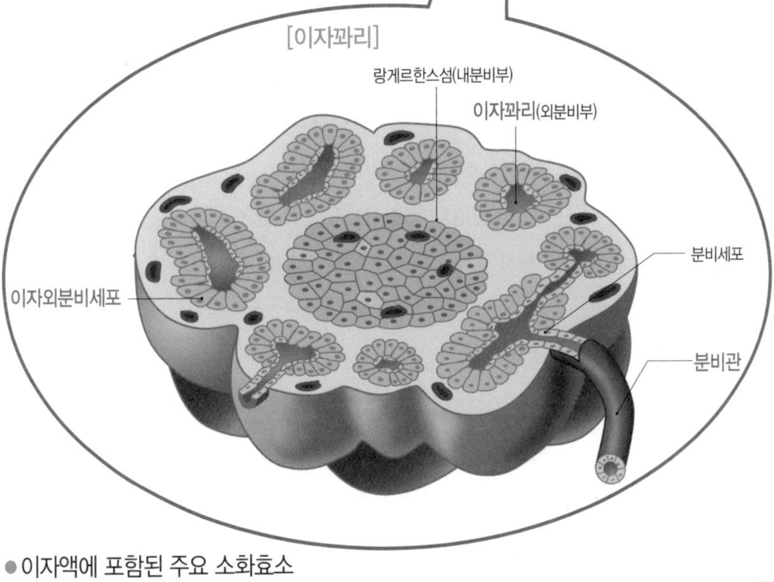

● 이자액에 포함된 주요 소화효소

대상 영양소	소화효소	작용
당질	α-아밀레이스	탄수화물을 이당류나 단당류로 분해한다.
단백질	트립신	단백질을 펩타이드나 아미노산으로 분해한다.
	키모트립신	
	엘라스타아제	
	카르복시펩티다아제	
지질	리파아제	중성지방을 지방산과 글리세롤로 분해한다.
	콜레스테롤에스테르히드라아제	콜레스테롤에스테르를 지방산과 콜레스테롤로 분해한다.

작은창자의 소화와 흡수

POINT

- 작은창자에서는 각 영양소를 흡수할 수 있는 단계로까지 소화가 진행된다.
- 자은창자의 점막에는 융보가 있으며, 융모에는 흡수상피세포가 늘어서 있다.
- 흡수상피세포의 표면에 나 있는 미세융모의 표면에서 영양소를 흡수한다.

쓸개즙, 이자액과 장액으로 최종 단계까지 소화한다

작은창자란 위의 **날문**에서 이어지는 **샘창자**와 위의 하부에서 급격하게 구부러지는 부분에서 앞으로 이어지는 **빈창자**와 **돌창자**를 말한다. 샘창자를 제외한 작은창자의 **5분의 2**가 빈창자, 나머지 **5분의 3**이 돌창자로 그 경계가 명확하지는 않지만, 빈창자는 **민무늬근층**이 발달해 있고 돌창자에는 **면역 기능**을 담당하는 **파이어반**(P.181 참조)이 보이는 것이 특징이다.

작은창자는 영양소의 소화와 흡수의 중심지이다. 샘창자에는 **쓸개**와 **이자**에서 소화액이 흘러 들어오고, 또한 작은창자 벽에서는 최종적인 소화를 하기 위한 소화효소를 포함한 소화액(**창자액**)이 분비되고 있다.

당질은 **단당류**로, 단백질은 **아미노산**이나 **펩타이드**로까지 분해한 후 흡수한다. 지질은 **지방산**이나 **글리세롤** 등으로 분해해 흡수한다(P.180 참조).

흡수상피세포가 영양소를 흡수한다

작은창자 벽의 내측에는 주름이 있으며, 특히 빈창자에서 현저하다. 주름의 표면에는 **융모**가 빽빽이 늘어서 있다. 융모 속에는 흡수한 영양소를 운반하는 **혈관**과 **림프관**이 지나고, 뿌리 부근에는 창자액을 분비하는 **창자샘**이 있다. 융모의 표면에는 **흡수상피세포**가 늘어서 있고, 곳곳에 점액을 분비하는 **술잔세포**가 보인다.

소화가 진행된 영양소는 흡수상피세포의 표면에 나 있는 작은 **미세융모**에서 흡수상피세포 속에 흡수되고, 당질과 아미노산은 **혈관**으로, 지질은 주로 **림프관**에 들어가 간 등에 운반된다.

시험에 나오는 어구

흡수상피세포
영양흡수세포라고도 불린다. 융모의 뿌리 부근에서 새로운 세포가 탄생하고, 오래된 세포를 융모의 끝단으로 밀어 올라간다. 대략 24시간으로 융모의 끝단에 도달하면, 장관 내로 탈락해 역할을 마친다.

미세융모
길이는 1㎛ 정도로, 영양소는 미세융모의 표면을 덮는 세포막을 통해 흡수된다.

키워드

단당류
당질의 최소 단위로 글루코스(포도당), 갈락토스, 프룩토스(과당)가 있다.

아미노산, 펩타이드
아미노산은 단백질을 구성하는 최소 단위이고, 펩타이드는 아미노산이 2개 이상 연결된 것이다.

메모

작은창자의 통과 시간
작은창자의 내용물 통과 시간은 3~5시간 정도라고 한다.

빈창자
빈창자라는 명칭의 유래는 해부 시에 비어 있는 경우가 많기 때문이다. 빈창자의 벽은 민무늬근이 발달해 있으며 운동이 활발하기 때문에 내용물이 통과하는 속도가 빠르다.

작은창자의 점막 구조

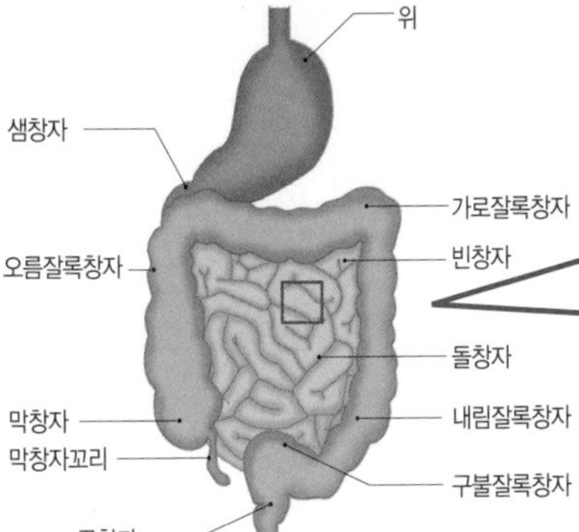

샘창자, 빈창자, 돌창자를
합쳐 작은창자라고 한다.

작은창자의 단면

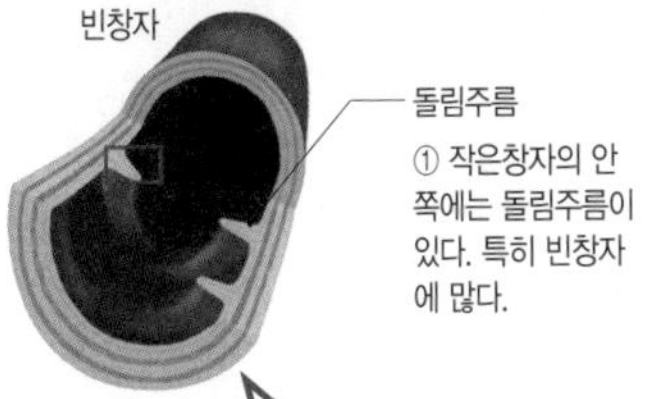

① 작은창자의 안쪽에는 돌림주름이 있다. 특히 빈창자에 많다.

돌림주름의 단면

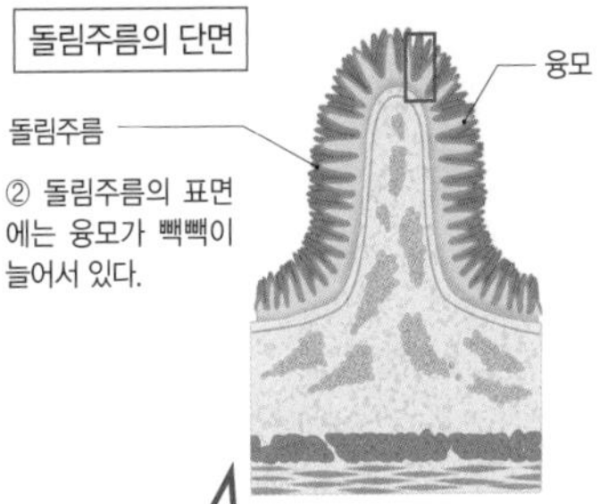

② 돌림주름의 표면에는 융모가 빽빽이 늘어서 있다.

장의 상피세포 단면

④ 흡수상피세포는 표면에 나 있는 가는 미세융모에서 영양소를 흡수한다. 융모의 뿌리 부근에서 잇따라 생기며, 서서히 융모의 끝단까지 밀려 올라가 결국 탈락한다. 수명은 약 1일이다.

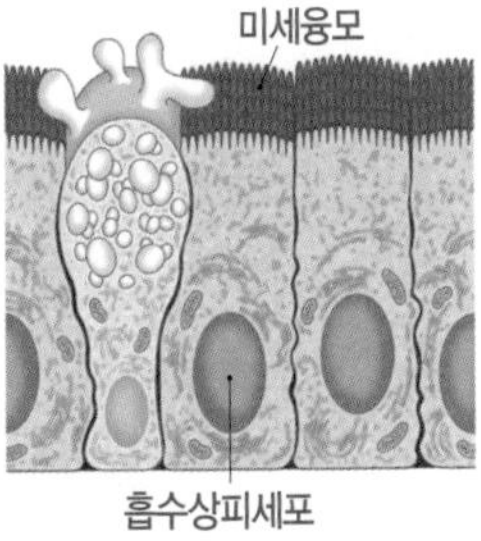

장 융모의 단면

③ 융모의 표면에는 흡수상피세포가 늘어서 있으며, 곳곳에 점액을 분비하는 술잔세포가 있다. 융모 내부에는 혈관과 림프관이 지나고 있다.

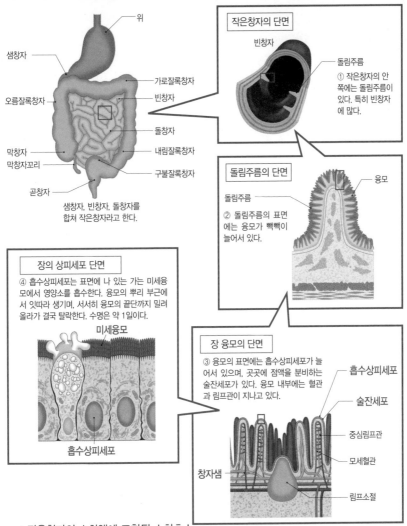

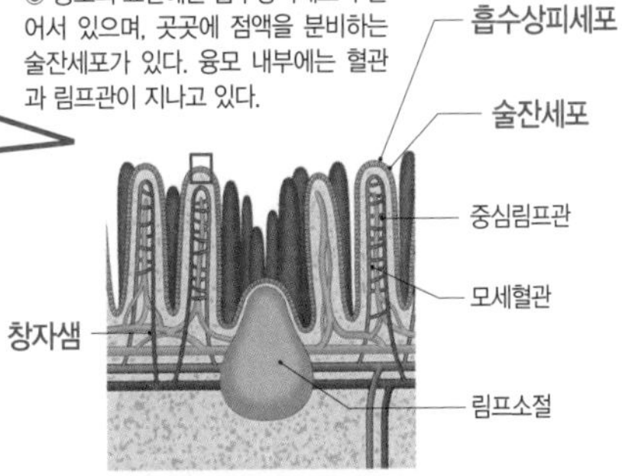

● 작은창자의 소화액에 포함된 소화효소

대상 영양소	소화효소	작용
당질	수크라아제	수크로스(설탕)를 글루코스(포도당)와 프룩토스(과당)로 분해한다.
	말타아제	말토스(맥아당)를 글루코스(포도당)로 분해한다.
	락타아제	락토스(유당)를 글루코스(포도당)와 갈락토스로 분해한다.
단백질	아미노펩티다아제	폴리펩타이드를 펩타이드나 아미노산으로 분해한다.
	디펩티다아제	다이펩타이드를 아미노산으로 분해한다.

※지질의 분해효소에 대해서는 이자액의 리파아제가 작은창자에서도 작용한다.

각 영양소의 흡수

POINT

- 당질은 작은창자에서 단당류가 된 후 흡수되고, 간에 보내진다.
- 단백질은 작은창자에서 아미노산이나 다이펩타이드 상태로 흡수된다.
- 지질은 흡수되면 카일로마이크론으로 합성되어 림프관에 들어간다.

당질의 흡수

당질은 **탄수화물**이라고도 한다. **글루코스**(포도당) 또는 **프룩토스**(과당) 등 당으로서 기본적인 구조를 가지는 것을 **단당류**, 단당류가 2개 이어진 것을 **이당류**, 그리고 많은 당이 이어진 것을 **다당류**라고 한다. 다당류에는 **탄수화물**, **글리코겐**, **셀룰로스**, 키틴, 하일루론산 등이 있지만, 사람이 소화할 수 있는 것은 **탄수화물**과 **글리코겐**이다.

당질은 침이나 이자액 중의 **아밀레이스**에 의해 2~5개 정도의 당이 이어진 것이 된다. 그리고 그들은 작은창자의 **흡수상피세포**의 세포막 위에서 소화효소에 의해 절단되어 **단당류**가 된다. 단당류가 된 당질은 신속하게 흡수상피세포에 흡수되고, 세포내를 통과해 융모 속의 조직액(간질)으로 나온다. 그리고 그것이 확산 작용에 의해 **혈관**으로 들어가고, **간**으로 보내진다.

단백질의 흡수

단백질은 **아미노산**이 많이 이어진 것이다. 고기나 생선, 콩 등에 포함된 단백질은 위액 중의 **펩신**이나 이자액 중의 **트립신** 등의 소화효소에 의해 연결이 끊어져 서서히 작은 분자가 되어 간다. 그리고 작은창자에서 **아미노펩티다아제** 등에 의해 단체 아미노산이나 아미노산이 2개 연결된 **다이펩타이드**가 되어 흡수상피세포에 흡수된다. 또한 다이펩타이드는 세포내에서 단체 아미노산이 되고, 아미노산은 융모 속을 지나는 **혈관**에 들어가 간으로 보내진다.

시험에 나오는 어구

이당류
당이 2개 이어진 것으로 수크로스(설탕), 말토스(맥아당), 락토스(유당) 등이 있다.

다당류
많은 당이 이어진 것으로 사람은 탄수화물과 글리코겐만 소화할 수 있다. 셀룰로스, 키틴, 하일루론산 등 사람이 소화할 수 없는 다당류는 식물섬유라고 불린다.

아미노산
인체에는 약 20종류의 아미노산이 있다. 그 중의 9종류(성장기는 10종류)는 체내에서 합성할 수 없기 때문에 음식물에서 섭취해야 하며, 이들을 필수아미노산이라고 한다(오른쪽 페이지 참조).

메모

펩타이드
아미노산이 여러 개 이어진 것을 펩타이드라고 한다. 아미노산이 2개 이어진 것을 다이펩타이드, 2개~여러 개 이어진 것을 올리고펩타이드, 3개 이어진 것을 트리펩타이드, 여러 개 이상 이어진 것을 폴리펩타이드라고 한다. 단백질이란 일반적으로 50개 이상의 아미노산이 이어진 것을 가리킨다.

당질이 흡수되는 구조

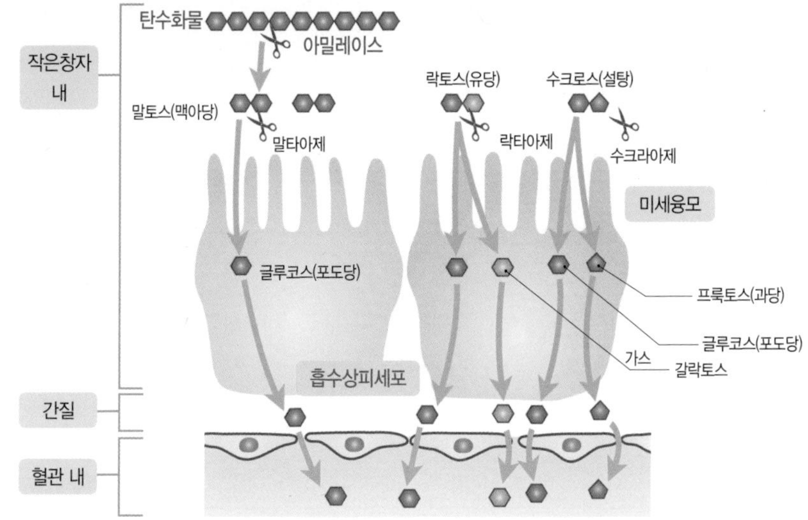

단백질이 흡수되는 구조

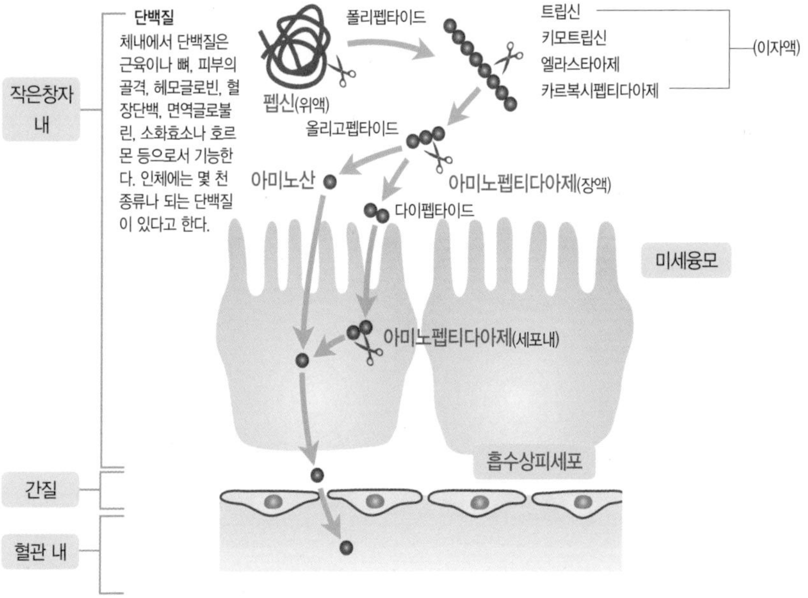

● 아미노산의 종류 (◆ : 필수아미노산, ◇ : 성장기에 필수)

알라닌, ◆라이신, 프롤린, ◆트립토판, ◆발린, ◆아이소류신, ◆페닐알라닌, ◆메티오닌, 글리신, ◆트레오닌, 티로신, 글루타민, 세린, 시스테인, 아스파라긴, 아스파라긴산, 글루타민산, ◆류신, ◇아르기닌, ◆히스티딘

지질의 흡수

지질이란 물에는 녹지 않고, 에테르 등에 녹는 성질을 가진 유기화합물이다. 음식물에 포함된 지질의 대부분은 **중성지방**이고, 그 외에는 **콜레스테롤** 등이 있다.

샘창자에서 미음에 포함된 기름방울을 쓸개즙이 **미쉘화**(P.172 참조)하면, 이자액의 리파아제가 미포에 작용해 지질을 **지방산**과 **글리세롤** 등으로 분해한다.

분해된 물질은 흡수상피세포에 흡수되고, 일부의 물질이 융모의 혈관에 들어가 간에 보내진다. 또한 지방산이나 콜레스테롤 등 많은 물질은 흡수상피세포 중에서 **아포단백**과 함께 **카일로마이크론**이라는 입자로 합성되어 융모 속을 지나는 **림프관**(P.124 참조)에 들어간다.

> **시험에 나오는 어구**
>
> **중성지방**
> 음식물에 포함된 지질의 대부분은 중성지방이다. 중성지방은 글리세롤과 3개의 지방산이 결합한 것이다.

> **메모**
>
> **유미**
> 작은창자에서 흡수된 지질은 카일로마이크론으로서 림프관에 들어간다. 카일로마이크론이 섞인 림프액은 하얗게 탁하게 보이며, 이것을 유미라고 한다. 복부 림프관의 약간 굵어진 부분에는 이 유미가 모이기 때문에 이것을 가슴림프관팽대(유미조)라고 한다(P.124 참조).

지질이 흡수되는 구조

흡수상피세포 중에 있는 골지체에서, 카일로마이크론에 합성되고 그것이 림프관에 들어간다.

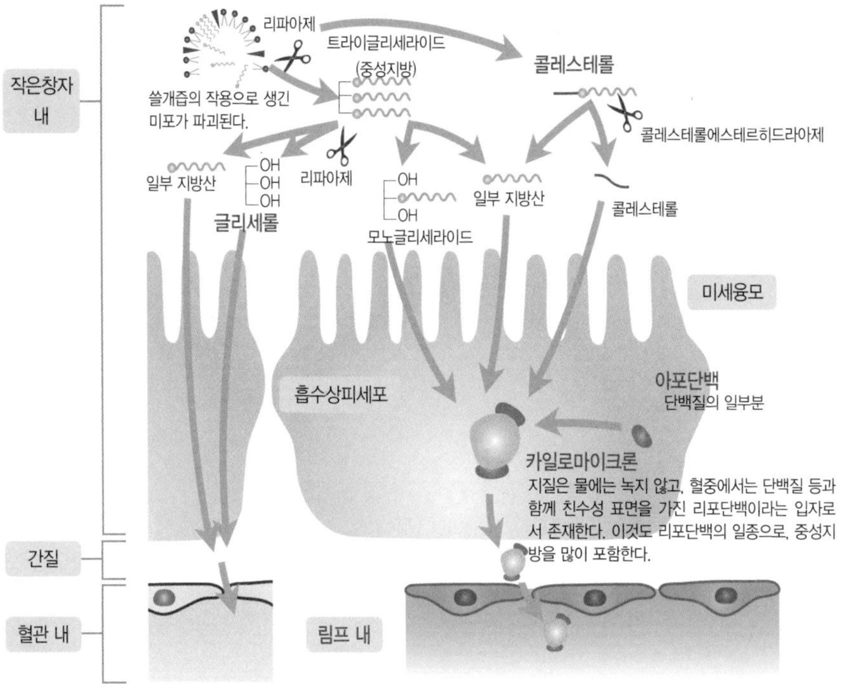

소화관의 면역 기능

POINT
- 외계와 통하고 있는 소화관은 세균 등의 공격에 노출되어 있다.
- 소화관의 점막에는 림프구의 집합체인 림프소절이 있다.
- 돌창자에는 림프소절이 모인 파이어반이 있다.

소화관은 면역 기능을 가진다

외계와 통하고 있는 소화관 중에는 음식물뿐만 아니라 세균이나 바이러스 등 여러 가지 것이 통과한다. 또한 소화관 점막의 표면적은 피부보다 압도적으로 넓고, 외계의 공격을 보다 받기 쉽다고 할 수 있다. 그렇기 때문에 소화관 점막에는 그 공격에 대비하는 **면역**의 구조가 있다.

소화관 점막 속에는 림프구가 모인 **림프소절**이 점재하고 있다. 특히 **편도**나 작은창자의 돌창자에는 림프소절이 모인 **파이어반**이라고 하는 구조를 볼 수 있다. 점막의 세포가 침입한 세균 등을 항원으로서 인식하면, 림프소절에 있는 림프구의 B**세포**가 **형질세포**로 변화(P.142 참조), **항체**를 방출해 항원을 배제한다.

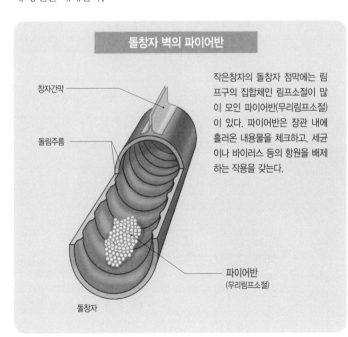

돌창자 벽의 파이어반

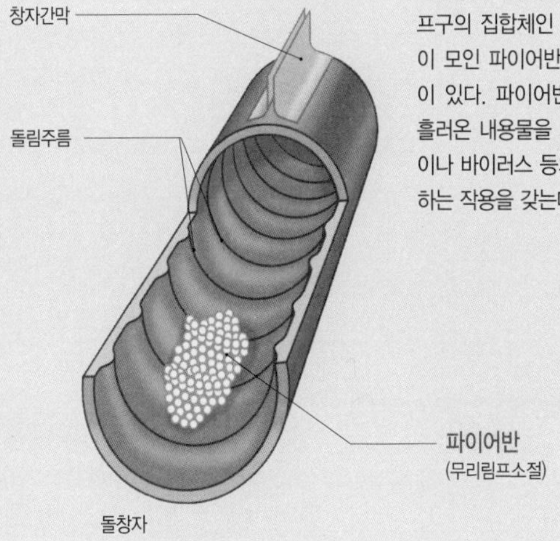

작은창자의 돌창자 점막에는 림프구의 집합체인 림프소절이 많이 모인 파이어반(무리림프소절)이 있다. 파이어반은 장관 내에 흘러온 내용물을 체크하고, 세균이나 바이러스 등의 항원을 배제하는 작용을 갖는다.

시험에 나오는 어구

림프소절
림프구가 모인 것. 소형의 림프절이라고 할 수 있는데, 림프절과 같이 유입 · 유출 림프관은 갖지 않는다. 소화관 점막 속뿐만 아니라 기관지나 비뇨기에도 보인다.

파이어반
편도나 돌창자에 있는 림프소절이 모인 구조로, 무리림프소절이라고도 한다. 점막 상에 솟아올라 보인다.

키워드

항체
(림프구의) B세포가 방출하는 물질로, 면역글로불린을 말한다. 장관 점막의 림프소절에서 분비되는 것은 이중체 IgA라고 불리는 물질로, 점액과 함께 항원의 침입을 방지하고 있다.

메모

면역관용
소화관의 면역 기능은 장내에 항상 존재하는 유익한 세균이나 몸에 필요한 단백질에 대해서는 그들을 배제하지 않게 하는 작용을 가지고 있다. 이것을 면역관용이라고 한다.

큰창자의 작용

POINT
- 돌창자가 막창자에 들어가는 돌막창자부위는 밸브의 구조를 만들어 역류를 방지하고 있다.
- 큰창자의 작용은 변을 만드는 일과 배변하는 것이다.
- 큰창자에 있는 장내세균은 지방산이나 일종의 비타민 공급원이다.

흡수가 끝난 나머지로부터 수분을 빼서 변으로 만든다

큰창자란 작은창자에 이어지는 **막창자**, **오름잘록창자**, **가로잘록창자**, **내림잘록창자**, **구불잘록창자**, **곧창자**를 말한다. 큰창자의 작용은 작은창자에서 영양소의 흡수가 끝난 내용물에서 물을 빼고, 어느 정도의 형태가 있는 **변**으로 만듦으로써 그 변을 **배설**하는 것이다.

작은창자의 돌창자가 오른쪽 아래 복부에서 큰창자로 이어지는 부분을 **돌막창자부위**라고 한다. 돌막창자부위는 돌창자가 찌르는 것처럼 들어가 있으며, 이것이 밸브의 작용을 해 내용물이 역류하지 않게 되어 있다. 큰창자의 점막에는 작은창자과 같은 융모는 없고, 수분이나 미네랄을 흡수하는 세포와 점액을 분비하는 세포가 늘어서 있다.

돌막창자부위에서 큰창자로 들어온 내용물은 아직 걸쭉한 액상이다. 그것이 큰창자를 천천히 지나가는 동안에 서서히 수분이 빠져 반액상, 죽상, 반죽상으로 변화하고, 내림주름창자를 통과할 쯤에는 보통의 형태가 있는 변이 된다. 변은 구불잘록창자에 일시 멈춘 후, 조금씩 곧창자로 보내져 간다. 그리고 곧창자에 일정 이상의 변이 모이면, 이것이 **배변반사**(P.184 참조)의 시작이 된다.

큰창자에는 많은 수의 **장내세균**이 있다. 변의 3분의 1 정도가 장내세균의 사체라고 알려져 있다. 어떤 장내세균은 작은창자에서 소화할 수 없었던 식물섬유인 셀룰로스를 분해해 지방산으로 바꾼다. 지방산은 큰창자 점막에서 흡수되어 에너지원으로 이용된다. 또한 장내세균은 **비타민 B군**이나 **비타민 K**를 만든다. 비타민 K는 일부의 **혈액응고인자**(P.138 참조)를 합성할 때에 필요한 비타민으로, 장내세균이 중요한 공급원인 것이다.

시험에 나오는 어구

돌막창자부위
돌창자가 큰창자의 막창자에 파고드는 것처럼 이어진 부분이다. 밸브와 같은 구조로 되어 있어 내용물의 역류를 방지하고 있기 때문에 그 부분을 돌막창자판막이라고 한다.

장내세균
장내에 있어 사람과 공존하고 있는 세균으로, 사람에게 유익한 유산균 등의 유익균, 악영향을 미치는 경우가 있는 대장균 등의 유해균 외에, 때에 따라 유익도 유해도 되는 균도 있다.

키워드

변
음식물을 소화 흡수한 나머지로부터 수분을 뺀 것으로, 큰창자 점막에서 분비되는 점액이나 장내세균의 사체, 소화관 내에서 탈락한 세포 등이 섞여 있는 것을 의미한다.

식물섬유
사람이 소화 흡수할 수 없는 다당류 등을 말한다. 변의 양과 수분량을 늘려 변비 예방 등에 도움이 된다고 한다.

메모

큰창자의 통과 시간
큰창자를 내용물이 통과하는 데 걸리는 시간은 10시간에서 며칠이다.

큰창자의 구조와 변의 형성

액상의 내용물이 10시간에서 며칠에 걸쳐 큰창자를 통과하는 동안에 수분이 빠져 고형의 변이 된다.

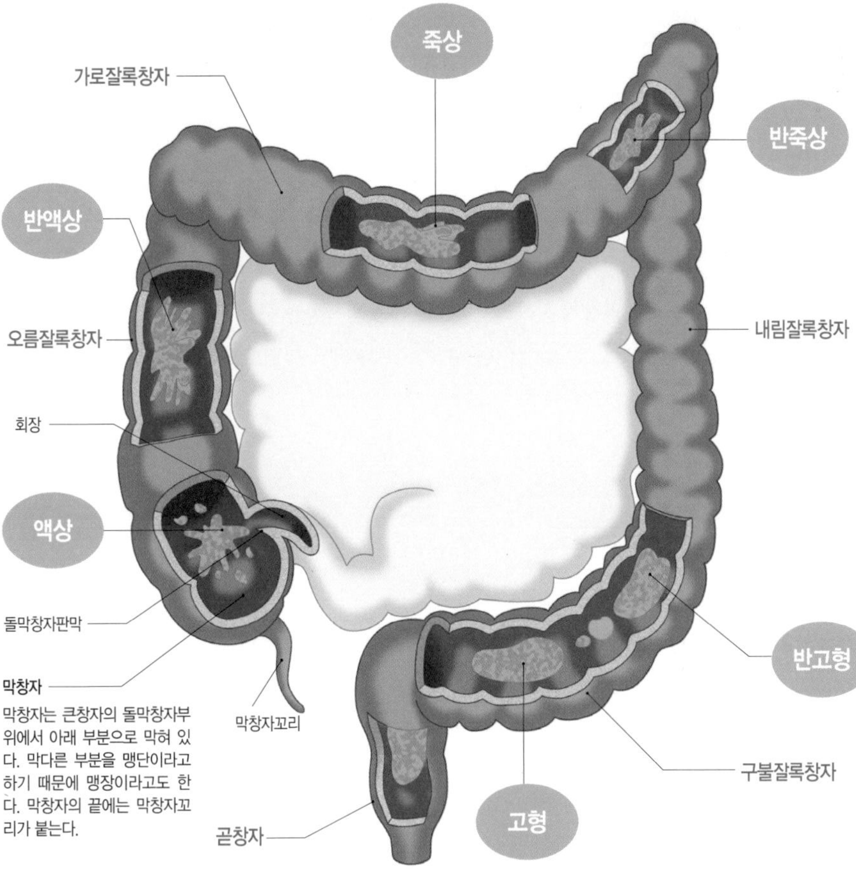

막창자

막창자는 큰창자의 돌막창자부위에서 아래 부분으로 막혀 있다. 막다른 부분을 맹단이라고 하기 때문에 맹장이라고도 한다. 막창자의 끝에는 막창자꼬리가 붙는다.

Athletics Column

식후에 달리면 배가 아픈 것은 왜일까?

식사 바로 후에 달리면 옆구리가 아플 때가 있다. 그것은 식후에 소화관에 많은 혈액이 필요한데, 운동에 의해 뼈대근육에 혈액이 보내져 소화관에 가는 혈류가 줄어듦으로써 산소 부족이 되기 때문이라는 설이 유명한다. 음식물로 충만한 위가 운동에 의해 뒤흔들리고 팽팽해지거나 해서 아프다는 설이나, 달리기 때문에 큰창자의 가스가 큰창자 상부에 모여 주의의 신경을 자극해 통증이 생긴다고 하는 설도 있다.

배변의 메커니즘

POINT
- 곧창자에 변이 모이는 것이 배변 과정의 시작이 된다.
- 무의식적으로 일어나는 배변반사와 의사로 배변하는 행동에 의해 배변된다.
- 특히 조식 후에는 위 · 잘록창자반사에 의해 배변반사가 일어나기 쉽다.

곧창자에 변이 모이는 것이 배변의 시작이 된다

큰창자에서 만들어진 **변**은 **구불잘록창자**에서 조금 머물고, **연동운동**에 의해 서서히 **곧창자**로 보내진다. 곧창자에 어느 정도의 변이 모여 곧창자의 벽이 늘려지면, 이것이 배변 과정의 시작이 된다. 배변은 의사와는 관계없이 일어나는 **배변반사**와 자신의 의사로 화장실에 가서 배변하는 행동의 두 가지 과정에 의해 이루어진다.

■ 배변반사와 배변의 구조

배변은 다음과 같은 과정으로 이루어진다.

① 곧창자에 변이 모여 곧창자의 벽이 늘려지는 자극이 **골반내장신경**의 구심섬유에 의해 엉치척수에 전해진다.

② 엉치척수에서 **배변반사**가 일어나고, **골반내장신경**의 **부교감신경** 섬유에 의해 곧창자에 **연동운동**이 일어난다. 동시에 의사와는 관계없이 **속항문조임근**이 이완된다.

③ 곧창자가 늘려졌다는 자극이 대뇌겉질에 도달해, **변의**가 일어난다.

④ 배변이 가능할 때는 자신의 의사로 화장실에 가서 수의근인 **바깥항문조임근**을 열고, 복압을 가해 배변한다. 배변할 수 없을 때는 **바깥항문조임근**을 조여 참는다. 바깥항문조임근의 조절은 **음부신경**에 의해 이루어진다.

배변반사는 조식 후에 일어나기 쉽다

위에 음식물이 들어오면, **위 · 잘록창자반사**가 일어나고 내림잘록창자와 구불잘록창자에 강한 연동운동이 일어나 변이 단숨에 곧창자에 보내진다. 빈 위에 음식물이 들어오는 조식 후에는 위 · 잘록창자반사가 일어나기 쉽기 때문에 배변반사도 일어나기 쉬운 것이다.

시험에 나오는 어구

배변반사
곧창자에 어느 정도의 변이 모이고 곧창자 벽이 늘려지면, 그 정보가 엉치척수에 전해져 일어나는 반사이다. 곧창자 벽에 연동운동이 일어나고, 속항문조임근이 열린다.

위 · 잘록창자반사
위에 음식물이 들어오면, 내림주름창자나 구불잘록창자에 연동이 일어나는 반사이다. 특히 빈 상태의 위에 음식물이 들어가는 조식 후에 일어나기 쉽다. 이 반사에 의해 변이 곧창자에 단숨에 보내지기 때문에 곧창자가 강하게 자극받아 배변반사도 일어나기 쉽다.

키워드

속항문조임근, 바깥항문조임근
항문 주의를 둘러싸도록 위치하는 조임근으로 속항문조임근은 제대로근이고, 자율신경계에 지배되고 있다. 바깥항문조임근은맘대로근으로 자신의 의사로 개폐할 수 있다. 참을 때는 수축시키고, 배변할 때는 느슨하게 한다.

메모

변비
곧창자의 연동운동은 자율신경계의 교감신경으로 억제되고, 부교감신경으로 촉진된다. 따라서 스트레스가 가해지는 등 교감신경이 우위일 때는 변비가 되기 쉽다.

곧창자의 구조와 배변에 관한 신경 임펄스의 전달

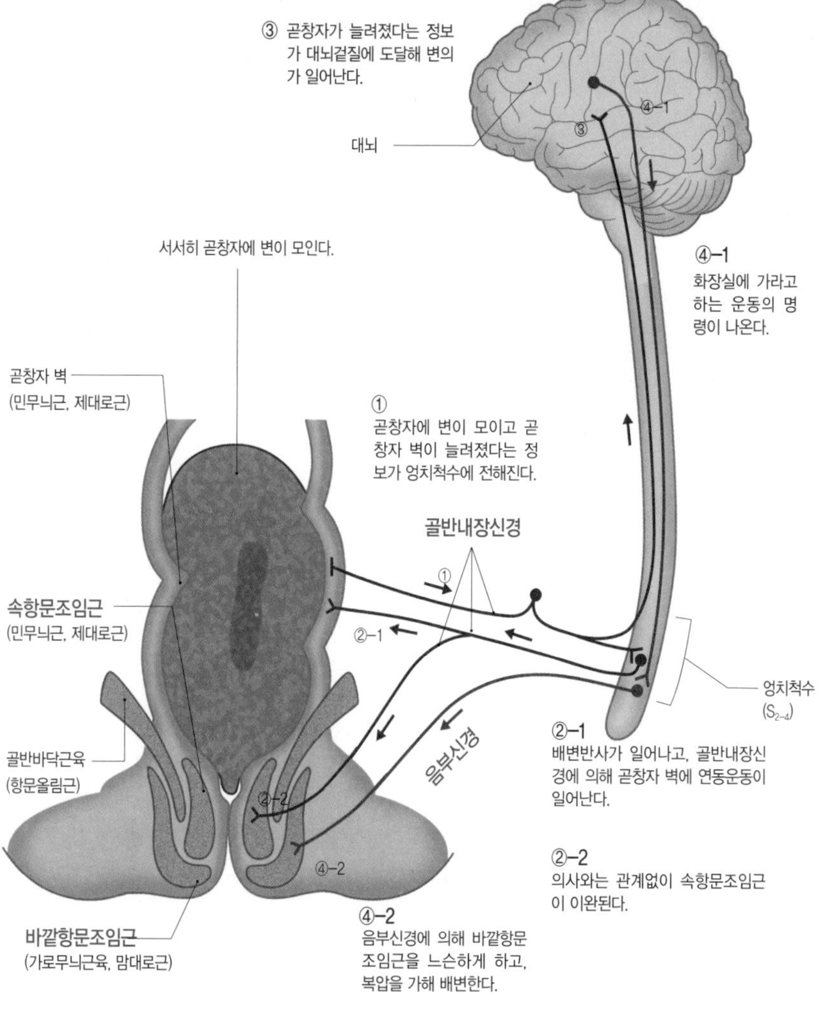

③ 곧창자가 늘려졌다는 정보가 대뇌겉질에 도달해 변의가 일어난다.
대뇌
③
④-1
서서히 곧창자에 변이 모인다.
④-1
화장실에 가라고 하는 운동의 명령이 나온다.
곧창자 벽
(민무늬근, 제대로근)
①
곧창자에 변이 모이고 곧창자 벽이 늘려졌다는 정보가 엉치척수에 전해진다.
골반내장신경
①
②-1
속항문조임근
(민무늬근, 제대로근)
엉치척수
(S_{2-4})
음부신경
②-1
배변반사가 일어나고, 골반내장신경에 의해 곧창자 벽에 연동운동이 일어난다.
골반바닥근육
(항문올림근)
②-2
④-2
②-2
의사와는 관계없이 속항문조임근이 이완된다.
④-2
음부신경에 의해 바깥항문조임근을 느슨하게 하고, 복압을 가해 배변한다.
바깥항문조임근
(가로무늬근육, 맘대로근)

Athletics Column

변비 예방에는 적당한 운동이 효과적

변비란 변이 딱딱해 나오기 힘들거나, 매일 나오지 않는 상태를 말한다. 스트레스 등으로 큰창자가 긴장해 변을 앞으로 보낼 수 없게 된 타입, 무심결에 변의를 참아 곧창자에 변이 정체하게 된 타입, 근력이나 복압의 저하, 운동 부족 등으로 큰창자가 이완해 일어나는 타입이 있다. 적당한 운동은 장을 물리적으로 자극, 부교감신경을 자극해 장의 움직임을 촉진하는 동시에, 전신의 혈행을 촉진하고 근력도 높일 수 있어 변비 예방에 효과적이다.

간의 작용

POINT

- 간은 3대 영양소의 대사나 비타민, 철의 저장 등을 한다.
- 간은 받아들인 유해물질이나 약물의 대사 · 해독을 한다.
- 쓸개즙과 혈액응고인자를 만들고 면역에도 관계된다.

간의 작용은 여러 방면에 걸쳐 있다

간은 화학공장으로 예를 들 수 있다. 작은창자에서 흡수한 영양소의 대부분은 **문맥**이라고 불리는 혈관에 의해 간에 모여 저장, 가공된다. 그렇기 때문에 간은 소화기계로 분류되지만, 대량으로 모이는 혈액을 체크하는 면역 기능이나 혈액의 성분을 조정하는 작용도 가지고 있다.

■ 간의 작용

① **3대 영양소의 대사**

- 글리코겐을 저장, 필요 시에 당을 방출한다.
- 아미노산으로부터 **단백질**을 합성한다.
- **리포단백**이나 콜레스테롤 등을 합성한다.

② 약물이나 독물의 **대사와 해독**

- 치료용 약물이나 섭취한 유해물질, **알코올** 등을 분해, 해독한다.

③ 비타민이나 철의 **저장**

- 비타민 A, D, B_{12}나 철을 저장한다.

④ **쓸개즙의 생성**

- 쓸개즙염을 합성하고, 헤모글로빈을 대사한 빌리루빈 등과 함께 쓸개즙을 만들어 분비한다.

⑤ **혈액응고인자의 생성**

- 피브리노겐 등의 **혈액응고인자**를 합성한다.

⑥ **순환 혈액량의 조절**

- 간에는 대량의 혈액이 흐르고 있으며, 순환 혈액량을 조절하기 위한 풀로 되어 있다.

⑦ **면역 기능**

- 큰포식세포나 NK세포 등이 면역 기능을 담당한다.

시험에 나오는 어구

문맥
작은창자에서 흡수한 영양을 간에 보내는 혈관으로, 동맥→모세혈관→정맥으로 된 혈관이 다시 한 번 모세혈관망을 만든다. 간문부에서 들어온다. 일반적으로 문맥이라고 할 때는 간문맥을 가리킨다. 문맥은 뇌하수체(P.212 참조)에도 있다.

글리코겐
포도당을 많이 연결한 것이다. 작은창자에서 흡수한 글루코스(포도당)는 간에 운반되고, 글리코겐으로 저장된다. 공복 시나 스트레스 시 등에는 글리코겐을 분해해 글루코스(포도당)를 혈중에 방출한다. 글리코겐은 뼈대근육에도 있다.

키워드

3대 영양소(P.188 참조)
당질, 단백질, 지질을 말한다. 몸을 만들고, 몸의 에너지원이 된다.

메모

세균을 배제한다
간에는 큰포식세포나 NK세포들이 있어 장에서 침입한 세균을 배제하거나, 암세포를 처리하거나 해 세균이나 암세포 등이 전신에 퍼지는 것을 방지하고 있다.

문맥과 간의 작용

① 3대 영양소의 대사

- 글루코스(포도당)를 글리코겐으로 저장, 필요할 때에 글리코겐을 분해해 글루코스를 방출한다.
- 아미노산으로부터 단백질을 합성한다.
- 리포단백이나 콜레스테롤 등을 합성한다.

② 대사와 해독

약물이나 유해물질, 알코올 등을 분해, 해독한다.

③ 저장

비타민 A, D, B_{12}나 철을 저장한다.

④ 쓸개즙의 생성

쓸개즙염을 합성하고, 헤모글로빈을 대사한 빌리루빈 등과 함께 쓸개즙을 만든다.

⑤ 혈액응고인자의 생성

피브리노겐 등의 혈액응고인자를 합성한다.

⑥ 순환 혈액량의 조절

혈액을 풀해 순환 혈액량을 조절한다.

⑦ 면역 기능

큰포식세포나 NK세포 등에 의해 면역 기능을 담당한다.

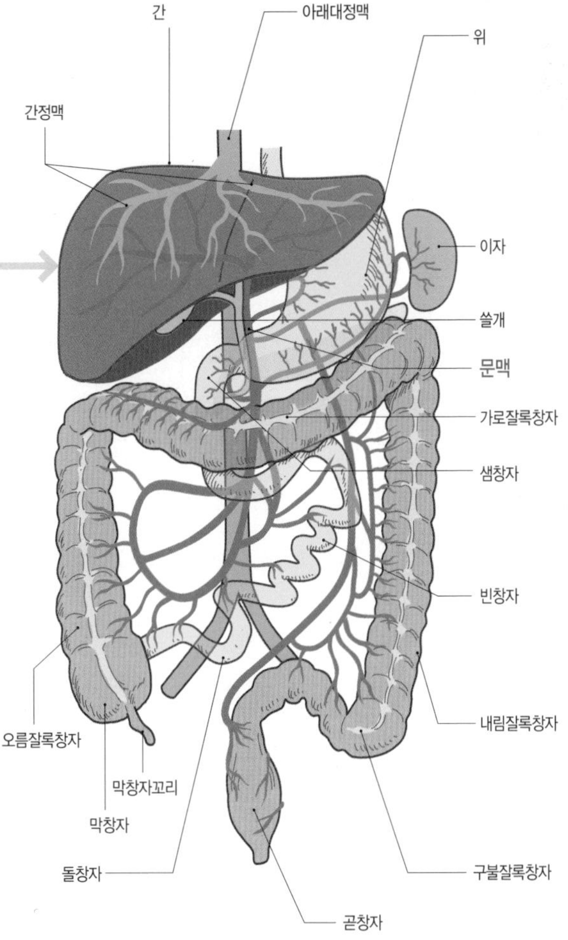

Athletics Column

운동과 간의 건강

운동 부족과 과식에 의해 남은 에너지는 지방으로 변환되어 피부밑지방뿐만 아니라 간에도 저장된다. 그것이 지방간이다. 지방간이 진행되면 원래대로 낫지 않고 간경변이 되는 경우도 있으므로 적극적으로 몸을 움직이는 습관을 붙여 에너지를 소비해 예방 · 개선하는 것이 중요한다. 단 간의 장애가 어느 정도 진전된 경우에는 간에 혈류를 충분히 확보하기 위해 안정이 필요하며, 운동은 금기가 된다.

영양소란

POINT

- 사람은 생명에 필요한 물질을 식사로서 섭취할 필요가 있다.
- 당질, 단백질, 지질을 3대 영양소라고 하며, 비타민과 미네랄을 더해 5대 영양소, 그리고 식물섬유를 더해 6대 영양소라고 한다.

3대 · 5대 · 6대 영양소

사람은 식물이 아니므로 생명을 유지하기 위해 필요한 물질은 먹어서 섭취해야 한다. 그 섭취해야 할 물질이 **영양소**이다.

생명 활동의 에너지원이 되고, 뼈나 근육, 내장 등 몸의 구조물 원료로서 필요한 것은 **당질**(P.192 참조), **단백질**(P.194 참조), **지질**(P.196 참조)로, 이들을 3대 영양소라고 한다. **3대 영양소**는 각각 식품으로서 1일 몇 십~몇백 그램의 양을 섭취할 필요가 있을 뿐만 아니라, 건강을 유지하기 위해서는 각각의 밸런스도 중요한다.

한편, 섭취량은 밀리그램이나 마이크로그램의 단위로 좋지만, 반드시 섭취해야 하는 물질로 **비타민**과 **미네랄**이 있다. 3대 영양소와 비타민, 미네랄을 합쳐 **5대 영양소**라고 한다. 비타민이란 대사를 돕는 작용을 가진 유기물을 말하며, A, B군, C, D, E 등이 있다. 사람은 자신의 몸에서 비타민을 합성할 수 없으므로 식사로 섭취할 필요가 있다. 미네랄은 **무기물**이라고 하며, 뼈나 이, 호르몬 등의 재료가 되는 것 외에 신경이나 근육의 정보 전달과 혈액 응고 등 여러 가지 기능에 필요하다. 사람의 경우 칼슘, 철분, 인, 칼륨, 나트륨, 마그네슘, 아연, 구리, 요오드 등을 섭취해야 한다.

5대 영양소에 **식물섬유**를 더해 **6대 영양소**라고 부르는 경우가 있다. 식물섬유는 주로 사람이 소화할 수 없는 **다당류**를 말한다. 식물섬유에는 장의 기능을 조절해 당이나 지질의 흡수를 조정하는 등의 작용이 있다.

시험에 나오는 어구

비타민
A, D, E 등의 지용성 비타민과 B군(8종류), C 등의 수용성 비타민으로 분류된다. 사람에서는 13종류가 확인되고 있다.

미네랄
인체를 구성하는 원소 중에서 산소, 탄소, 수소, 질소를 제외한 것을 말한다. 미네랄의 필요량 전체에서 점하는 양은 적지만, 중요한 철, 망간, 요오드 등을 마이크로미네랄(미량 무기질)이라고 한다.

키워드

유기물, 무기물
유기물은 탄소 원자를 기본적인 골격에 포함하는 화합물을 말한다. 단 이산화탄소 등의 단순한 화합물은 제외한다. 원래는 '생체가 만드는 화합물'이라고 정의했지만, 현재는 인공적으로 합성할 수 있는 것도 있어 이 정의는 사용되지 않는다.

영양소와 작용

영양소	작용	주요 식품
당질	몸의 에너지가 된다.	밥, 빵, 파스타, 우동, 설탕, 고구마 등
지질		식물유, 버터, 라드, 마요네즈, 마가린 등
단백질	몸을 만든다.	고기, 생선, 달걀, 콩, 콩제품 등
비타민	몸의 컨디션을 조절한다.	야채(담색야채, 녹황색야채), 해조, 과일 등. 고기나 생선 등에도 포함된다.
미네랄		
식물섬유	소화되지 않는다.	야채, 해조, 버섯 등

3대 영양소 (당질, 지질, 단백질)

5대 영양소

6대 영양소

Athletics Column

운동선수의 식사 기본

마라톤 등 지구력계 스포츠의 선수는 당질이나 비타민 B군, 철분 등을, 역도나 투척 등 큰 근력을 필요로 하는 종목의 선수는 단백질을 많이 섭취하면 좋다고 한다. 그러나 그러기 위해 특정의 식재료만 계속 먹거나, 보충제만으로 영양을 섭취하는 식생활을 하면, 결국은 영양이 불균형이 되어 몸의 컨디션이 나빠지게 된다. 운동선수도 우선은 영양 밸런스가 좋은 식단과 기본적인 식사법을 몸에 익혀 두면, 트레이닝기, 회복기 등의 영양소 조절과 원정 시의 요리 선택법 등도 어렵지 않을 것이다.

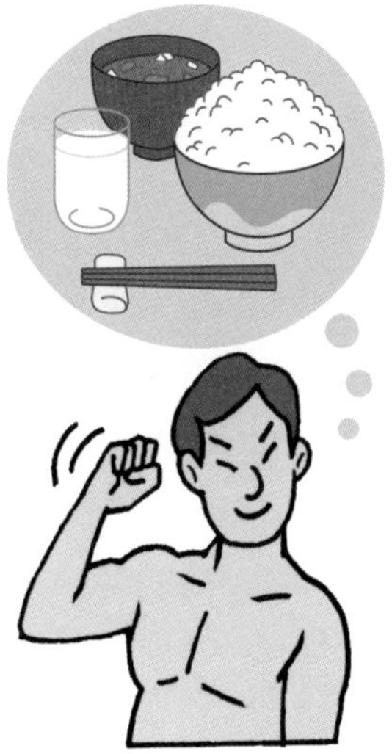

에너지 대사

POINT

- 영양소를 분해해 에너지를 꺼내는 것을 에너지 대사라고 한다.
- 에너지 대사의 과정에는 산소를 사용하지 않고, 소량의 에너지를 얻는 해당계와 산소를 사용해 대량의 에너지를 얻는 TCA 회로가 있다.

에너지 대사란

섭취한 영양소를 체내에서 분해(이화)하거나, 그것을 원료로 몸에 필요한 물질을 합성(동화)하거나 하는 것을 대사라고 한다. 특히 영양소를 분해해 생존하기 위해 필요한 에너지를 꺼내는 대사의 과정은 **에너지 대사**라고 한다.

해당계와 TCA 회로

사람은 모든 생명 활동에 필요한 에너지를 당질이나 지질 등을 이화해 ATP(아데노신 3인산)을 만듦으로서 꺼내고 있다. ATP는 아데노신에 3개의 인산이 결합한 물질로, ATP에서 인산을 하나 떼어내면 그 결합 부분에서 큰 에너지를 꺼낼 수 있는 것이다. ATP를 만들기 위한 에너지 대사의 과정에는 산소를 사용하지 않는 **무산소성 해당**과 산소를 사용하는 **유산소성 해당**이 있다.

무산소성 해당은 **해당계**라고도 불린다. 글루코스(포도당)를 **피루브산**으로 분해하는 과정으로, 즉시 에너지를 얻을 수 있지만 꺼낼 수 있는 ATP는 소량이다. 유산소성 해당의 과정은 **TCA 회로**로 이루어지며, 연료가 되는 물질을 차례로 산화함으로써 대량의 ATP를 만든다. 산화의 반응이 회전하도록 진행하기 때문에 회로라고 불린다.

해당계와 TCA 회로는 주로 글루코스(포도당)를 연료로 하고 있지만, 단백질이나 지질도 해당계와 TCA 회로에서 사용할 수 있는 물질로 변환함으로써 연료로서 이용할 수 있다.

시험에 나오는 어구

무산소성 해당
해당계 또는 단순히 해당이라고 하는 경우도 있다. 글루코스(포도당)는 산소를 사용하지 않고 피루브산까지 분해, 소량의 ATP를 얻는 과정. 즉시 에너지를 얻을 수 있는 장점이 있다.

TCA 회로
산소를 사용해 에너지를 꺼내는 과정으로 얻을 수 있는 ATP 양이 많다. 반응이 회전하기 때문에 회로라고 불리며, 반응이 구연산에서 시작되기 때문에 구연산 회로라고도 불린다.

키워드

TCA
(tricarboxylic acid cycle)의 약자(크렙스 회로라고도 불린다)로, 3개의 카르복실기를 가지는 유기산이라는 의미이다. 구연산은 트리카르복실산의 일종이다.

메모

무산소운동
단시간의 강한 운동에는 주로 무산소성 해당에서 얻은 에너지를 이용하기 때문에 무산소운동이라고 불린다. 약한 운동을 길게 계속할 때는 유산소성 해당에서 얻은 에너지를 사용하기 때문에 유산소운동이라고 불린다 (P.40 참조).

해당계와 TCA 회로

1분자의 글루코스(포도당)에서는 해당계에서 8분자, 피루브산에서부터 뒤의 TCA 회로를 포함한 과정에서 30분자, 합쳐서 38분자의 ATP가 생긴다.

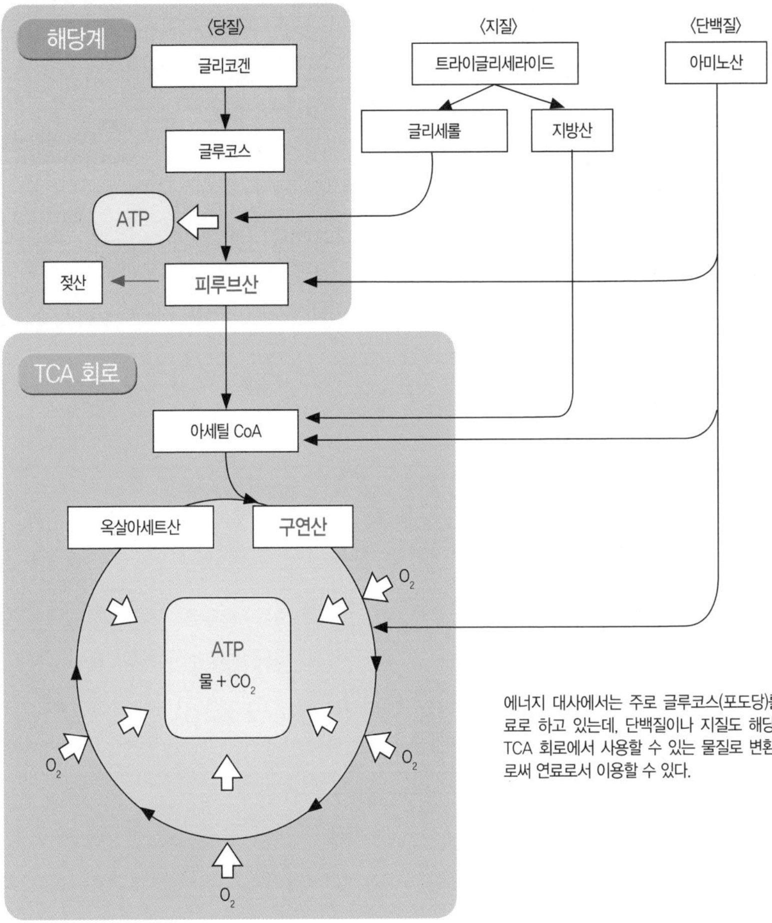

에너지 대사에서는 주로 글루코스(포도당)를 연료로 하고 있는데, 단백질이나 지질도 해당계와 TCA 회로에서 사용할 수 있는 물질로 변환함으로써 연료로서 이용할 수 있다.

※해당계와 TCA 회로의 과정에서 직접 ATP가 생성되는 것은 소량이다. 대부분은 수소이온(H^+)을 꺼내어, 그것을 전자전달계라고 불리는 구조에 넣어 ATP를 합성하고 있다.

column 기초대사

기초대사란 아무런 활동을 하지 않아도 소비되는 에너지를 말하며, 주로 간, 뇌, 뼈대근육이 소비하고 있다. 기초대사량은 나이가 듦에 따라 서서히 저하된다.

당질의 대사

POINT
- 당질이란 당을 기본 단위로 한 유기화합물을 말한다.
- 글루코스(포도당)는 TCA 회로의 주된 연료가 된다.
- 전신의 에너지원으로서 혈당은 항상 일정 이상으로 유지되고 있다.

당질은 1g당 4kcal의 에너지를 가진다

당질이란 **글루코스**(포도당), 프룩토스(과당) 등의 **단당류**와 단당류가 여러 개 이어진 **이당류**, **삼당류** 등을 포함한 **다당류**와 그들의 유도체를 포함하는 **유기화합물**을 말하며, **탄수화물**이라고도 불린다. 단, 사람이 소화할 수 없는 다당류는 **식물섬유**로서 구별되고 있다.

당질은 1g당 **4kcal**의 에너지를 가지고 있다. 생존하기 위한 에너지를 꺼내는 **TCA 회로**(P.190 참조)의 연료로서 가공하지 않고 그대로 사용할 수 있기 때문에 사람은 당질을 주된 에너지원으로서 이용하고 있다.

당질은 전신의 세포에서 이용된다

음식물에 포함된 당질의 대부분은 **녹말**이다. 녹말은 구성 단위인 **글루코스**(**포도당**)로 분해되고, **작은창자**에서 흡수된다(P.178 참조). 혈관에 들어온 글루코스(포도당)는 혈당으로서 전신을 돌아 **간**이나 **뼈대근육**에서 **글리코겐**으로 저장되고, 또한 세포에 들어가 에너지원으로 이용된다. 또한 여분의 당질은 **중성지방**으로 변환되어 **체지방**으로 저장된다.

글루코스(포도당)는 몸의 에너지원으로서 항상 필요한 물질이므로 혈액 중의 농도(혈당치)는 공복 시라도 일정 이상이 되도록 조절되고 있다. 흥분했을 때나 스트레스를 느꼈을 때는 글루코스(포도당)의 수요가 높아지기 때문에 **교감신경**의 작용에 의해 **간**의 **글리코겐**이 분해되고, 대량의 글루코스(포도당)는 혈중으로 방출되어 **혈당치가 상승**한다.

시험에 나오는 어구

당질
글루코스(포도당) 등의 당을 기본 단위로 한 유기화합물이나 그 유도체이다. 1g당 4kcal의 에너지를 가지며, 연소하면 물과 이산화탄소가 된다.

글루코스
포도당을 말한다. 녹말이나 글리코겐은 글루코스가 많이 이어진 것이다. 뇌세포는 에너지원으로 글루코스만 이용할 수 있다.

키워드

유도체
분자 내의 원자나 원자단이 다른 원자나 원자단으로 전환되어 생긴 화합물을 원래의 화합물에 대해서 하는 말이다.

혈당치
혈액 중의 글루코스 농도로 식후에 상승하고, 공복 시에는 저하한다. 하지만 글루코스는 몸의 에너지원으로 항상 필요하므로 공복 시에도 혈당치가 너무 저하하지 않도록 자율신경계나 내분비계(P.220 참조)에 의해 조절되고 있다.

주요 당질의 종류와 특징

분류	당	특징
단당류	글루코스	포도당. 에너지원으로 가장 이용하기 쉽다.
	프룩토스	과당. 과일 등에 많이 포함되며, 단맛이 강하다.
	갈락토스	글루코스와 결합하면 유당이 된다.
이당류	수크로스	설탕. 설탕의 주성분. 글루코스+프룩토스
	락토스	유당. 글루코스+갈락토스. 우유나 모유에 포함된다.
	말토스	맥아당. 글루코스+글루코스. 물엿의 주성분
삼당류	라피노스	글루코스+프룩토스+갈락토스
	말토트리오스	글루코스+글루코스+글루코스
다당류	녹말	포도당이 많이 연결된 것. 일직선인 것과 갈라져 나와 이어져 있는 분자가 있다.
	글리코겐	포도당이 많이 연결된 것. 갈라져 나온 것이 많은 분자 구조로, 간이나 뼈대근육에서 포도당을 저장한다.
	셀룰로스	식물의 섬유질. 사람이 소화할 수 없는 식물섬유
	키틴	갑각류의 껍질이나 버섯의 세포벽 등. 사람은 소화할 수 없다.

당질의 대사

① 밥이나 빵, 파스타 등을 먹는다.

② 소화되어 단당류가 되고 작은창자에서 흡수된다.

③ 간에서 글리코겐으로 저장된다.

④ 뼈대근육에서 글리코겐으로 저장된다.

⑤ 공복 시나 흥분했을 때 등은 간의 글리코겐을 분해, 글루코스를 혈액 중에 방출한다.

⑥ 뇌세포는 글루코스만 이용할 수 있다.

⑦ 여분의 당질은 중성지방으로 바뀌어, 체지방으로 저장된다.

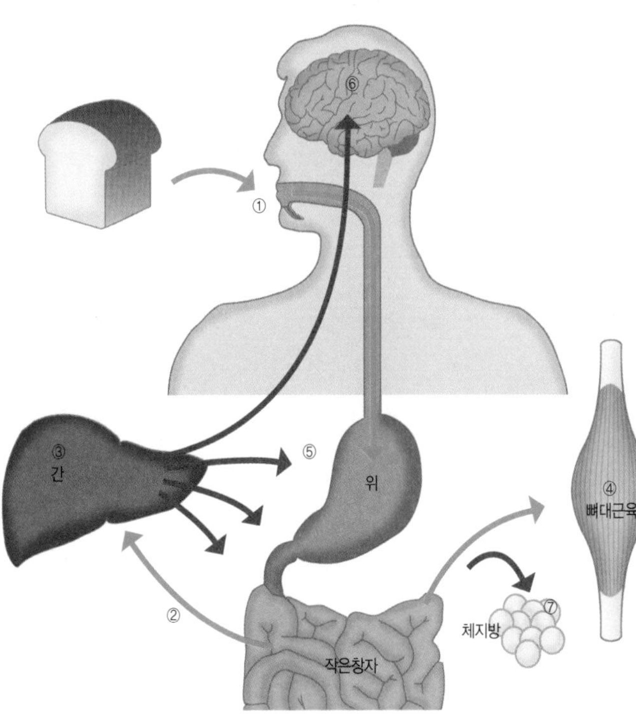

단백질의 대사

POINT
- 섭취한 단백질은 소화되어 아미노산으로서 흡수된다.
- 흡수된 아미노산은 체내의 단백질 합성의 원료가 된다.
- 단백질이 에너지원으로 이용되면, 요소의 찌꺼기가 나온다.

아미노산은 단백질 합성의 원료가 된다

고기나 생선 등에 포함된 단백질은 소화되어 **아미노산**으로서 흡수된다. 아미노산은 아미노기와 카르복실기를 가지는 **유기화합물**로, 사람에서는 약 **20종류**의 아미노산이 이용되고 있다(P.178 참조).

작은창자에서 흡수된 아미노산은 몸을 구성하는 **단백질**의 원료로서 이용된다. 체내에는 뼈와 뼈대근육, 피부, 손톱과 머리카락 등을 구성하는 **콜라겐**과 **엘라스틴**, **케라틴** 등 혈액의 **혈장 삼투압**을 유지하는 **알부민**, 적혈구 속의 **헤모글로빈**(P.136 참조), 세균 등을 공격하는 항체인 **면역글로불린**(P.142 참조) 등의 단백질이 있다. 또한 **효소**나 일부 **호르몬**, 세포막에 있는 **수용체** 등도 단백질이다. 이들 단백질은 DNA를 설계도로 주로 간의 세포 내의 **리포솜**에서 합성되고 있다(P.22 참조).

단백질도 몸의 에너지원이 된다

가공된 단백질은 TCA 회로(P.190 참조)에서 에너지원으로서 이용된다. 단백질 1g에서는 4kcal의 에너지를 얻을 수 있다. 단백질을 TCA 회로에 넣기 위해서는 단백질의 구성 성분인 아미노산에서, 그 분자에 포함되는 **질소 성분**을 제거할 필요가 있다. 제거한 질소 성분에서는 **암모니아**(NH_3)가 생기지만, 암모니아는 인체에 유해하므로 무해한 **요소**로 변환한 후, 주로 소변으로 배설된다. 즉, 요소는 단백질을 대사했을 때에 나오는 찌꺼기이다.

시험에 나오는 어구

아미노산
단백질의 구성 성분으로, 사람에서는 약 20종류가 이용되고 있다. 그 중 체내에서 합성할 수 없기 때문에 섭취할 필요가 있는 9종류(소아는 10종류)를 필수아미노산이라고 한다(P.179 참조).

요소
아미노산을 에너지원으로 대사한 결과 나오는 찌꺼기이다. 아미노산에 포함된 요소 성분에서 생기는 유해한 암모니아를 변환한 것으로, 요소는 무해하고 물에 녹기 때문에 소변에 섞여 배설된다.

키워드

효소
단백질로 이루어져 있으며, 체내의 여러 가지 화학 반응에 촉매로서 작용하는 물질이다. 소화, 흡수, 대사, 에너지 변환 등 모든 반응에 관여하고 있다.

메모

에너지로서의 활용
단백질이 에너지원으로 이용되는 것은 당질이나 지질이 공급되지 않거나, 또는 이용할 수 없을 때이다. TCA 회로는 어디까지나 당질을 최우선으로, 그 다음으로 지질을 에너지원으로 이용한다.

단백질의 대사

① 고기나 생선 등을 먹는다.

② 아미노산으로 분해되어 작은창자에서 흡수된다.

③ 흡수된 아미노산이 간으로 운반되고, 그것을 원료로 몸에 필요한 단백질을 간에서 합성한다.

④ 피부, 뼈, 손톱, 머리카락 등을 만든다.

⑤ 혈장 삼투압을 유지하는 알부민, 적혈구에 포함된 헤모글로빈, 항체인 면역 글로불린, 효소, 일부의 호르몬 등이 된다.

⑥ 근육이나 소화관, 혈관 등의 장기나 기관의 조직을 만든다.

⑦ 에너지원으로 이용한다.

⑧ 질소 성분은 요소로 변환해 소변으로 버린다.

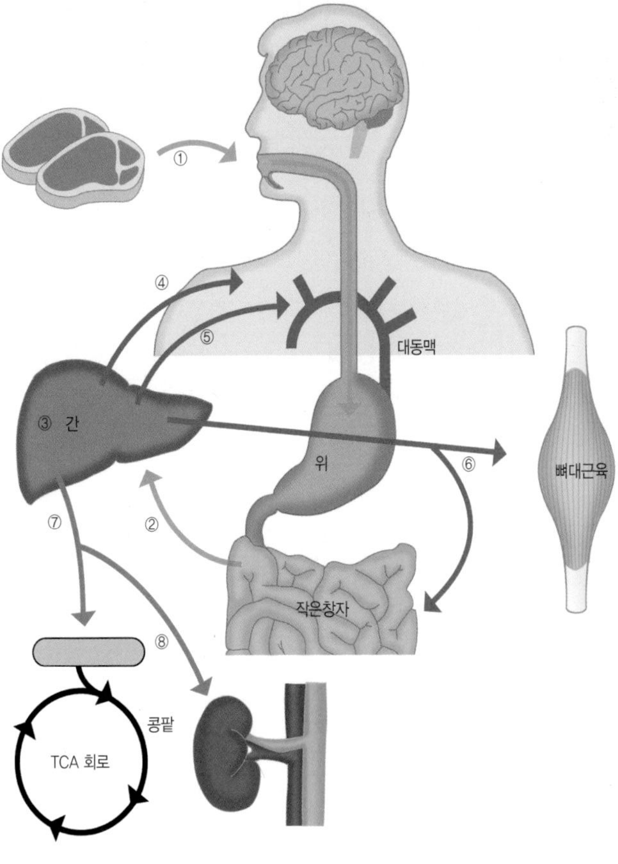

Athletics Column

운동선수에게 필수인 단백질도 과잉은 금물

운동선수는 뼈나 뼈대근육의 재료가 되는 단백질을 충분히 섭취할 필요가 있지만, 과잉이 되면 문제가 생긴다. 예를 들면 고기만 많이 먹으면, 동시에 포함된 지질의 섭취도 과하게 되고 식물섬유를 섭취하지 않아 변비가 되기 쉽다. 고기를 다 소화하지 못해 위장에 부담을 주고, 대사산물을 배설하기 위해 콩팥에도 부담을 주게 된다. 종목이나 트레이닝 강도에 맞춰 적절한 질과 양의 단백질을 섭취하는 것이 중요하다.

지질의 대사

POINT

- 지질은 체내에서 세포막이나 호르몬의 재료가 된다.
- 혈액이나 림프액 속에서는 리포단백의 형태로 존재하고 있다.
- 1g으로 9kcal를 얻을 수 있는 지질은 우수한 에너지 저장고이다.

혈중에서 지질은 리포단백의 형태를 취한다

지질은 식물유나 버터 외에 고기의 비계나 유지방 등에 포함되어 있다. 사람이 음식물로서 섭취하는 지질의 대부분은 **중성지방**이며, 그 외에 **콜레스테롤** 등이 있다. 지질은 이자액의 **리파아제**에 의해 **지방산**과 **글리세롤**로 분해되며, 작은창자에서 흡수된다(P.180 참조).

지질은 체내에서 **세포막**을 구성하고 일부 **호르몬**의 재료가 되며, **에너지원**으로 이용되고 있다. 흡수된 지질은 혈액이나 림프액에 의해 전신에 보내지지만, 지질은 물에 녹지 않기 때문에 혈액이나 림프액 속에서는 물에 친화성을 가진 **리포단백**이라는 입자의 형태로 존재하고 있다. 리포단백은 입자의 크기나 포함된 지질의 종류 등에 따라 **카일로마이크론**(P.180 참조), VLDL 등의 5종류로 나누어진다(오른쪽 페이지 참조).

섭취 에너지의 여분은 체지방이 된다

중성지방은 지방산과 글리세롤로 분해되면 **해당계**와 **TCA 회로**(P.190 참조)에서 대사할 수 있다. 한편 섭취 에너지에 비해 소비 에너지가 적고, 에너지에 여분이 나온 경우는 글루코스(포도당)도 중성지방으로 바뀌어 **체지방**으로 저장된다.

지질은 1g으로 9kcal나 되는 에너지를 꺼낼 수 있으므로 연료나 에너지의 저장고로서도 뛰어나다. 그러나 대사의 과정에 문제가 있으면, 그 과정에서 생기는 **케톤체**라는 물질을 처리할 수 없어 혈액 중에 증가, 몸이 (대사성) 아시도시스가 되어 버린다.

시험에 나오는 어구

중성지방
글리세롤에 3개의 지방산이 결합한 물자로, 몸에 축적되어 있는 체지방의 성분이다. 고기의 비계 등도 중성지방이다. 트라이글리세라이드라고도 한다.

지방산
탄소의 사슬에 1개의 카르복실기가 붙은 것으로 리놀산, 리놀렌산, 올레인산 등의 종류가 있다. 탄소의 사슬 부분의 구조에 의해 포화지방산과 불포화지방산으로 나누어진다.

키워드

지질
올리브오일이나 옥수수유 등과 같이 식물 종자 등에서 뽑은 지질, 고기의 비계, 생선의 지질, 유지방 등 동물이 만드는 지질이 있다. 석유 등의 광물 유래의 휘발유는 포함하지 않는다.

아시도시스
산증이라고도 한다. 체액 중에 산이 비정상적으로 축적되거나 염기가 상실된 상태이다.

리포단백의 종류와 특징

종류	합성되는 장소
① 카일로마이크론	작은창자
② VLDL (초저밀도 리포단백)	간
③ IDL (중간밀도 리포단백)	간
④ LDL (저밀도 리포단백)	혈액 중
⑤ HDL (고밀도 리포단백)	간 · 혈액 중

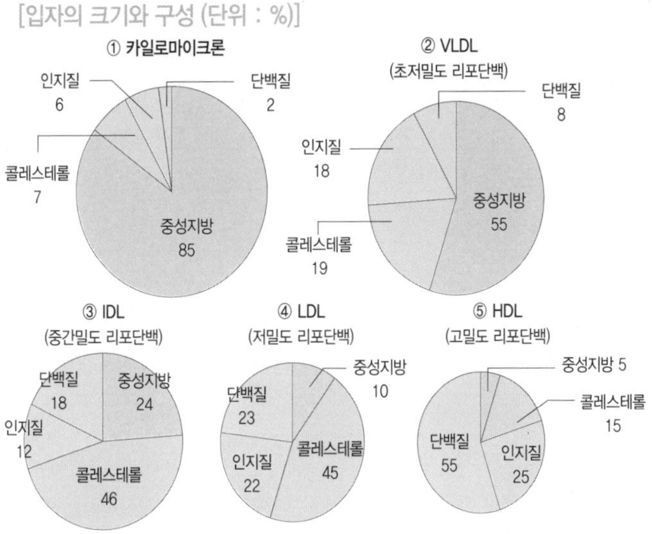

지질은 물에 녹지 않기 때문에 혈액이나 림프액 속에서는 물에 친화성을 가진 리포단백이라는 입자의 형태로 존재한다. 리포단백은 입자의 크기나 포함된 지질의 비율에 따라 5종류로 분류된다.

지질의 대사

① 지질을 섭취한다.

② 작은창자에서 흡수되어 리포단백의 카일로마이크론이 되어 림프관에 들어간다.

③ 간 등에서 리포단백의 입자가 만들어지고, 혈중으로 보내져 전신에 지질을 공급한다.

④ 여분의 에너지는 중성지방이 되어 체지방으로 저장된다.

⑤ 중성지방을 지방산과 글리세롤로 분해, 해당계와 TCA 회로에서 대사해 에너지를 꺼낸다.

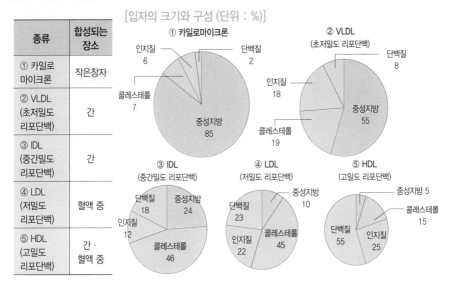

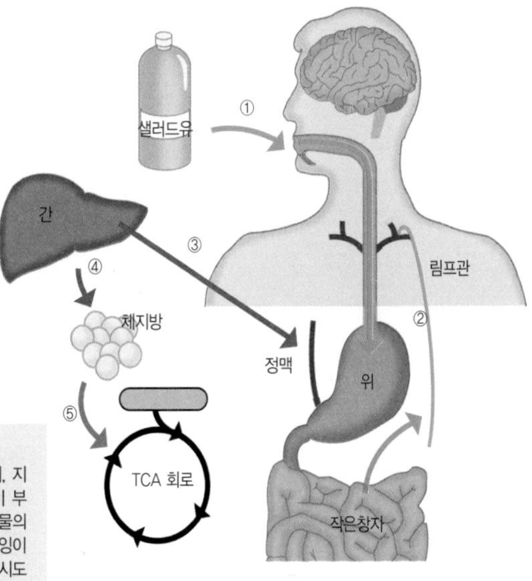

지질 대사와 아시도시스
기아나 당뇨병 등으로 당의 이용이 불가능할 때, 지질이 에너지원으로서 동원된다. 단, 당의 공급이 부족하면 TCA 회로의 회전이 불충분해져 대사산물의 케톤체가 처리되지 않아 혈액 중의 케톤체가 과잉이 된다. 그러면 몸이 산성으로 기울어지는 케토아시도시스가 되고, 의식장애 등을 일으킨다.

체온의 발생과 조절

POINT
- 열은 운동, 떨림, 식사 등에 의해 발생한다.
- 발생한 열은 혈액에 의해 전신으로 운반된다.
- 환경에 맞춰 열의 발생량과 발산량을 조절, 체온을 유지한다.

열의 발생

섭취한 에너지 중 80% 정도는 열로 변환되고 있다. **항온동물**인 사람은 그 열로 체온을 유지하고 있는 것이다. 열은 **뼈대근육**의 수축에 의해 발생한다. 일상생활 속에서 몸을 움직이는 것이나 각종 운동, 추울 때에 몸이 떨리는 것 등이 열을 발생시킨다.

갈색지방세포라고 하는 세포는 에너지원을 대사함으로써 열을 만들고 있으며, 이것이 **비떨림 열발생**이라고 한다. 또한 식후에는 **식사유발성 열발생**에 의해 대사가 항진, 열이 발생한다. **식사유발성 열발생**은 특히 **단백질**을 많이 먹었을 때에 높아진다.

그리고 발생한 열은 혈액에 의해 전신으로 운반된다.

체온의 조절

사람의 체온은 약 37℃이다. 몸의 심부체온은 **중심체온**이라고 하며, 환경에 관계없이 거의 일정하게 유지되고 있다. 한편, 체표면이나 사지의 말초 등의 **외각 온도**는 외기온에 영향을 받아 크게 변화한다.

체온은 항상 발생되고, 발산됨으로써 조절되고 있다. 열의 발산은 열이 전자파로서 방출되는 **방사**, 몸에 접해 있는 공기나 물 등에 **전도**, 피부온에 의해 따뜻해진 공기의 **대류**나, 불감증설과 발한 등으로 **기화열**이 빼앗기는 등에 의해 일어난다.

더울 때는 체표면의 혈관을 확장시키거나 땀을 흘림으로써 열의 발산량을 늘리고, 추울 때는 체표면의 혈관을 수축시켜 열의 발산량을 줄이는 등으로 체온을 조절하고 있다.

시험에 나오는 어구

핵심 온도
몸의 심부 온도. 외기온에 관계없이 거의 변화하지 않는다. 직장온도, 고막온도, 식도온도 등으로 측정한다.

외각 온도
핵심 온도에 반대되는 말로, 외계의 온도에 영향을 받아 변화하는 체표면이나 사지의 말초 온도를 말한다.

키워드

식사유발성 열발생
특이동적작용이라고도 한다. 식후에 대사가 항진되어 열이 발생하는 것으로 단백질을 섭취했을 때에 가장 높아진다.

방사 (열방사)
열이 전자파로서 무엇인가에 전해지는 것이다. 예를 들면 체표에서 벽을 향해 방사가 일어난다. 이전에는 복사라고도 불렸다.

메모

열의 발생
체온 조절의 중추는 사이뇌에 있다. 전신의 피부에 있는 온도를 감지하는 수용기의 정보와 시상하부에 있는 핵심 온도를 감지하는 중추의 정보를 기초로 열의 발생과 발산량을 조절하고 있다.

열이 발산되는 구조

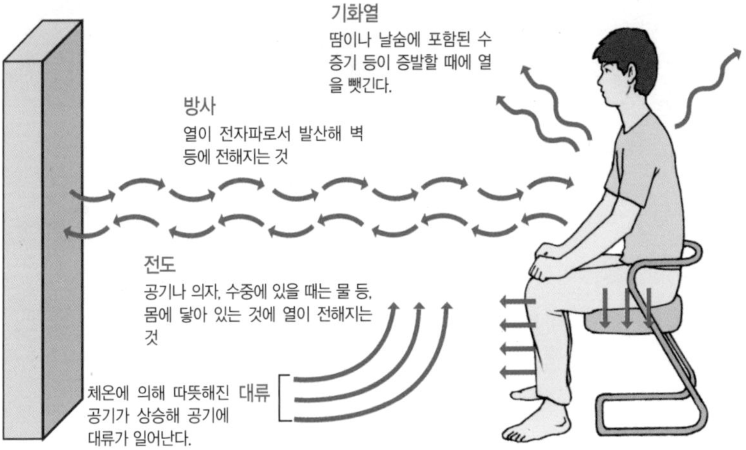

기화열
땀이나 날숨에 포함된 수증기 등이 증발할 때에 열을 빼긴다.
방사
열이 전자파로서 발산해 벽 등에 전해지는 것
전도
공기나 의자, 수중에 있을 때는 물 등, 몸에 닿아 있는 것에 열이 전해지는 것
체온에 의해 따뜻해진 공기가 상승해 공기에 대류가 일어난다.
대류

환경에 의한 체온의 차이

외기온이 달라도 중심체온은 변하지 않는다. 외기온이 낮을 때는 사지의 말초나 체표면의 혈관을 수축시켜 체온의 발산량을 줄인다. 그렇기 때문에 상온의 환경 하에서 겨드랑에서 체온 측정을 하면, 직장온도보다 0.8℃ 정도 낮아진다.

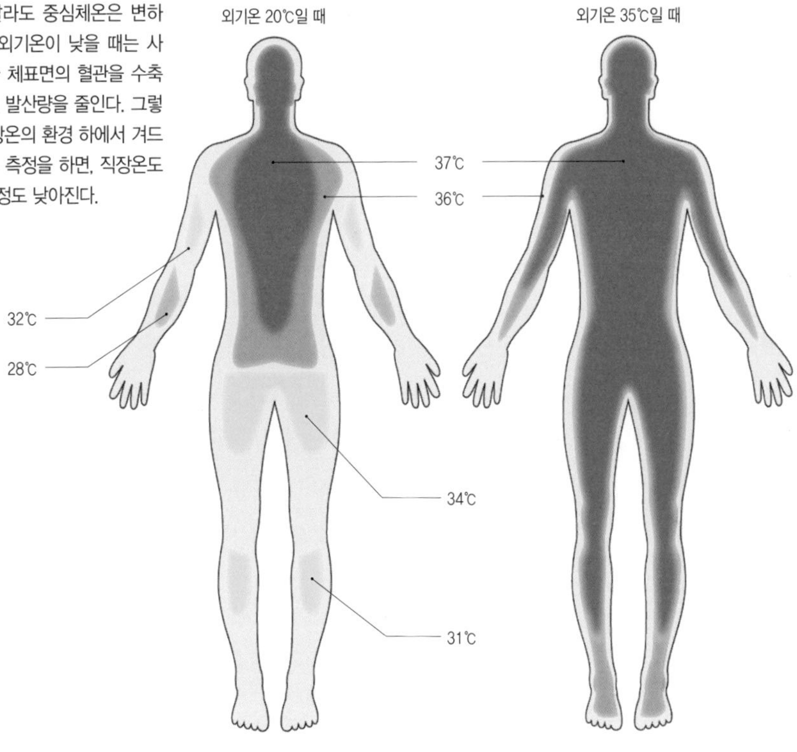

신장 · 비뇨기

콩팥의 구조와 작용

POINT

- 콩팥은 체내의 호메오스타시스를 유지하기 위해 소변을 만든다.
- 1일 소변량은 1500㎖ 정도로, 수분 섭취량 등에 따라 변화한다.
- 콩팥은 혈중 산소 농도나 혈압을 감시 · 조절하는 작용을 가진다.

체내의 폐기물을 버리기 위해서는 일정량의 소변이 필요

콩팥은 소변을 만드는 장기로, 만들어진 소변을 모아 배설하는 것이 **비뇨기**이다. 콩팥의 작용은 몸의 **호메오스타시스**를 유지하는 것이다. 체내의 수분량이나 체액의 pH 등은 일정하게 유지되고 있을 필요가 있는 것에 대해, 섭취하는 음식물이나 발한량 등은 항상 변화하고 있다. 따라서 그 때의 몸 상태에 따라 버려야 할 것을 확실하게 버리고, 버리면 안 되는 것은 체내에 남겨 두는 분별이 필요하다. 그 작용을 하고 있는 것이 콩팥이다.

성인의 경우 1분간에 1㎖ 정도의 소변이 항상 만들어지고 있으며, 1일 소변량는 약 **1,500㎖**가 된다. 단, 소변량은 섭취하는 수분량이나 발한량 등에 의해 크게 변한다. 1일에 400~500㎖ 이상의 소변을 배출하지 않으면, 체내에서 만들어지는 요소 등의 폐기물을 충분히 버릴 수 없다고 알려져 있다.

콩팥의 혈액이나 혈압의 감시역이기도 하다

소변은 혈액을 여과해 만들기 때문에 콩팥에는 심장박출량의 **20%**나 되는 혈액이 흐르고 있다. 그렇기 때문에 콩팥은 혈액의 상태를 감시 · 조절하는 역할도 담당하고 있다. 콩팥으로 흘러온 혈액이 산소 부족이면 적혈구가 부족하다고 판단, 콩팥은 골수의 적혈구 생산을 촉진하는 **에리트로포이에틴**이라는 호르몬을 분비한다. 또한 신동맥의 혈압이 낮고 혈류량이 부족할 때는 **레닌**이라는 호르몬을 분비한다. 그리고 그것에 관계하는 호르몬이 차례로 자극되어, 결과적으로 혈압이 상승한다(P.208 참조).

시험에 나오는 어구

소변량
성인의 1일 평균적인 소변량은 1500㎖인데, 사람에 따라 또는 그 날의 음식량이나 환경에 따라서도 크게 다르다. 1일 소변량이 400㎖ 이하를 핍뇨, 100㎖ 이하를 무뇨라고 한다. 또한 3000㎖ 이상의 것을 다뇨라고 한다.

콩팥동맥
배대동맥에서 좌우로 나와 콩팥문에서 콩팥으로 들어가는 동맥이다. 콩팥동맥에는 심장박출량(1분간에 5ℓ)의 20%(1분간에 1ℓ)나 되는 혈액이 흐르고 있다.

키워드

에리트로포이에틴
동맥의 혈중 산소 농도가 낮으면 콩팥에서 분비되는 호르몬으로, 골수의 적혈구 생산을 촉진하는 작용을 가진다.

혈압
동맥벽에 가해지는 압력을 말한다. 혈압이 극단적으로 저하해 콩팥의 혈류량이 감소하면 소변을 만들 수 없어지므로 혈압이 다소 변동해도 일정량의 소변을 만들 수 있는 기능이 콩팥에는 갖춰져 있다(P.208 참조).

콩팥 · 비뇨기의 구조와 작용

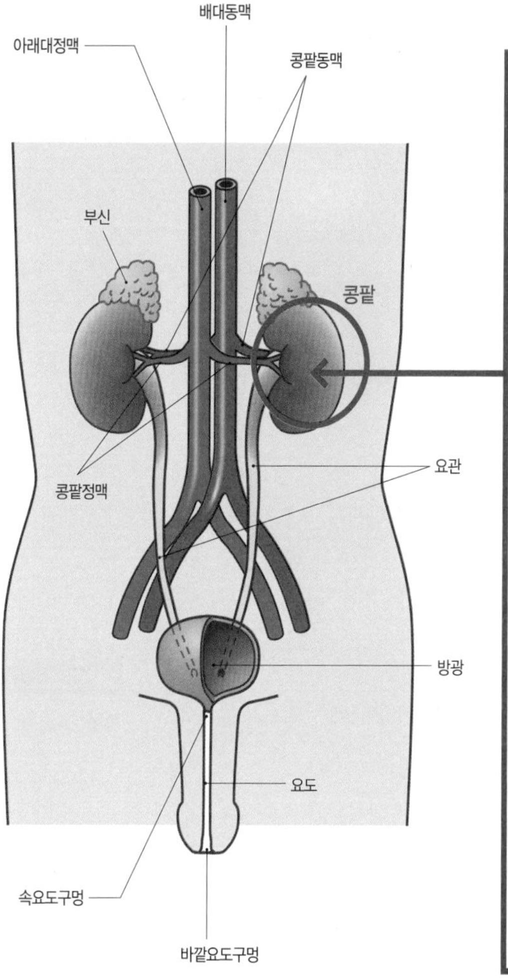

호메오스타시스의 유지

- pH의 조절
  체액의 pH를 유지하기 위해 불필요한 산이나 알칼리를 소변으로 버린다.
- 체내의 수분량 조절
  대량으로 수분을 섭취했을 때는 대량의 소변을 내고, 체내의 수분량이 줄었을 때는 소변량을 줄인다.
- 체액의 미네랄 조절
  과잉의 나트륨이나 칼륨 등의 미네랄을 소변으로 버린다.
- 노폐물의 배설
  요소 등의 노폐물을 소변으로 버린다.

혈압의 조절
혈압이 상승했을 때는 소변량을 늘려 순환 혈액량을 줄인다. 혈압이 저하했을 때는 레닌 등을 분비해 혈압을 올린다.

적혈구의 생성을 촉진한다
콩팥에 흘러온 혈액이 산소 부족일 때는 골수의 적혈구 생성을 촉진하는 에리트로포이에틴을 분비한다.

비타민 D를 활성화한다
뼈의 대사에 필요한 비타민 D를 활성화한다.

column 소변의 성분 변화

소변은 체내에서 불필요해진 것을 버리기 위한 것이므로, 그 성분이나 농도는 그 때마다 변화한다. 예를 들면 보통 pH는 약산성인데 육식이면 보다 산성으로, 야채를 많이 먹으면 알칼리성으로 기운다.

네프론과 소변의 생성

POINT

- 소변은 콩팥소체와 콩팥세관으로 구성되는 네프론에서 만들어진다.
- 처음에 콩팥소체에서 혈액을 대략적으로 여과해 여과액(원뇨)를 만들고, 다음으로 콩팥세관과 집합관에서 여과액으로부터 체내에서 필요한 물질을 재흡수해 소변을 만든다.

우선 대략적으로 여과해 여과액을 만든다

콩팥에서 소변을 만들기 위한 장치를 네프론(콩팥 단위)이라고 한다. 네프론은 **토리**와 **토리주머니**(보우만주머니)로 구성되는 **콩팥소체**와 거기에서 나온 **콩팥세관**으로 구성되어 있다.

토리는 모세혈관이 실타래처럼 뭉친 것으로, **들토리세동맥**이 들어오고 **날토리세동맥**이 나간다. 토리를 흐르는 혈액 중 혈구나 단백질 등 입자가 큰 것을 제외한 성분의 일부가 혈관벽과 그 주위를 둘러싼 세포(발세포)의 틈새에서 토리주머니로 걸러진다. 이 걸러진 것이 여과액이다. **여과액**은 1일에 150ℓ나 만들어진다.

몸에 필요한 것을 재흡수한다

토리주머니에서 이어지는 **콩팥세관**에는 **날토리세동맥**에서 이어지는 **모세혈관**이 둘러싸고 있어 몸에 필요한 물질을 여과액에서 혈관 내로 **재흡수**하는 동시에, 혈액 중에 남아 있는 것으로부터 불필요한 것을 콩팥세관으로 **분비**한다. 최종적으로 여과액의 99%는 재흡수되고, 1%가 소변으로 배설된다.

토리주머니에서 나오는 **토리쪽세관**에서는 모든 **글루코스**(포도당)와 대부분의 **나트륨**(Na^+), **아미노산**과 물 등 여과액의 80%가 재흡수된다. 거기에서 가늘어지는 **헨레루프**에서는 물과 나트륨(Na^+), 염소이온(Cl^-) 등이, 또한 굵어지는 **먼쪽세관**에서는 나트륨(Na^+)이나 탄산수소이온(HCO_3^-) 등이 흡수되고 암모니아(NH_3)나 산(H^+)이 분비된다. 그리고 **집합관**에서는 물 등이 재흡수되어 소변이 만들어진다.

시험에 나오는 어구

여과액
토리를 흐르는 혈액의 혈장 중 20% 정도가 토리주머니에 걸러져 여과액이 된다.

콩팥소체
토리와 토리주머니로 구성된다. 혈액을 대략적으로 여과해 여과액을 만든다.

콩팥세관
여과액에서 몸에 필요한 것을 재흡수하고, 불필요한 것을 분비해 소변을 생성한다. 토리쪽세관, 헨레루프, 먼쪽세관의 각 부위로 나누어진다.

키워드

재흡수와 분비
콩팥세관을 흐르는 여과액에서 몸에 필요한 물질을 혈관 쪽으로 회수하는 것을 재흡수라고 한다. 혈관 내에 남아 있는 칼륨(K^+)이나 산(H^+), 암모니아(NH_3), 약물 등을 콩팥세관 쪽에 버리는 것을 분비라고 한다.

메모

재흡수
콩팥세관 부위에 따라 재흡수되는 물질이 다른 것은 각각의 부위를 흐르는 여과액과 주위를 둘러싼 혈관 내의 혈액에 포함된 물질의 농도와 삼투압 등에 차이가 있는 것과 각각의 부위에 있는 펌프 등의 수송체가 다르기 때문이다.

네프론의 구조와 소변의 생성 과정

①
토리로부터 토리주머니에 혈장 중의 물이나 미네랄, 아미노산 등의 분자가 작은 것이 여과액으로 걸러진다. 혈구나 단백질 등의 분자가 큰 것은 혈관 내에 남는다.

②
토리쪽세관에서는 모든 글루코스(포도당), 대부분의 나트륨(Na^+), 아미노산, 물 등 여과액의 80%가 재흡수된다. 크레아티닌 등이 분비된다.

④
먼쪽세관에서는 나트륨(Na^+)과 탄산수소이온(HCO_3^-), 물 등이 재흡수되고, 암모니아(NH_3)와 산(H^+) 등이 분비된다.

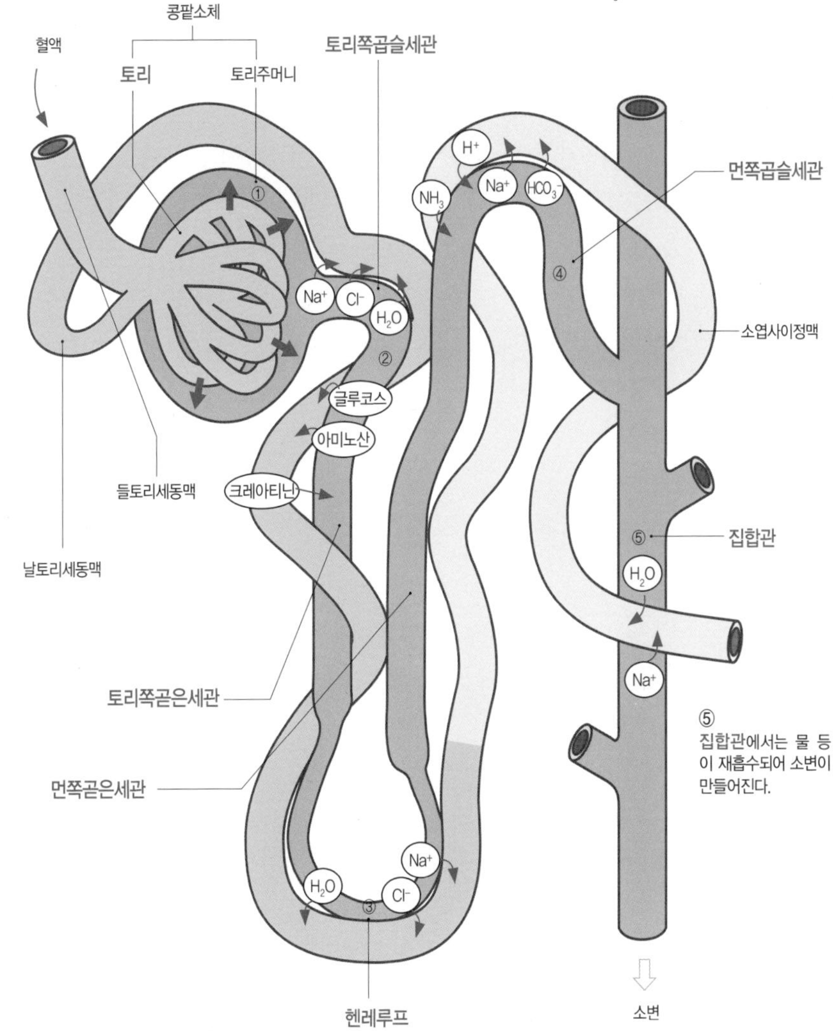

⑤
집합관에서는 물 등이 재흡수되어 소변이 만들어진다.

③ 헨레루프에서는 물과 나트륨(Na^+), 염소이온(Cl^-) 등이 재흡수된다.

요관과 방광의 기능

POINT
- 네프론에서 만들어진 소변은 콩팥잔에서 콩팥깔때기에 모인다.
- 요관은 연동운동을 해, 능동적으로 소변을 방광에 보내고 있다.
- 방광은 배뇨하기까지 소변을 저장해 두는 주머니로, 신축성이 좋다.

요관은 연동운동으로 소변을 방광으로 보낸다

네프론에서 만들어진 소변은 **집합관**에 의해 모이고, **콩팥피라밋**의 **콩팥유두**에 열리는 구멍으로부터 조금씩 나온다. 그 소변은 콩팥유두에 꼭 끼어 있는 **콩팥잔**에 의해 받아들여져, 콩팥 중심부의 콩팥깔때기에 모인다.

콩팥깔때기에 이어지는 **요관**은 벽의 민무늬근을 사용해 **연동운동**을 하고, 능동적으로 소변을 방광에 보낸다. 따라서 누워있는 상태라도 콩팥에서 만들어진 소변은 방광에 모인다.

요관은 방광의 후벽에 비스듬히 찌르는 것처럼 들어가 있다. 소변이 모여 방광이 부풀어지면 방광벽이 늘어나고, 요관이 벽을 가로지르고 있는 터널 부분이 찌그러지기 때문에 소변이 방광에서 요관으로 역류하지 않는다.

방광은 소변을 무의식중에 배설하지 않기 위한 저장주머니

끊임없이 만들어지는 소변을 그대로 무의식중에 배설하면, 냄새로 자신의 존재를 주위에 알리게 되어 버린다. 그렇기 때문에 육상에서 생활하는 많은 척추동물은 소변을 배설하기까지 저장해 두기 위한 **방광**을 가지고 있다.

방광의 벽과 점막은 매우 잘 신축하는 구조로 되어 있어, 참으면 500㎖ 정도의 소변을 저장할 수 있다고 알려져 있다. 그러나 일반적으로는 약 150~200㎖ 정도의 소변이 모이면 요의를 일으켜 배뇨에 이르게 된다 (P.206 참조).

column 새에는 방광이 없다

대부분의 새에는 방광이 없다. 콩팥에서 요산을 포함한 반고형의 소변과 비슷한 배설물을 만들지만, 이것은 요관을 통해 소화관에 보내지고 똥과 함께 배설된다.

시험에 나오는 어구

요관
콩팥깔때기와 방광을 연결하는 25cm 정도의 관이다. 콩팥깔때기에서 나오는 부분, 온엉덩동맥과 교차하는 부분, 방광에 들어가는 부분에서 약간 좁아져 있으며, 이들을 생리적 협착부라고 한다.

방광
소변을 저장해 두는 주머니로, 벽의 민무늬근과 내면을 덮는 점막이 신축성이 우수한 구조를 하고 있다. 방광에 소변이 모여질 때는 주로 방광의 천정 부분이 위로 부푼다.

키워드

방광의 점막
방광의 내면을 덮는 점막은 이행상피에서 생기고 있다. 이행상피란 길어지거나 평평하게 넓어지거나 할 수 있는 세포로 이루어진 상피를 말한다. 그렇기 때문에 방광은 소변량에 맞춰 잘 신축할 수 있다.

메모

요관결석
소변의 성분이 무언가의 계기로 결정을 만들고, 그것이 서서히 커져 돌이 되어 요관에 막혀 심한 통증을 일으키는 것이 요관결석이다. 요관의 생리적 협착부에서 일어나기 쉽다.

소변의 수송과 저장의 구조

콩팥의 네프론에서 생성된 소변은 콩팥잔, 콩팥깔때기에 모여 요관을 통해 방광으로 보내진다.

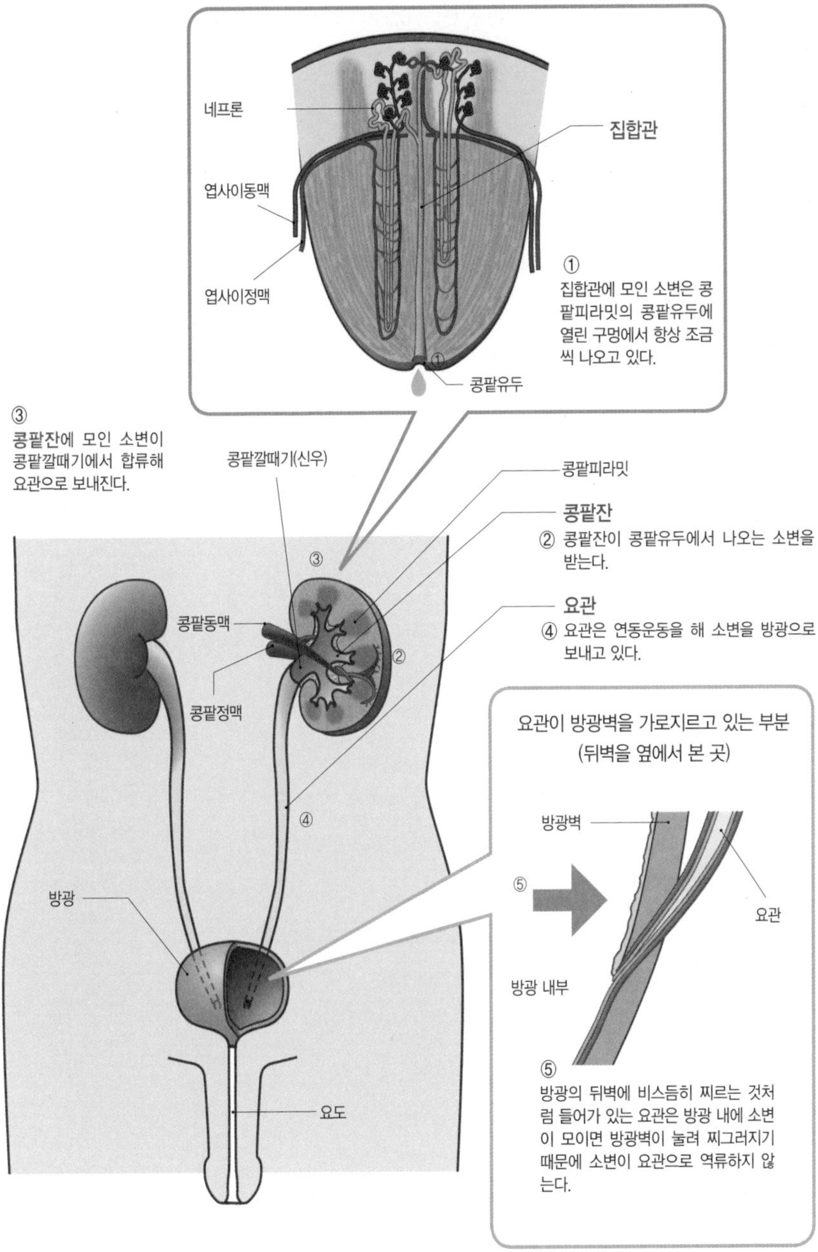

네프론
집합관
엽사이동맥
엽사이정맥
①
집합관에 모인 소변은 콩팥피라밋의 콩팥유두에 열린 구멍에서 항상 조금씩 나오고 있다.
콩팥유두
③
콩팥잔에 모인 소변이 콩팥깔때기에서 합류해 요관으로 보내진다.
콩팥깔때기(신우)
콩팥피라밋
콩팥잔
② 콩팥잔이 콩팥유두에서 나오는 소변을 받는다.
요관
④ 요관은 연동운동을 해 소변을 방광으로 보내고 있다.
콩팥동맥
콩팥정맥
방광
요도
요관이 방광벽을 가로지르고 있는 부분
(뒤벽을 옆에서 본 곳)
방광벽
요관
방광 내부
⑤
방광의 뒤벽에 비스듬히 찌르는 것처럼 들어가 있는 요관은 방광 내에 소변이 모이면 방광벽이 눌려 찌그러지기 때문에 소변이 요관으로 역류하지 않는다.

배뇨의 메커니즘

POINT

- 방광에 200㎖ 정도의 소변이 모이면, 배뇨의 반응이 일어난다.
- 무의식중에 일어나는 배뇨반사와 의지로 배뇨하는 행동에 의해 배뇨된다.
- 교감신경은 배뇨를 억제, 부교감신경은 배뇨를 촉진한다.

소변이 모이면 배뇨의 구조가 작용하기 시작한다

콩팥에서 끊임없이 만들어지고 있는 소변은 요관을 통해 방광으로 보내지고, 조금씩 모여진다. 방광 내의 소변량이 200㎖ 정도에 달하면, 그 정보가 중추에 도달해 배뇨의 구조에 스위치가 들어온다. 배뇨는 자신의 의지와는 관계없이 일어나는 **배뇨반사**와 자신의 의지로 소변을 배설하는 행동에 의해 이루어진다.

■ 배뇨가 일어나는 구조

배뇨는 다음과 같은 구조로 일어난다.

① 방광에 소변이 모이면, 방광벽이 늘어났다고 하는 정보(방광벽 신전자극)가 골반내장신경의 **구심성 섬유**에 의해 **엉치척수**에 전해진다.

② 엉치척수에서 **배뇨반사**가 일어나고, 골반내장신경의 부교감신경성 섬유에 의해 방광벽의 **민무늬근**이 수축해 속요도조임근이 **이완한다**(의식하지 않는다).

③ 방광벽 신전자극이 **대뇌겉질**에 도달해 요의가 일어난다.

④ 뇌줄기(다리뇌)의 배뇨중추가 자율신경과 운동신경의 작용을 조정, 배뇨하든가 또는 배뇨를 억제한다.

⑤ 배뇨할 수 있는 경우는 의지로 **바깥요도조임근**을 열어(**음부신경**) 배뇨한다. 배뇨할 수 없을 때는 자신의 의지로 바깥요도조임근을 조여(음부신경) 참는다.

오른쪽 페이지 그림의 아랫배신경(⑥)은 교감신경의 섬유로, 방광벽의 민무늬근을 이완시켜 속요도조임근을 수축시키므로 소변을 저장하도록 작용한다. 즉, 교감신경이 우위일 때는 배뇨는 억제된다. 배뇨할 때는 배뇨중추에 의해 아랫배신경의 작용이 억제된다.

시험에 나오는 어구

배뇨반사
방광벽 신전자극이 엉치척수에 전해지면 방광벽의 수축과 속요도조임근의 이완이 일어난다.

키워드

방광벽 신전자극
방광에 소변이 모여 방광벽이 늘어나면, 이것을 골반내장신경이 감지해 신경 임펄스가 되어 엉치척수에 전달된다.

메모

요도조임근
속요도조임근은 방광목을 고리 모양으로 둘러싸는 민무늬근으로, 의지로는 컨트롤할 수 없는 제대로근이다. 한편 바깥요도조임근은 남성에서는 전립샘 아래, 여성은 요도구멍의 안쪽에 있는 가로무늬근으로, 의지로 컨트롤할 수 있는 맘대로근이다.

방광의 신경 지배와 신경 임펄스의 전달

방광 내에 일정량의 소변이 모이면 배뇨반사와 요의가 일어나고, 자신의 의지로 참든가 또는 화장실에 가서 배뇨한다.

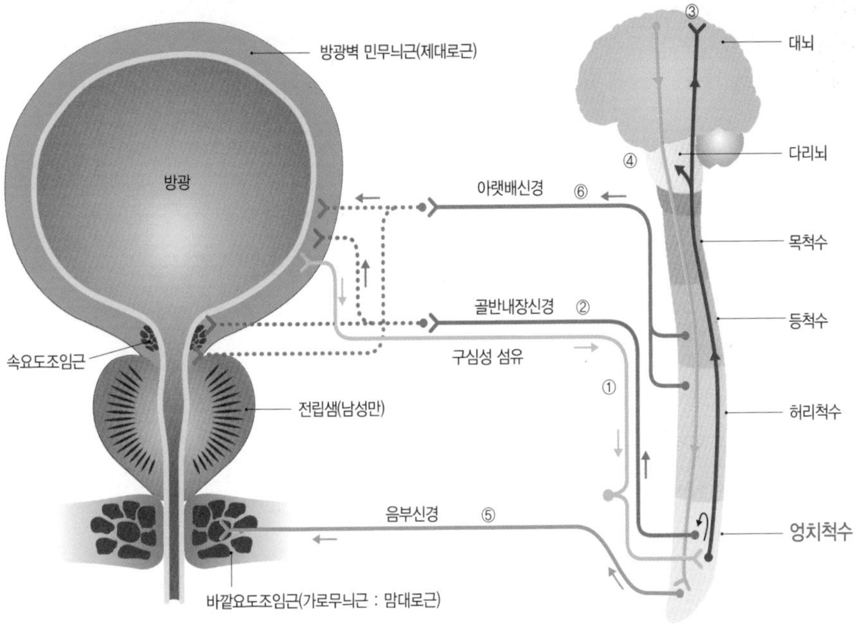

① 방광에 소변이 모였다는 정보가 엉치척수에 전달된다.

② 엉치척수에서 배뇨반사가 일어나고, 방광벽이 수축해 속요도조임근이 열린다.

③ 방광에 소변이 모였다는 정보가 대뇌에 도달해 요의가 일어난다.

④ 다리뇌의 배뇨중추가 배뇨반사와 배뇨를 위한 행동을 조정한다.

⑤ 배뇨할 수 있는 경우는 바깥요도조임근을 열고, 배뇨할 수 없는 경우는 죈다.

⑥ 교감신경이 우위일 때는 아랫배신경이 방광벽을 이완, 속요도조임근을 죄어 배뇨를 억제한다.

Athletics Column

안티 도핑검사에서 소변이 나오지 않는다!

주요한 스포츠 대회에서는 금지약물 사용의 유무를 조사하기 위해 안티 도핑검사가 이루어진다. 이 검사에서 소변을 채취할 때는 본인의 소변인 것을 확인하기 위해 전문 스태프에 의한 감시가 붙는다. 이때 소변이 전혀 나오지 않게 되는 사람이 있다. 대량으로 수분을 섭취해 방광에는 소변이 많이 모여 있을 텐데 1방울도 나오지 않는 것이다. 그것은 감시에 대한 긴장으로 교감신경이 작용해 방광벽이 이완, 속요도조임근이 수축해 버리기 때문이라고 생각된다.

소변량을 조절하는 구조

POINT
- 콩팥은 토리의 혈류량을 유지하는 자기조절 기능을 가지고 있다.
- 토리 혈류량은 교감신경의 흥분으로 감소하고, 소변량도 감소한다.
- 콩팥 혈류량이나 혈압의 변화에 의해 소변량을 조절하는 호르몬이 분비된다.

체내 환경을 유지하기 위해 소변량을 조절한다

콩팥에 있는 토리의 들토리세동맥과 날토리세동맥은 혈압이 다소 변동해도 일정량의 소변이 만들어지도록 자동적으로 수축 · 확장해 토리의 혈류량(토리에서 여과액을 걸러내는 힘)을 유지하고 있다. 이것을 **자기조절 기능**이라고 한다.

그리고 또한 콩팥은 체내외의 환경 변화에 맞춰 소변의 양과 성분을 조절하고 있다. 그 기능을 담당하는 것은 주로 **자율신경계**와 **호르몬**이다.

■ 호르몬에 의한 소변량의 조절

① **레닌 · 안지오텐신 · 알도스테론계**

콩팥의 혈류량이 감소하면 콩팥에서 레닌이 분비된다. 또한 간이나 허파, 부신 등에서 만들어지는 호르몬이 차례로 자극되어 콩팥세관의 **나트륨(Na^+) 재흡수**와 칼륨(K^+)이나 산(H^+)의 분비가 촉진된다. 소변량이 **줄고** 혈압이 **상승**한다.

② **바소프레신**

뇌하수체에서 분비된다. 먼쪽세관에서 물과 나트륨(Na^+)의 재흡수를 **촉진**, 소변량을 **줄이고** 혈압을 **높인다**.

③ 심방나트륨배설펩타이드

심방압의 상승으로 **심방**에서 분비되며, **집합관**의 나트륨(Na^+) 분비를 촉진해 소변량을 늘리고 혈압을 내린다.

④ 심실(뇌)나트륨배설펩타이드

심실의 부담이 증가하면 심실에서 분비된다. 심방나트륨배설펩타이드와 마찬가지로 소변량을 늘리고 혈압을 내린다.

시험에 나오는 어구

바소프레신
항이뇨호르몬(ADH)이라고도 한다. 뇌하수체뒤엽에서 분비되는 호르몬으로, 소변량을 줄이고(항이뇨) 순환 혈액량을 유지해 혈압을 높이는 작용이 있다.

자기조절 기능
혈관의 민무늬근이 상황에 맞춰 자동적으로 수축 · 확장해 혈류량을 조절하는 작용이다. 예를 들면 혈압이 높아지면, 그것에 저항해 수축하려고 한다. 콩팥뿐만 아니라 다른 장기의 혈관에도 있다.

키워드

토리의 들토리세동맥
토리의 들토리세동맥은 자율신경계의 교감신경 지배를 받고 있으며, 교감신경이 흥분하면 들토리세동맥이 수축해 토리에 흐르는 혈액량이 감소해 소변량이 줄어든다.

메모

커피의 이뇨 작용
커피 등에 포함된 카페인에는 콩팥의 혈관을 확장시키는 작용이 있기 때문에 콩팥 혈류량이 증가해 소변량이 늘어난다. 이것이 카페인이 가지고 있는 이뇨 작용이다.

토리 동맥의 자기조절 기능

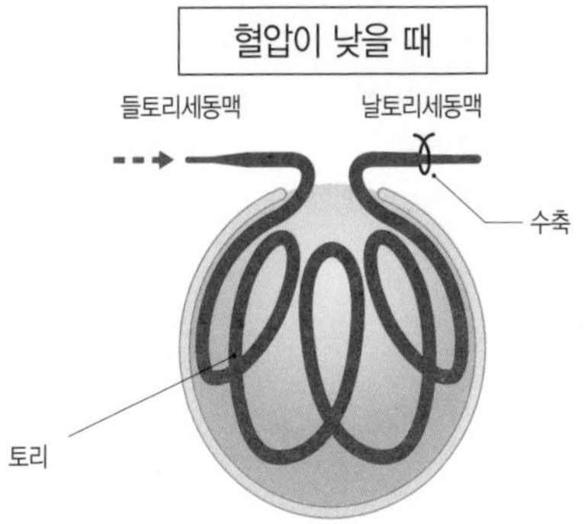

혈압이 낮을 때
들토리세동맥
날토리세동맥
수축
토리

혈압이 낮을 때는 날토리세동맥이 수축해 토리의 혈류량을 유지한다.

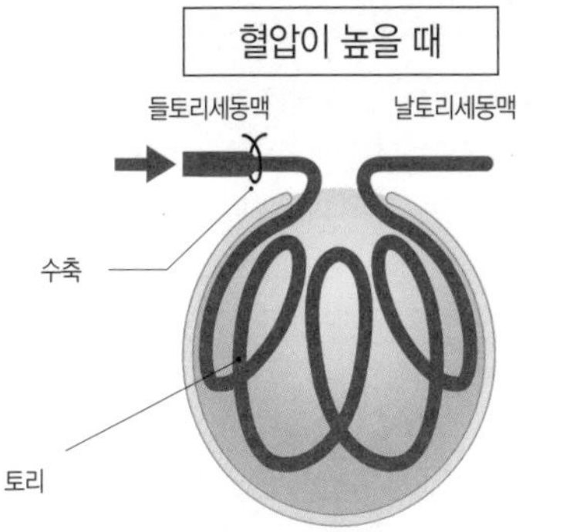

혈압이 높을 때
들토리세동맥
날토리세동맥
수축
토리

혈압이 높을 때는 들토리세동맥이 수축해 토리에 과잉으로 혈액이 흐르지 않게 한다.

소변량을 조절하는 호르몬과 작용

콩팥을 중심으로 한 레닌 · 안지오텐신 · 알도스테론계와 뇌하수체의 바소프레신은 소변량을 줄이고, 심방의 심방나트륨배설펩타이드는 소변량을 늘린다.

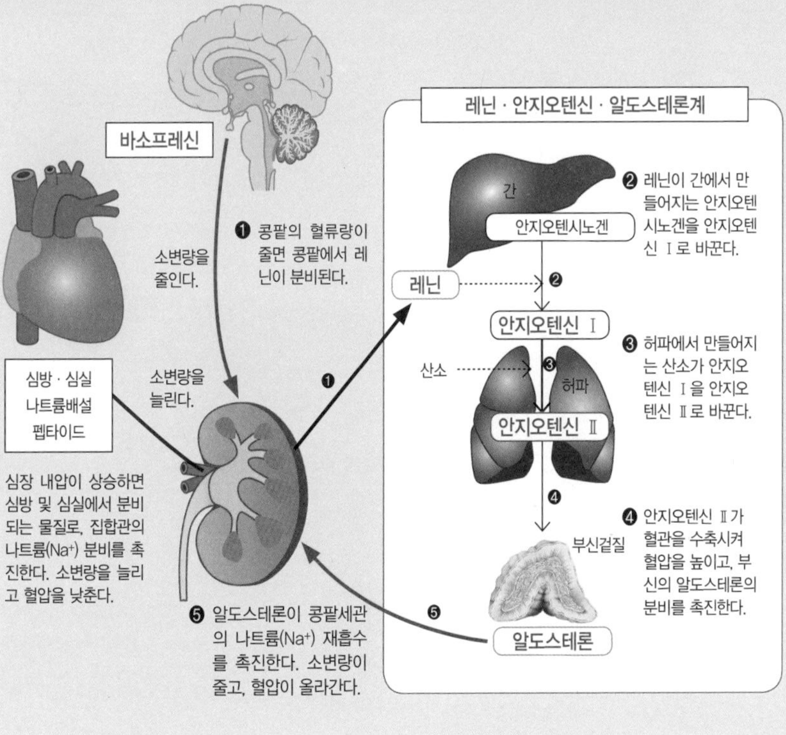

바소프레신
소변량을 줄인다.
❶ 콩팥의 혈류량이 줄면 콩팥에서 레닌이 분비된다.
심방 · 심실 나트륨배설 펩타이드
소변량을 늘린다.
❶
심장 내압이 상승하면 심방 및 심실에서 분비되는 물질로, 집합관의 나트륨(Na+) 분비를 촉진한다. 소변량을 늘리고 혈압을 낮춘다.
❺ 알도스테론이 콩팥세관의 나트륨(Na+) 재흡수를 촉진한다. 소변량이 줄고, 혈압이 올라간다.
❺
레닌 · 안지오텐신 · 알도스테론계
간
안지오텐시노겐
레닌
❷
안지오텐신 Ⅰ
산소
❸
허파
안지오텐신 Ⅱ
❹
부신겉질
알도스테론
❷ 레닌이 간에서 만들어지는 안지오텐시노겐을 안지오텐신 Ⅰ로 바꾼다.
❸ 허파에서 만들어지는 산소가 안지오텐신 Ⅰ을 안지오텐신 Ⅱ로 바꾼다.
❹ 안지오텐신 Ⅱ가 혈관을 수축시켜 혈압을 높이고, 부신의 알도스테론의 분비를 촉진한다.

내분비란 무엇인가

POINT
- 내분비샘은 분비관을 가지고 있지 않아, 분비물을 직접 혈중에 분비한다.
- 호르몬이란 몸의 기능을 조절하는 명령을 전달하는 물질이다.
- 호르몬은 매우 미량으로 수용체를 가지고 있는 세포에만 작용한다.

내분비샘과 호르몬의 특징

내분비란 **내분비샘**에서 분비되는 호르몬에 의해 몸의 기능을 조절하는 구조를 말한다. 내분비샘은 소화액을 분비하는 외분비샘과 같은 **분비관**을 가지고 있지 않아, 호르몬은 직접 혈관에 들어간다. 호르몬은 혈액에 의해 전신을 돕지만, 세포막에 **수용체**를 가진 기관이나 세포에만 작용한다. 호르몬이 작용하는 기관을 **표적기관**이라고 한다.

예를 들면 **내분비샘**과 **표적기관**은 뇌하수체와 성샘(난소, 고환) 등 멀리 떨어진 장소에 있는 경우도 있다. 또한 전신의 세포가 표적기관으로 되어 있는 호르몬도 있다.

내분비계는 **자율신경계**와 협력해 몸의 기능을 조절한다. 신경에 의해 조절하는 자율신경계의 작용은 빠르고 핀포인트에서 작용하는 것에 대해, 혈류를 타고 명령이 전해지는 내분비계의 작용은 느리고 복수의 기관에 효과를 발휘하는 경우가 있는 것이 특징이다.

호르몬은 매우 소량으로 작용을 발휘한다. 혈액 1㎖ 중의 호르몬 양은 ng(나노그램)이나 pg(피코그램) 등의 단위이다(ng=10억분의 1g, pg=1조분의 1g).

내분비샘 속에는 상하 관계를 가지는 것이 있다. 예를 들면 상위 내분비샘의 호르몬이 하위 내분비샘을 자극해 하위 호르몬 농도가 증가하면, 상위 내분비샘의 분비가 억제된다. 이와 같은 구조를 **음성 피드백 기구**라고 한다. 한편, 하위 내분비샘의 호르몬 농도가 증가해 상위 내분비샘의 분비를 촉진하는 구조도 있다. 이것을 **양성 피드백 기구**라고 한다.

시험에 나오는 어구

피드백 기구
하위 내분비샘의 분비가 상위 내분비샘의 분비를 자극하는 구조이다. 대부분은 음성 피드백 기구로, 하위 호르몬의 농도가 증가하면 상위에서 하위에 대한 명령은 이제 충분하다고 판단해 상위 호르몬 분비가 억제된다.

키워드

외분비
세포가 분비하는 물질을 특정의 장소에 유도하는 분비관을 가지고 있는 샘을 외분비샘이라고 하며, 그 구조를 외분비라고 한다. 소화액이 이런 형태를 취한다.

메모

호르몬의 분류
호르몬은 그 화학적 구조로부터, 아미노산인 티로신의 유도체인 생리활성 아민(노르아드레날린 등), 아미노산이 여러 개 결합한 펩타이드 호르몬(뇌하수체 호르몬 등), 콜레스테롤에서 만들어지는 스테로이드 호르몬(부신겉질 호르몬 등)으로 나누어진다.

내분비와 외분비의 차이

내분비샘에서 몸의 기능을 조절하기 위한 명령을 전달하는 호르몬이 분비되고, 호르몬이 혈액을 타고 표적기관에 도달해 작용하는 구조이다. 내분비샘은 분비관을 가지고 있지 않아 호르몬은 직접 혈액에 들어간다.

[예 : 이자의 내분비샘과 외분비샘]

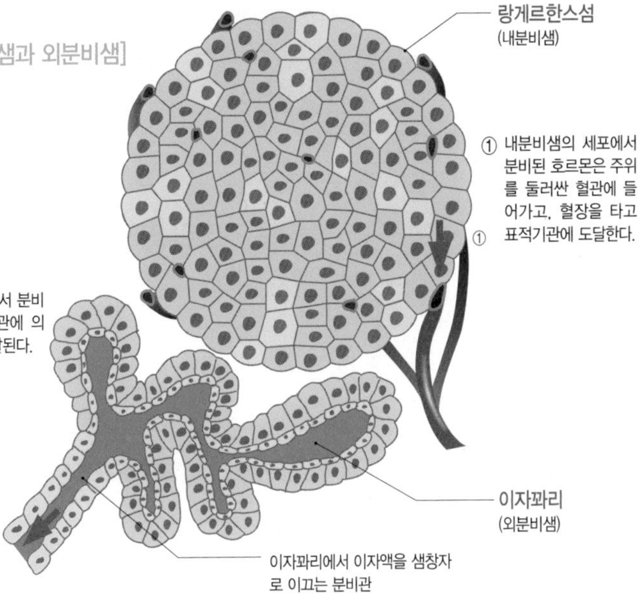
랑게르한스섬
(내분비샘)
① 내분비샘의 세포에서 분비된 호르몬은 주위를 둘러싼 혈관에 들어가고, 혈장을 타고 표적기관에 도달한다.
①
② 외분비샘의 세포에서 분비된 분비물은 분비관에 의해 목적지까지 전달된다.
②
샘창자로
이자꽈리
(외분비샘)
이자꽈리에서 이자액을 샘창자로 이끄는 분비관

피드백 기구의 구조

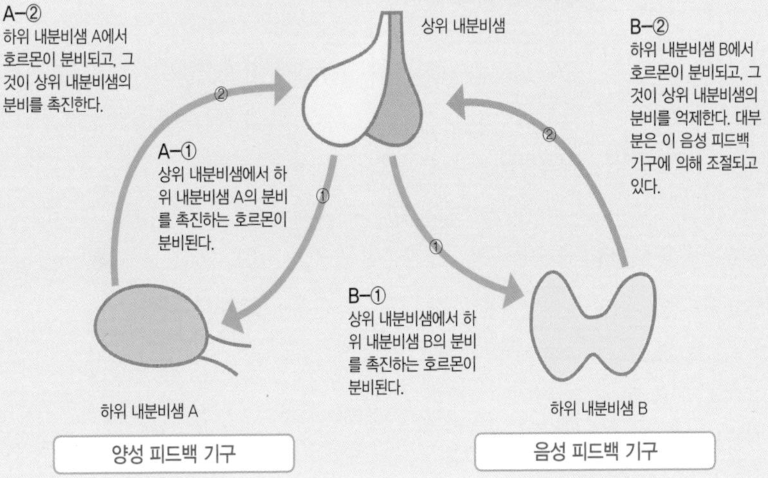
A-②
하위 내분비샘 A에서 호르몬이 분비되고, 그것이 상위 내분비샘의 분비를 촉진한다.
상위 내분비샘
B-②
하위 내분비샘 B에서 호르몬이 분비되고, 그것이 상위 내분비샘의 분비를 억제한다. 대부분은 이 음성 피드백 기구에 의해 조절되고 있다.
②
②
A-①
상위 내분비샘에서 하위 내분비샘 A의 분비를 촉진하는 호르몬이 분비된다.
①
①
B-①
상위 내분비샘에서 하위 내분비샘 B의 분비를 촉진하는 호르몬이 분비된다.
하위 내분비샘 A
하위 내분비샘 B
양성 피드백 기구
음성 피드백 기구

내분비

시상하부와 뇌하수체의 작용

POINT

- 자율신경계의 중추인 시상하부는 내분비계의 중추이기도 하다.
- 뇌하수체앞엽에서는 하위 내분비샘을 자극하는 호르몬이 분비된다.
- 뇌하수체뒤엽에서는 시상하부에서 만들어진 호르몬이 방출된다.

시상하부는 내분비계의 최상위 중추이다

시상하부는 **사이뇌**의 전하부에 있고, 그 아래에는 **뇌하수체**가 매달려 있다. 시상하부는 **자율신경계**(P.76 참조)의 중추이고, 또한 내분비계의 중추이기도 한다. 시상하부에는 많은 신경핵이 있고, 그 중의 몇 개가 호르몬을 분비하고 있다.

시상하부가 분비하는 호르몬은 크게 2개의 그룹으로 나눌 수 있다. 1개는 뇌하수체를 자극하는 호르몬 그룹으로, 뇌하수체를 자극해 호르몬의 분비를 촉진하는 **자극호르몬**과 반대로 뇌하수체의 분비를 억제하는 **억제호르몬**이 있다(오른쪽 페이지의 표 참조). 또 다른 1개는 **뇌하수체뒤엽 호르몬**의 그룹이다. 뇌하수체뒤엽 호르몬은 뇌하수체가 아니라 시상하부의 신경핵에서 만들어지고 있으며, 신경세포에 의해 뇌하수체뒤엽에 보내져 거기에서 방출되는 것이다.

하위의 내분비샘을 자극하는 뇌하수체

뇌하수체는 시상하부 아래에 매달린 새끼손가락 머리 정도의 내분비샘으로, **앞엽**과 **뒤엽**으로 나누어져 있다.

앞엽에서는 **성장호르몬**과 **프로락틴** 외에 갑상샘, 부신, 난소, 고환 등의 하위 내분비샘을 자극하는 호르몬이 분비되고 있다. 이들 자극호르몬은 뇌하수체보다 상위의 **시상하부**에서 분비되는 호르몬에 의해 조절되고 있다.

뒤엽에는 호르몬을 만드는 내분비샘은 없다. 시상하부에서 보내져온 **바소프레신**이나 **옥시토신**을 필요에 따라 방출하는 일을 하고 있다.

시험에 나오는 어구

시상하부
뇌의 시상 전하방 부분. 많은 신경핵을 가지고 있으며, 자율신경계와 내분비계의 중추로서 작용한다. 뇌하수체를 자극하는 호르몬과 뇌하수체뒤엽 호르몬이 분비되고 있다.

뇌하수체
시상하부에 매달려 있는 내분비샘이다. 앞엽과 뒤엽은 발생학적으로 다른 기원을 가지고 있다.

키워드

○○샘자극호르몬분비(억제) 호르몬
시상하부에서 분비되는 호르몬에는 ○○샘자극호르몬분비(억제) 호르몬이라는 명칭의 것이 있다. '○○샘자극호르몬'의 부분은 뇌하수체에서 분비되는 호르몬을 말하며, 그것을 뇌하수체에서 분비(억제)시키는 작용을 가지고 있는 호르몬이라는 의미이다.

메모

문맥
동맥에서 모세혈관, 정맥으로 변화한 혈관이 다시 한 번 모세혈관망을 만드는 구조를 말한다. 문맥은 간(P.186 참조)에도 있다. 뇌하수체(주로 앞엽)의 혈관에는 문맥의 구조가 있다.

시상하부와 뇌하수체의 구조

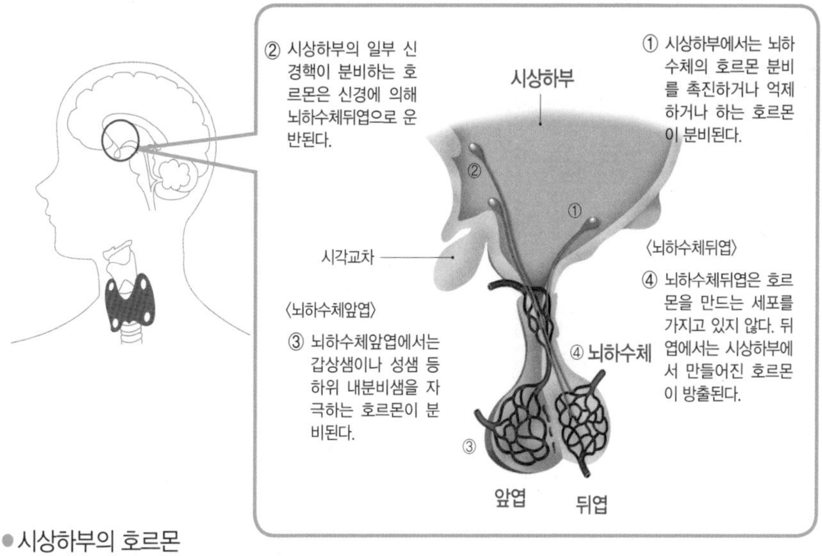

② 시상하부의 일부 신경핵이 분비하는 호르몬은 신경에 의해 뇌하수체뒤엽으로 운반된다.
시상하부
① 시상하부에서는 뇌하수체의 호르몬 분비를 촉진하거나 억제하거나 하는 호르몬이 분비된다.
②
①
시각교차
〈뇌하수체뒤엽〉
④ 뇌하수체뒤엽은 호르몬을 만드는 세포를 가지고 있지 않다. 뒤엽에서는 시상하부에서 만들어진 호르몬이 방출된다.
〈뇌하수체앞엽〉
③ 뇌하수체앞엽에서는 갑상샘이나 성샘 등 하위 내분비샘을 자극하는 호르몬이 분비된다.
④ 뇌하수체
③
앞엽
뒤엽

● 시상하부의 호르몬

호르몬		작용
분비호르몬	성장호르몬 분비호르몬(GRH)	대상 호르몬을 분비시킨다.
	프로락틴 분비호르몬(PRH)	
	갑상샘자극호르몬 분비호르몬(TRH)	
	부신겉질자극호르몬 분비호르몬(CRH)	
	성샘자극호르몬 분비호르몬(FSH-RH, LH-RH)	
	멜라닌세포자극호르몬 분비호르몬(MRH)	
억제호르몬	성장호르몬 억제호르몬(GIH, 소마토스타틴)	대상 호르몬의 분비를 억제한다.
	프로락틴 억제호르몬(PIH)	
	멜라닌세포자극호르몬 억제호르몬(MIH)	

● 뇌하수체 호르몬

호르몬		주된 작용
앞엽	성장호르몬(GH)	뼈나 근육을 비롯한 세포의 증식 · 비대
	갑상샘자극호르몬(TSH)	갑상샘에 작용해 호르몬의 분비를 촉진한다.
	부신겉질자극호르몬(ACTH)	부신겉질에 작용해 호르몬의 분비를 촉진한다.
	난포자극호르몬(FSH)	여성 : 난소에 작용해 난포의 발육을 촉진한다.
		남성 : 정자의 형성에 관련된다.
	황체형성호르몬(LH)	여성 : 배란을 유발해 황체를 형성시킨다.
		남성 : 안드로겐을 분비시킨다.
	프로락틴(PRL)	젖샘에 작용해 젖의 생산을 촉진한다.
뒤엽*	바소프레신(항이뇨호르몬, ADH)	콩팥세관에서 물과 Na^+의 재흡수를 촉진해 소변량을 줄인다.
	옥시토신	자궁을 수축시킨다. 젖을 분비한다

*뇌하수체뒤엽 호르몬은 시상하부에서 만들어지고, 뇌하수체뒤엽에 보내져 방출된다.

내분비

갑상샘의 작용

POINT

- 소포에서 분비되는 갑상샘호르몬은 전신의 대사를 항진시킨다.
- 갑상샘호르몬에는 요오드가 이용되고 있다.
- 소포곁세포에서 혈중 칼륨 농도를 내리는 칼시토닌이 분비된다.

소포에서 갑상샘호르몬이 분비된다

갑상샘은 목의 앞에 위치하고 있는 내분비샘이다. 갑상샘의 대부분은 50~100μm의 작은 **소포**라고 하는 주머니가 점하고 있다. 소포의 막은 1층의 소포세포가 늘어선 구조를 하고 있고, 중간의 **소포공간**은 요오드를 많이 포함한 **콜로이드**라고 불리는 액체로 채워져 있다.

소포에서는 갑상샘호르몬이 분비되고 있다. 갑상샘호르몬에는 요오드가 3개 붙어 있는 **트라이아이오도타이로닌**(T_3)과 4개 붙어 있는 **타이록신**(T_4)이 있다. 모두 전신의 장기나 기관에 작용해 대사를 항진시키는 작용을 가지고 있지만, 작용은 트라이아이오도타이로닌(T_3) 쪽이 강력하다. 대사를 활발하게 해 열의 발생을 늘리므로 에너지 소비량이 **증가**하고, 체온이 **높**아진다. 심장박동수가 **증가**하고, 산소의 수요가 높아지기 때문에 호흡수도 **증가**한다.

또한 성장호르몬의 작용을 **강하게** 하는 작용이 있어, 뼈나 뼈대근육 등의 정상적인 성장에는 없어서는 안 된다.

소포곁세포에서 칼시토닌이 분비된다

소포로 가득 채워진 갑상샘 소포 외의 여기저기에 **소포곁세포**(C세포)라고 불리는 세포가 산재하고 있다. 소포곁세포에서는 혈중의 칼슘 농도를 내리는 **칼시토닌**이 분비되고 있다. 칼시토닌은 혈중 칼슘 농도가 **높**아지면 분비되며, **뼈 형성**을 촉진해 뼈에 칼슘을 붙이고 콩팥의 칼슘 배설을 촉진함으로써 혈중 칼슘 농도를 **내리는** 작용을 하고 있다.

시험에 나오는 어구

갑상샘호르몬
요오드를 포함해 전신의 대사를 항상시키는 호르몬으로, 갑상샘 기능이 항진되면 대사가 너무 활발해져, 자고 있는데 전력으로 심한 운동을 하고 있는 것 같은 상태가 된다.

칼시토닌
혈중 칼슘을 내리는 작용이 있는 호르몬으로 부갑상샘(P.216 참조)에서 분비되는 파라토르몬과 반대의 작용을 가지고 있다.

키워드

요오드
갑상샘호르몬의 재료이다. 요오드는 부족해도 과잉이어도 갑상샘호르몬의 생성에 영향이 생긴다. 일본인은 요오드를 함유한 해조나 어패류를 자주 먹기 때문에 부족할 걱정은 거의 없으므로 많이 섭취하려고 노력할 필요는 없다고 생각되고 있다.

메모

요오드의 흡수
갑상샘호르몬에는 요오드가 포함된다. 그 원료가 되는 요오드는 섭취한 식사에서 흡수되고, 혈중에서 적극적으로 갑상샘에 보내고 있다.

갑상샘의 구조

갑상샘은 작은 주머니 모양의 소포 덩어리로 소포에서는 갑상샘호르몬이, 소포의 주위에 산재하는 소포곁세포에서는 칼시토닌이 분비된다.

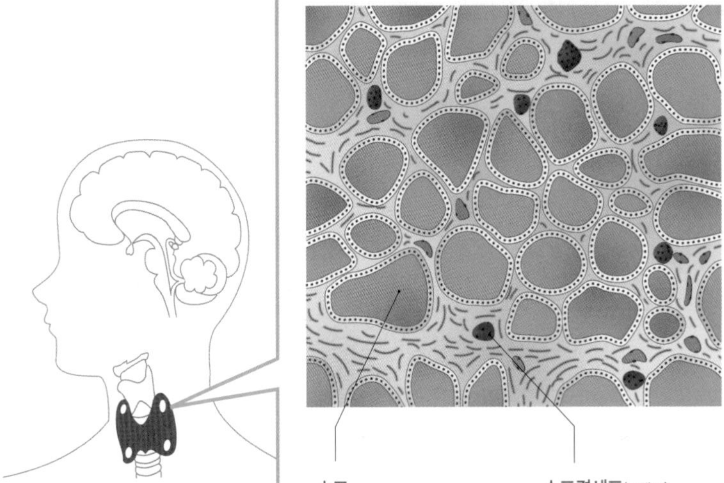

소포

갑상샘호르몬의 트라이아이오도타이로닌(T_3)과 타이록신(T_4)이 분비된다. 전신의 세포 대사를 항진시키는 작용이 있다.

소포곁세포(C세포)

뼈 형성을 촉진하고, 콩팥의 칼슘 배설을 촉진해 혈중 칼슘 농도를 내리는 칼시토닌이 분비된다.

[갑상샘호르몬의 작용]

- 단백질의 합성을 촉진한다.
- 뼈의 정상적인 성장을 촉진한다.
- 장의 글루코스(포도당)의 흡수를 촉진한다.
- 기초대사율을 높인다.
- 심장박동수를 증가시킨다.
- 열을 발생한다(체온 상승).
- 혈장 콜레스테롤을 저하시킨다.
- 지방 조직에서 지방의 분해를 촉진한다.
- 뇌의 정상적인 발달을 촉진한다.

● 갑상샘의 호르몬

호르몬		주요 작용
소포	트라이아이오도타이로닌(T_3)	대사를 항진시키고, 단백질의 합성을 촉진한다.
	타이록신(T_3)	
소포곁세포	칼시토닌	혈중 칼슘 농도를 저하시킨다.

내분비

부갑상샘의 작용

POINT

- 갑상샘의 안쪽 측에 있는 작은 내분비샘인데, 갑상샘과는 관계없다.
- 부갑상샘에서 분비되는 파라토르몬은 뼈나 콩팥에 작용해 혈중 칼슘 농도를 상승시킨다.

혈중 칼슘을 상승시키는 파라토르몬

부갑상샘은 **갑상샘**의 뒤쪽에 달라붙어 있는 직경 몇 mm 정도의 내분비샘으로 4개가 있다. **부갑상샘**이라고 불리지만, 그것은 단순히 위치나 크기에 따른 명칭으로 기능적으로는 갑상샘과는 무관계이다.

부갑상샘에서는 **파라토르몬**이라고 하는 호르몬이 분비되고 있다. 갑상샘에서 분비되는 칼시토닌과는 반대의 작용을 가지고 있으며, 혈중 칼슘 농도가 **내려가면** 분비되어 뼈나 콩팥에 작용해 혈중 칼슘 농도를 높인다. 혈중 칼슘에는 신경이나 뼈대근육 세포막의 흥분을 억제하는 작용(막안정화 작용)이 있기 때문에 **저칼슘혈증**이 되면, 뼈대근육이 **경련**을 일으키기 쉬워지거나 손발과 입술의 마비, **부정맥** 등의 증상이 일어나게 된다.

활성형 비타민 D가 칼슘 흡수를 촉진

파라토르몬은 우선 뼈의 **뼈파괴세포**에 작용, **뼈흡수**를 촉진해 뼈에서 칼슘을 **꺼낸다**. 또한 콩팥의 **콩팥세관**에 작용해 칼슘의 **재흡수**를 촉진한다. 그리고 콩팥세관의 효소를 자극해 **비타민 D**를 활성화시킨다. 이것에 의해 생긴 **활성형 비타민 D**에는 작은창자의 칼슘 흡수를 촉진하는 작용이 있으므로 결과적으로 혈중 칼슘 농도를 상승시키는 것이다.

시험에 나오는 어구

파라토르몬
부갑상샘에서 분비되는 펩타이드호르몬으로, 혈중 칼슘 농도를 상승시키는 작용을 가지고 있다.

활성형 비타민 D
콜레스테롤의 유도체가 피부에서 자외선을 쐬면 비타민 D가 되고, 이것이 간과 콩팥에서 2단계의 변화를 받으면 활성형 비타민 D가 된다. 작은창자의 칼슘 흡수를 촉진하기 때문에 뼈 형성에는 중요한 물질이다.

키워드

뼈흡수
뼈에 있는 뼈파괴세포가 뼈를 녹이는 과정으로 혈중에 칼슘을 분비한다. 뼈파괴세포가 녹은 부분에는 뼈모세포가 붙어 뼈를 형성한다(P.28 참조).

메모

칼슘 농도
혈중 칼슘 농도가 저하해 파라토르몬이 분비되면, 그 작용으로 혈중 칼슘 농도가 상승한다. 너무 상승하면 갑상샘에서 칼시토닌이 분비되어 혈중 칼슘 농도를 내리는 관계에 있다.

부갑상샘의 구조

부갑상샘은 갑상샘의 뒤쪽에 붙는 내분비샘으로 파라토르몬을 분비한다.

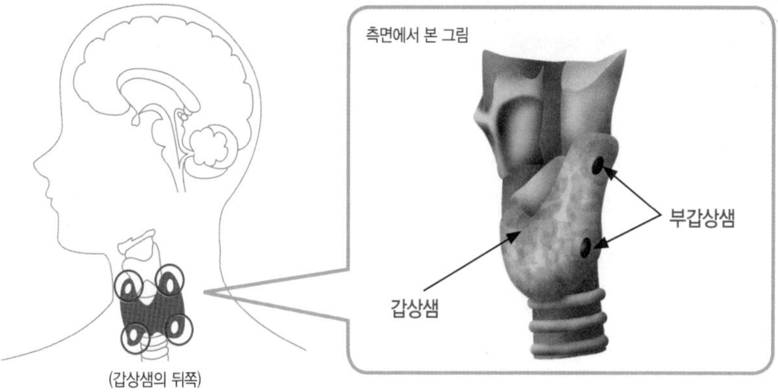

측면에서 본 그림
부갑상샘
갑상샘
(갑상샘의 뒤쪽)

파라토르몬의 작용

파라토르몬은 혈중 칼슘 농도가 저하하면 분비되고, 뼈나 콩팥에 작용해 혈중 칼슘 농도를 상승시킨다.

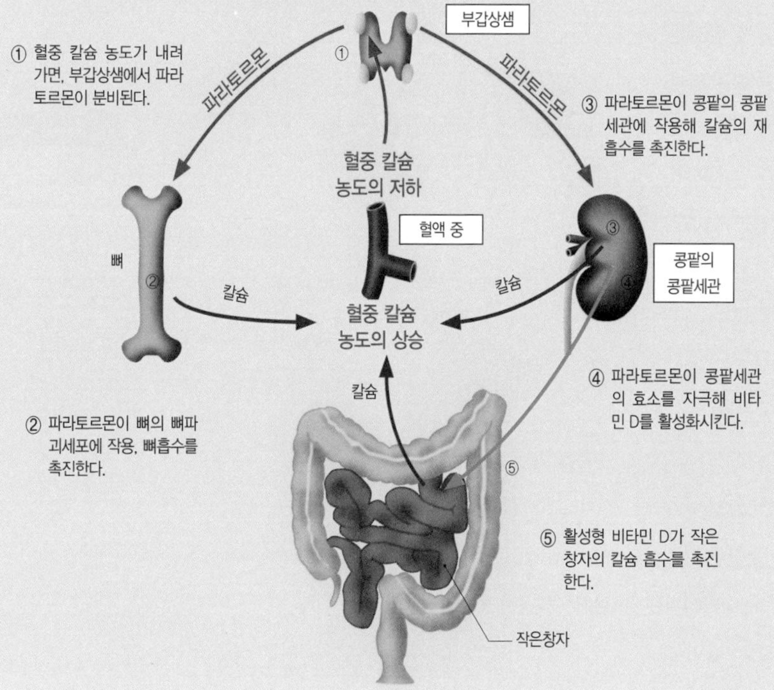

부갑상샘
① 혈중 칼슘 농도가 내려가면, 부갑상샘에서 파라토르몬이 분비된다.
파라토르몬
파라토르몬
③ 파라토르몬이 콩팥의 콩팥세관에 작용해 칼슘의 재흡수를 촉진한다.
혈중 칼슘 농도의 저하
혈액 중
뼈
칼슘
혈중 칼슘 농도의 상승
칼슘
콩팥의 콩팥세관
칼슘
④ 파라토르몬이 콩팥세관의 효소를 자극해 비타민 D를 활성화시킨다.
② 파라토르몬이 뼈의 뼈파괴세포에 작용, 뼈흡수를 촉진한다.
⑤ 활성형 비타민 D가 작은창자의 칼슘 흡수를 촉진한다.
작은창자

부신의 작용

POINT

- 부신은 겉질과 속질로 나누어져 각각 다른 호르몬을 분비하고 있다.
- 겉질에서는 광물코티코이드, 당질코티코이드, 안드로젠이, 속질에서는 아드레날린이나 노르아드레날린이 분비된다.

겉질과 속질은 다른 타입의 호르몬을 분비한다

부신은 좌우의 **콩팥** 위에 놓인 내분비샘이다. 콩팥의 보조기관과 같은 이름이지만, 콩팥의 작용과는 관계없다.

부신은 **겉질**과 **속질**로 나누어져 각각 타입이 다른 호르몬을 분비하고 있다. 그리고 겉질은 3층으로 나누어져 있으며, 각각이 다른 호르몬을 분비하고 있다.

■ 부신이 분비하는 호르몬과 작용

부신겉질에서는 **스테로이드 호르몬**이, 속질에서는 **카테콜아민**이 분비되고 있다.

① **부신겉질호르몬**(스테로이드 호르몬)

a **광물코티코이드**(미네랄 코티코이드)

- 부신겉질 바깥층의 **토리층**에서 분비된다(**알도스테론**이 대표적).
- 콩팥세관에서 Na^+의 재흡수를 촉진, 체액량을 증가시킨다.

b **당질코티코이드**(글루코코티코이드)

- 부신겉질 중간층의 **다발층**에서 분비된다(**코티솔**이 대표적).
- 간의 글루코스 합성을 촉진하고, **혈당치를 높인다.**
- 항스트레스 작용, **항염증 작용**이 있다.

c **안드로젠**

- 부신겉질 속층의 **그물층**에서 분비된다.
- **성호르몬**으로서 성기능의 발달 등에 관계된다.

② **부신속질호르몬**(카테콜아민)

- 주로 **아드레날린**, **노르아드레날린** 등이 있다.
- 아드레날린 등은 강심 작용, 혈당치 상승, 대사 항진, 혈압 상승 작용 등 **교감신경**과 **동일**한 작용을 가진다.

시험에 나오는 어구

당질코티코이드
부신겉질호르몬의 하나로 강한 항염증 작용을 가지고 있기 때문에 여러 가지 염증성 질환의 치료약으로서 이용되고 있다.

부신속질호르몬
부신속질은 이른바 교감신경의 절후 뉴런이 형태를 바꾼 것이다. 단, 교감신경의 절후 섬유인 시냅스에서는 노르아드레날린밖에 만들 수 없지만, 부신에서는 보다 강력한 작용을 가지고 있는 아드레날린이 생긴다.

키워드

코티코이드
코티코스테로이드라고도 한다. 겉질이라는 의미의 'cortex'와 스테로이드를 합친 말로, 부신겉질에서 분비되는 스테로이드 호르몬의 총칭이다.

카테콜아민
카테콜라민이라고도 한다. 아미노산인 티로신 유도체로, 카테콜이라는 구조를 가진 아민이라는 의미이다. 호르몬이나 신경전달물질로서 작용한다.

부신의 구조

부신은 콩팥의 위에 놓여 있는 내분비샘으로 겉질에서는 부신겉질호르몬이, 속질에서는 부신속질호르몬이 분비된다.

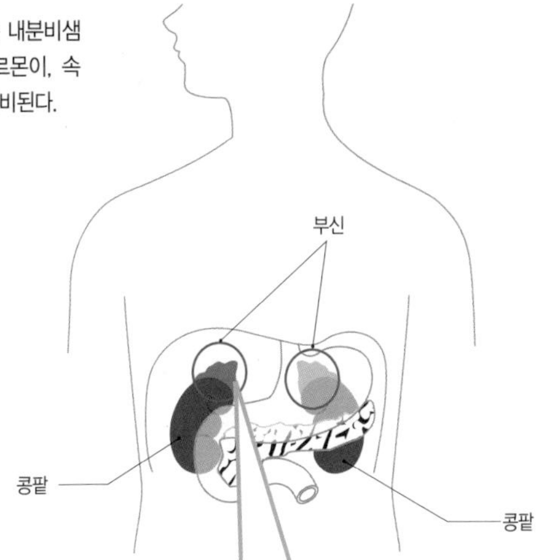

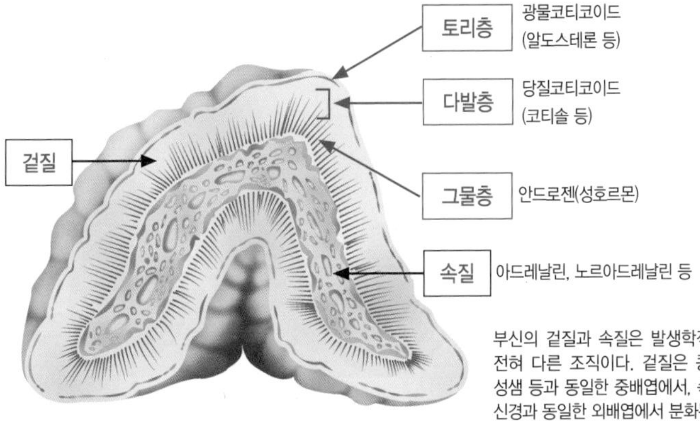

부신의 겉질과 속질은 발생학적으로 전혀 다른 조직이다. 겉질은 콩팥과 성샘 등과 동일한 중배엽에서, 속질은 신경과 동일한 외배엽에서 분화된다.

●부신의 호르몬

부위		호르몬	주요 작용
겉질	토리층	광물코티코이드	Na^{+}의 재흡수를 촉진하고, 체액량을 유지한다.
	다발층	당질코티코이드	혈당치를 상승시킨다. 항염증 작용
	그물층	안드로젠	성 기능을 발달시킨다.
속질		아드레날린, 노르아드레날린	강심(작용), 혈당치 상승, 대사 항진, 혈압 상승 등

내분비

이자의 내분비 기능

POINT
- 이자의 랑게르한스섬은 호르몬을 분비하는 내분비샘이다.
- A(α)세포에서 분비되는 글루카곤은 혈당치를 올린다.
- B(β)세포에서 분비되는 인슐린은 혈당치를 내린다.

랑게르한스섬이 이자의 내분비샘이다

이자는 강력한 소화액을 분비하는 **외분비샘**(P.174 참조)이지만, 호르몬을 분비하는 **내분비샘**의 작용도 가지고 있다. 이자액을 분비하는 이자꽈리 사이에 직경 0.1mm 정도의 랑게르한스섬이 산재하고 있다. **랑게르한스섬**은 **A(α)세포**, **B(β)세포** 등 호르몬을 분비하는 세포 덩어리이다. 랑게르한스섬의 20% 정도를 점하는 A(α)세포는 **글루카곤**을, 70% 정도를 점하는 B(β)세포는 **인슐린**을 분비한다. 이들은 모두 **혈당치** 조절에 관계된 호르몬이다.

■ 혈당치를 조절하는 호르몬의 작용

이자의 랑게르한스섬에서 분비되는 주요 호르몬과 그 작용은 이하와 같다.

① **글루카곤**

- 랑게르한스섬의 **A(α)세포**에서 분비된다.
- 혈당치가 저하(거의 70mg/dℓ 이하)하면 분비되어, **간**에 축적되어 있는 글리코겐을 분해해 글루코스(포도당)를 방출시키고, 아미노산과 지질의 글루코스 합성(**당 생성**)을 촉진해 **혈당치를 올린다.**

② **인슐린**

- 랑게르한스섬의 **B(β)세포**에서 분비된다.
- 혈당치가 거의 90mg/dℓ을 넘으면, 일정량이 분비된다. 이것을 **기초 분비**라고 한다.
- 혈당치가 더 상승하면, 이에 따라 분비가 증가한다.
- 전신의 세포에 글루코스(포도당)를 받아들여 이용하도록 촉진해 **혈당치를 내린다.**

시험에 나오는 어구

랑게르한스섬
이자에 있는 직경 0.1mm 정도의 내분비샘으로 A(α)세포, B(β)세포 등이 있으며, 모세혈관이 둘러싸고 있다. 이자 전체의 1~2%를 점하며, 20만~200만 개가 있다고 한다.

인슐린
랑게르한스섬의 B(β)세포에서 분비되는 펩타이드 호르몬으로 기초 분비이며, 혈당치에 따라 분비가 증가한다. 전신의 세포에 글루코스(포도당)를 받아들이게 촉진해 혈당치를 내린다.

키워드

당 생성
간에서 당질 이외의 물질로부터 글루코스(포도당)를 합성해 방출하는 구조이며, 혈당치를 상승시킨다.

메모

D(δ) 세포
랑게르한스섬의 A(α)세포와 B(β)세포를 제외한 나머지 10%는 글루카곤과 인슐린 등의 분비를 억제하는 소마토스타틴을 분비하는 D(δ=델타)세포와 위액의 효소 분비 촉진 등의 작용을 가지고 있는 이자 펩타이드를 분비하는 PP세포가 점하고 있다.

이자의 랑게르한스섬의 구조

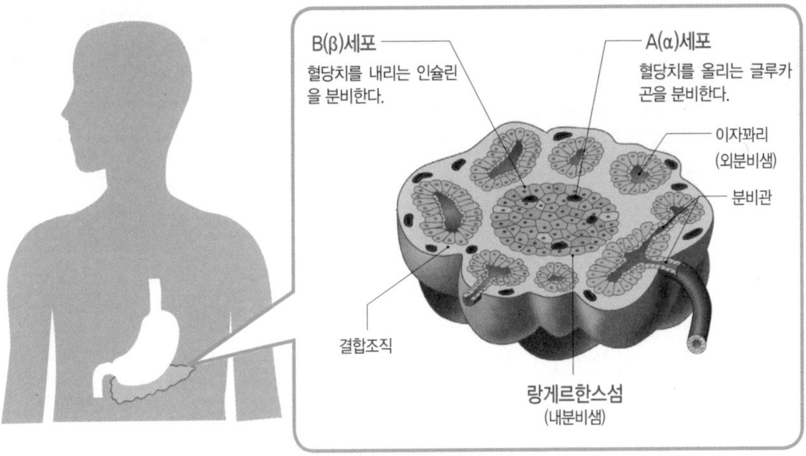

B(β)세포
혈당치를 내리는 인슐린을 분비한다.
A(α)세포
혈당치를 올리는 글루카곤을 분비한다.
이자꽈리
(외분비샘)
분비관
결합조직
랑게르한스섬
(내분비샘)

혈당치를 조절하는 구조

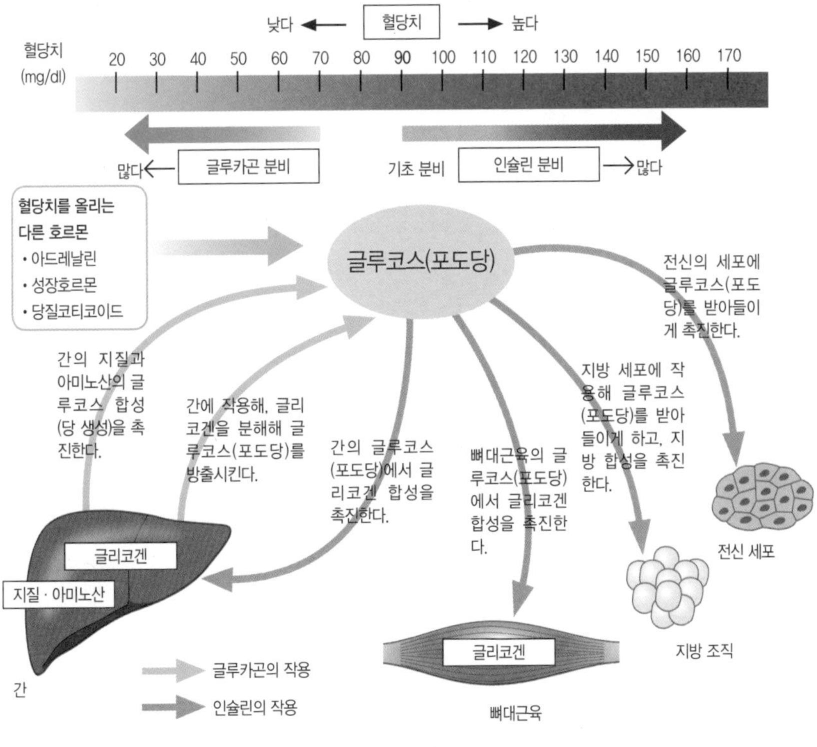

낮다
혈당치
높다
혈당치
(mg/dl)
20 30 40 50 60 70 80 90 100 110 120 130 140 150 160 170
많다
글루카곤 분비
기초 분비
인슐린 분비
많다
혈당치를 올리는 다른 호르몬
• 아드레날린
• 성장호르몬
• 당질코티코이드
글루코스(포도당)
전신의 세포에 글루코스(포도당)를 받아들이게 촉진한다.
간의 지질과 아미노산의 글루코스 합성(당 생성)을 촉진한다.
간에 작용해, 글리코겐을 분해해 글루코스(포도당)를 방출시킨다.
간의 글루코스(포도당)에서 글리코겐 합성을 촉진한다.
뼈대근육의 글루코스(포도당)에서 글리코겐 합성을 촉진한다.
지방 세포에 작용해 글루코스(포도당)를 받아들이게 하고, 지방 합성을 촉진한다.
전신 세포
글리코겐
지질 · 아미노산
간
지방 조직
글리코겐
뼈대근육
글루카곤의 작용
인슐린의 작용

내분비

소화관 호르몬

POINT

- 소화관 호르몬은 소화관의 점막에 있는 세포에서 분비된다.
- 음식물이나 소화물이 점막에 닿으면 분비가 일어난다.
- 분비 부위의 입쪽 기능을 억제하고, 항문쪽 기능을 촉진한다.

소화관의 분비와 운동의 기능을 조절한다

소화관의 점막에서는 소화액의 분비와 소화관의 운동을 조절하는 호르몬이 분비되고 있다. **소화관 호르몬**은 음식물이나 그 소화물이 닿으면, 소화관 점막에 있는 특별한 세포에서 분비되며, 혈액을 통해 표적기관에 작용한다. 기본적으로는 분비되는 부위에서 **입쪽** 기능을 억제하고, **항문쪽** 기능을 촉진하는 작용을 하고 있다. 현재 20종류 이상의 소화관 호르몬이 확인되어 있다.

■ 주요 소화관 호르몬과 작용

소화관 호르몬에는 이하와 같은 것이 있다.

① 가스트린

- 위의 날문 점막이나 위샘에 있는 **G세포**에서 분비된다.
- **위산**, **이자액**의 분비 촉진, 쓸개의 **수축**, 위의 운동 **촉진** 등의 작용이 있다.

② **세크레틴**

- 샘창자 점막에 있는 S세포에서 분비된다.
- 이자액의 분비 촉진, 날문조임근의 수축(위에서 샘창자로 한 번에 대량의 미음이 흘러오지 않게 한다), 위액 분비 억제 등의 작용이 있다.

③ **콜레시스토키닌 · 판크레오자이민**

- 샘창자 점막에 있는 **I 세포**에서 분비된다.
- 작은창자, 큰창자의 운동을 **촉진**, 위의 운동을 **억제**, 날문조임근을 수축시킨다.

④ **위 억제 펩타이드**

- 샘창자 점막에서 분비된다.
- 위액의 분비와 위의 운동을 **억제**한다.

시험에 나오는 어구

소화관 호르몬
소화관은 내분비기관이 아니지만, 점막에서는 소화관의 분비나 운동을 조절하는 여러 가지 호르몬이 분비되고 있다. 대부분은 펩타이드 호르몬이다.

가스트린
위에서 분비되는 호르몬으로 위 점막에 단백질, 알코올, 카페인 등이 작용하면 분비된다. 위액과 이자액의 분비 촉진, 쓸개 수축 등의 작용이 있다.

키워드

콜레시스토키닌 · 판크레오자이민
CCK · PZ라고 기술하는 경우가 있다. 콜레시스토키닌과 판크레오자이민은 발견 시에는 다른 것으로 생각되고 있었지만, 동일한 물질인 것이 밝혀져 2개의 물질명이 병기되게 됐다. 최근에는 단순히 콜레시스토키닌이라고 하는 경우도 많다.

메모

소화관 호르몬
소화관 호르몬을 분비하는 세포는 모여서 덩어리를 만들거나, 샘의 모양을 취하거나 하지 않고 점막을 구성하는 세포 사이에 산재하고 있다.

소화관 호르몬의 작용

소화관 호르몬은 음식물이나 소화물이 소화관 점막에 붙으면 분비가 촉진된다. 기본적으로는 분비 부위에서 입쪽 기능을 억제하고, 항문쪽 기능을 촉진한다.

① 가스트린

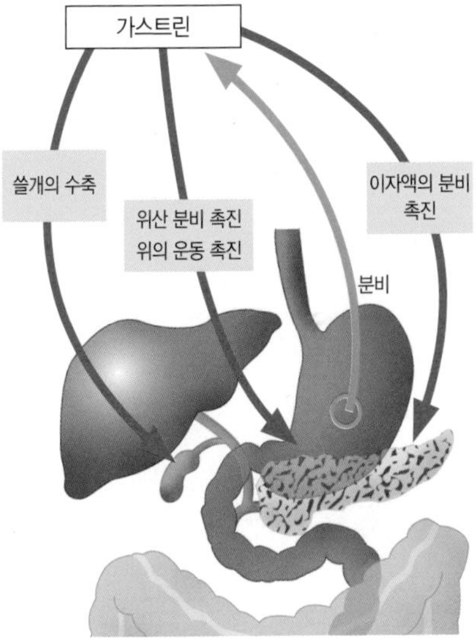

② 세크레틴

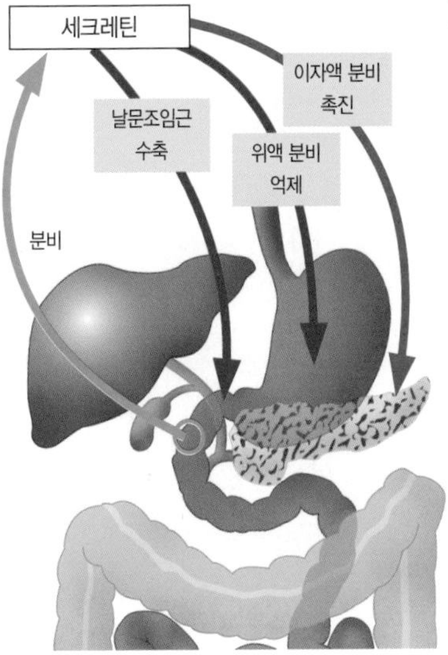

③ 콜레시스토키닌 · 판크레오자이민

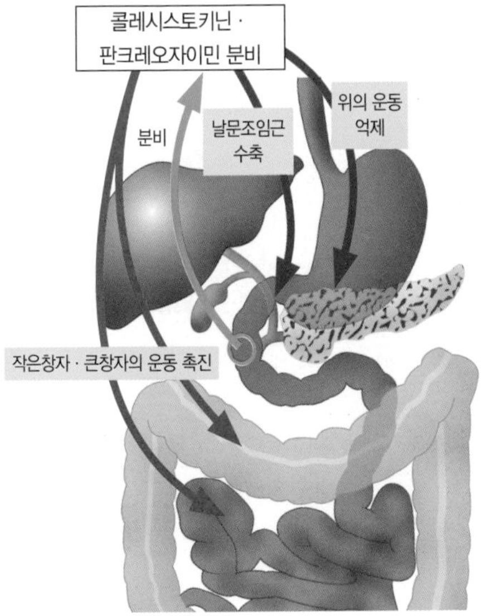

④ 위 억제 펩타이드

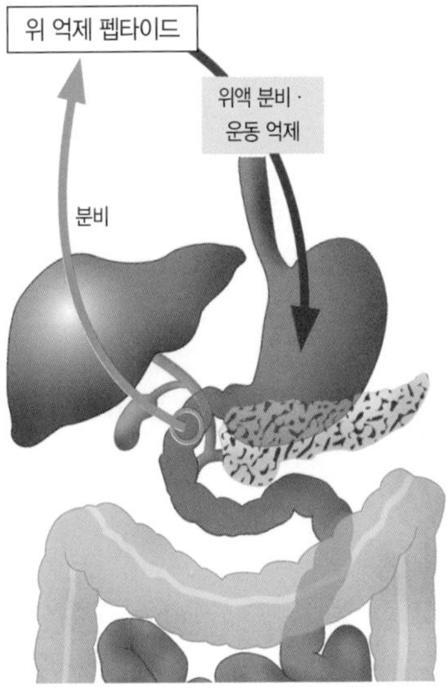

내분비

난소의 작용

POINT

- 난소에서는 에스트로젠과 프로제스테론이 분비된다.
- 성숙기에는 이들 호르몬의 작용으로 임신의 준비가 이루어진다.
- 난소의 호르몬은 뇌하수체의 성샘자극호르몬에 의해 분비된다.

난소는 에스트로젠과 프로제스테론을 분비한다

난소는 방광과 곧창자 사이에 위치하는 자궁의 양측에 있으며, **여성호르몬**을 분비하고 난자를 성숙시켜 배란해 임신과 출산을 준비하기 위한 내분비샘이다.

난소에서는 **에스트로젠**(난포호르몬)과 **프로제스테론**(황체호르몬)이 분비되고 있다. 이들 성호르몬의 분비는 뇌하수체에서 분비되는 **난포자극호르몬**과 **황체형성호르몬**에 의해 촉진된다.

성장함에 따라 뇌하수체의 성샘자극호르몬과 난소의 에스트로겐 분비가 증가해, 유방이 발달하고 체지방이 증가해 여성스러운 몸이 된다. 또한 난소에서 난자가 성숙하게 되어, 이윽고 **월경**이 일어난다.

■ 성숙기 여성의 성호르몬과 작용

정상적인 월경 주기의 성숙기 여성의 성호르몬과 그 작용은 다음과 같다(분비량의 변화는 P.228 참조).

① **에스트로젠**(난포호르몬)

- **난포**에서 분비된다.
- 난포와 난포 내의 **난자**를 **성숙**시켜 **자궁속막**을 **두껍게** 한다.
- 배란을 위해 분비량이 증가하고, 황체기에도 증가한다.

② **프로제스테론**(황체호르몬)

- 난포에서 성숙한 난자가 배란되면, 그 후의 빈껍데기가 **황체**가 되어 프로제스테론을 분비한다.
- 난포기에 두꺼워진 **자궁속막**을 **충실**시켜, 수정란의 착상을 준비한다.
- 자궁근육의 긴장을 **저하**시킨다(임신을 유지한다).
- 시상하부의 온열중추를 자극해, 체온은 **상승**시킨다.

시험에 나오는 어구

에스트로젠(난포호르몬)
난포에서 분비된다. 난자를 성숙시켜 자궁속막의 증식을 촉진한다. 임신 후에는 태반에서도 분비된다.

프로제스테론(황체호르몬)
배란 후 황체에서 분비된다. 자궁속막의 증식을 멈추고 충실시킨다. 체온을 높이는 작용이 있기 때문에 기초체온을 측정함으로써 성주기 상태를 추측할 수 있다.

키워드

성샘자극호르몬
뇌하수체에서 분비되는 난포자극호르몬과 황체형성호르몬을 말하고, 고나도트로핀이라고도 한다. 월경 주기의 중간쯤에 황체형성호르몬의 분비량이 급격하게 상승하면 배란이 일어나 황체가 형성된다.

메모

월경
배란된 난자가 수정 · 임신되지 않은 경우는 황체가 자연적으로 위축해 백체가 되어, 에스트로젠, 프로제스테론 모두 분비량이 감소한다. 그러면 자궁속막이 벗겨져 혈액이나 점액 등과 함께 배출된다. 이것이 월경이다.

난소와 그 주변의 구조

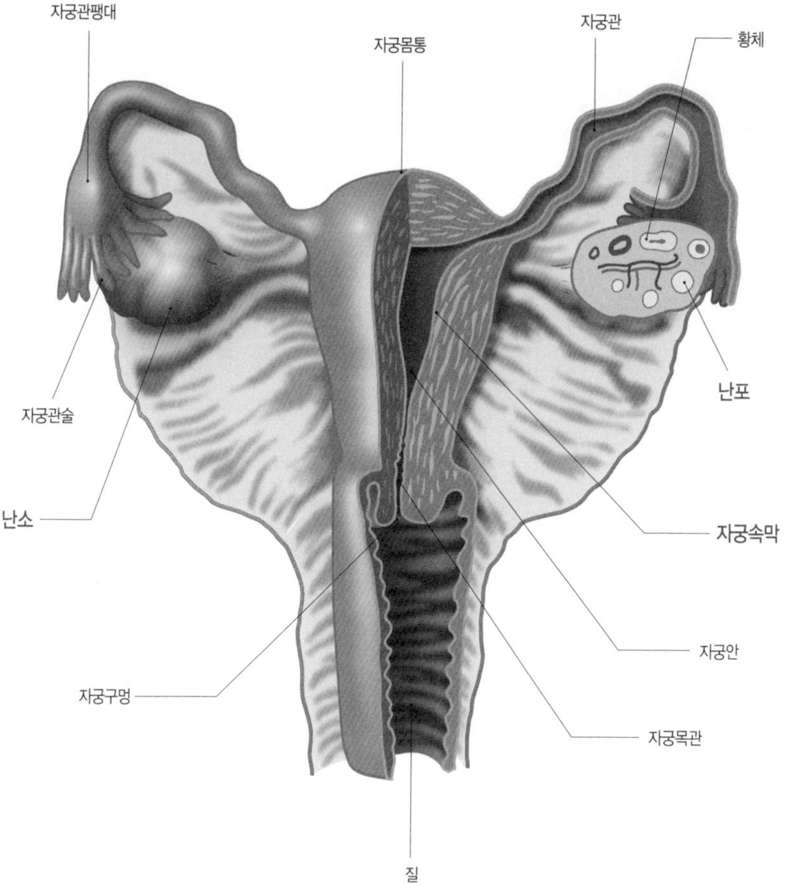

●난소호르몬과 그 작용

	에스트로젠	프로제스테론
분비	난포에서	황체에서
사춘기	제2차 성징을 일으킨다.	–
난포	난자의 성숙	–
젖샘	젖샘관의 증식	젖샘의 증식
자궁속막	증식, 비후	충실, 분비 촉진, 젖멍울 모양으로 한다.
기초체온	저하	상승
자궁근육	수축하기 쉽게 한다.	수축하기 어렵게 한다(임신의 유지).

고환의 작용

POINT
- 고환에서는 테스토스테론 등의 남성호르몬이 분비된다.
- 남성호르몬에는 남성스러운 몸을 만드는 작용이 있다.
- 뇌하수체의 성샘자극호르몬에 의해 남성호르몬이 분비된다.

남성호르몬은 남성스러움을 만든다

고환은 음경의 하후방에 늘어져 있는 **음낭** 속에 2개가 있다. 고환의 작용은 성호르몬을 분비하는 것과 **정자**를 만드는 것이다. 고환에서는 남성호르몬(**안드로겐**)이 분비되고 있다. 남성호르몬의 대표적인 것은 **테스토스테론**이다.

뇌하수체에서 분비되는 성샘자극호르몬인 **난포자극호르몬**과 **황체형성호르몬**은 남성에서도 여성과 마찬가지로 분비되고 있으며, 난포자극호르몬은 테스토스테론과 함께 **정자의 형성**을 촉진하고, 황체형성호르몬은 **테스토스테론**의 발생을 촉진하는 작용이 있다.

성장함에 따라 성샘자극호르몬과 남성호르몬의 분비가 증가하면, 외성기가 발달하고 체격이 탄탄하게 남성스러워진다. 그리고 털이 진해지고 수염이 자라며 울대뼈가 융기하고 변성기가 되는 등 **제2차 성징**이 일어난다. 또한 남성호르몬은 성욕과 성충동을 항진시키는 것 외에, 적극성이나 공격성 등의 정신활동, 머리카락의 탈모 등과도 관련되어 있다고 알려져 있다.

남성호르몬은 태생기에 성기를 남성형으로 한다.

남자 아이의 경우, 태생 **6~24주**쯤에 테스토스테론이 대량으로 분비된다. 이것은 **안드로겐 샤워**라고 불리는 것으로, 성기의 모양을 남성형으로 하는 작용이 있다. 남녀 성기의 기초가 되는 것은 공통의 기관이지만, 임신 초기에 안드로겐 샤워를 하면 **남성기**로, 하지 않으면 **여성기**로 분화한다.

시험에 나오는 어구

안드로겐
남성호르몬을 말하며, 대표적인 테스토스테론과 디히드로테스토스테론, 디히드로에피안드로스테론의 총칭이다. 고환 외에 부신겉질에서도 분비되고 있는 스테로이드 호르몬이다.

테스토스테론
남성호르몬 중 대표적인 것을 가리킨다. 태생기의 남성기 형성과 사춘기의 제2차 성징을 촉진한다.

키워드

성샘자극호르몬
뇌하수체에서 분비되는 난포자극호르몬과 황체형성호르몬을 말한다.

메모

남녀의 호르몬 변화
남성호르몬도 여성호르몬도 스테로이드 호르몬으로, 모두 그 구조는 비슷하다. 예를 들면 여성호르몬인 프로게스테론에 효소가 작용하면 남성호르몬인 테스토스테론이 생기고, 그것에 다른 효소가 작용하면 여성호르몬인 에스트로젠으로 변화한다.

고환과 그 주변의 구조

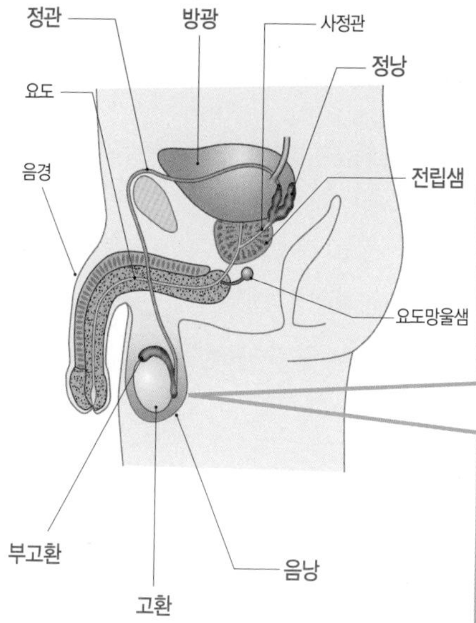

고환

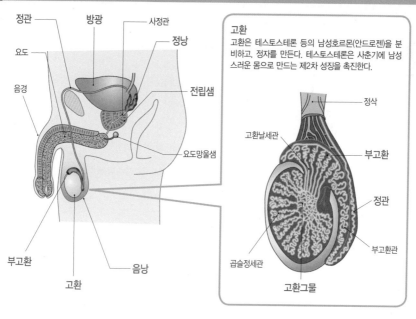

고환은 테스토스테론 등의 남성호르몬(안드로젠)을 분비하고, 정자를 만든다. 테스토스테론은 사춘기에 남성스러운 몸으로 만드는 제2차 성징을 촉진한다.

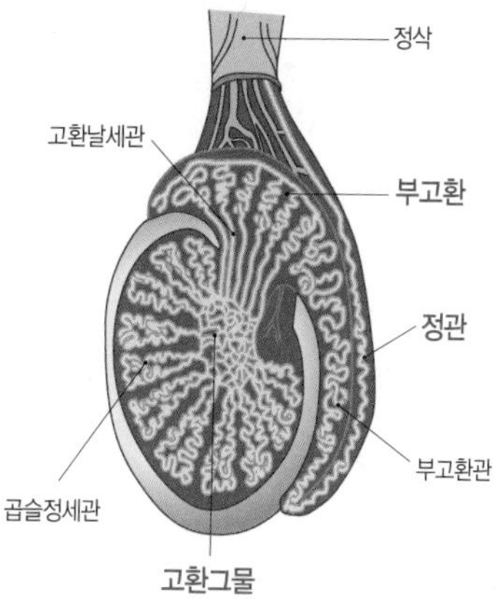

안드로젠 샤워와 성기의 분화

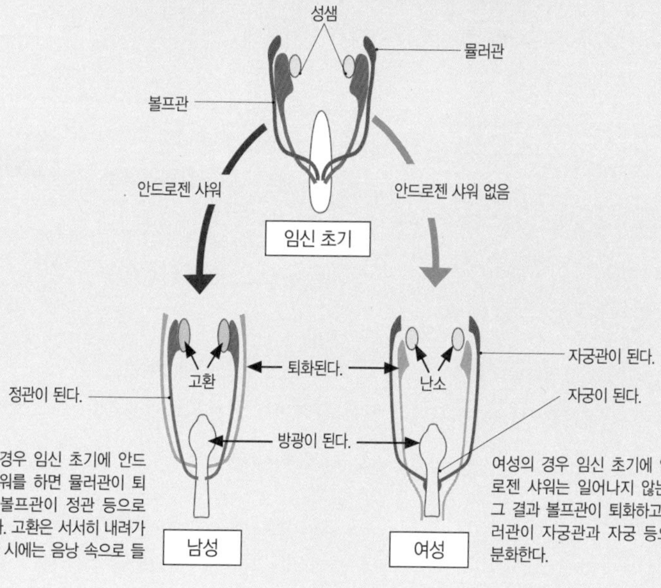

남성의 경우 임신 초기에 안드로젠 샤워를 하면 뮬러관이 퇴화하고 볼프관이 정관 등으로 분화한다. 고환은 서서히 내려가고, 출생 시에는 음낭 속으로 들어간다.

여성의 경우 임신 초기에 안드로젠 샤워는 일어나지 않는다. 그 결과 볼프관이 퇴화하고, 뮬러관이 자궁관과 자궁 등으로 분화한다.

생식

여성의 월경 주기

POINT

- 성숙기의 여성은 월경 주기마다 임신을 위한 준비를 하고 있다.
- 난포기는 난포와 난자의 성숙과 자궁속막의 증식이 일어난다.
- 배란은 뇌하수체의 황체형성호르몬의 자극에 의해 일어난다.

난자가 성숙해 자궁속막이 증식하는 난포기

월경이 시작된 날부터 다음 월경 시작 전날까지를 **월경 주기**라고 하며, 난포에서 난자가 튀어나오는 배란을 경계로 전반의 **난포기**와 후반의 **황체기**로 나눌 수 있다.

난포기는 배란을 위해 난포와 **난자**를 성숙시키고, 수정란이 착상하는 이불이 되는 **자궁속막**을 **증식**시키는 기간이다. 난자가 되는 세포는 출생 시에 이미 난소의 원시난포 속에 있으며, 휴지 상태가 되어 있다. 난포기에 뇌하수체의 **난포자극호르몬**과 난포의 **에스트로젠**이 작용하면 원시난포 중 몇 개 정도가 성숙해 간다.

자궁의 내측을 덮는 자궁속막은 **수정란**이 착상하기 위한 이불이 된다. 월경으로 자궁속막의 기능층이 벗겨지면, 남은 바닥층이 난포호르몬의 작용으로 증식해 새로운 기능층을 형성해 두꺼워져 간다.

배란의 구조와 황체의 작용

난포와 그 속의 난자가 충분히 성숙했을 즈음 뇌하수체에서 **황체형성호르몬**(LH⇒P.212 참조)이 단숨에 분비되고(LH 서지라고 한다), 가장 성숙한 난포에서 난자가 튀어나오는 **배란**이 일어난다. 즉 1회의 월경 주기에서 배란되는 난자는 원칙적으로 1개뿐이다.

배란된 후의 난포는 **황체**로 변화해 에스트로젠에 더해 **프로제스테론**을 분비하게 된다. 프로제스테론은 수정란의 착상에 대비해 **자궁속막**에 글리코겐과 지질 등을 축적시키는 동시에, 젖멍울 모양으로 푹신푹신한 상태로 충실하게 한다.

시험에 나오는 어구

난포기
월경 시작에서 배란까지의 기간. 난포에서 에스트로젠이 분비되고 난포와 난자가 성숙해 자궁속막이 증식, 두꺼워진다.

배란
뇌하수체의 황체형성호르몬(LH)의 LH 서지에 의해 성숙한 난포에서 난자가 튀어나오는 것을 말한다. 배란되는 난자는 원칙적으로 1개뿐이다.

황체기
배란 후부터 다음 월경이 시작되는 전날까지를 말한다. 14일±2일 정도이다. 배란한 후에 난포가 황체로 변화, 황체에서 프로제스테론이 분비되고 자궁속막이 충실해진다.

키워드

원시난포
난자를 만드는 감수분열(P.24 참조)이 도중에 멈춘 상태의 난자가 들어간, 이른바 미성숙한 난포이다. 여자는 출생 시에 이미 원시난포를 난소에 가지고 있다.

에스트라디올
에스트로젠의 일종이다. 에스트로젠에는 에스트론, 에스트라디올, 에스트리올이 있다.

월경 주기와 호르몬

월경 주기와 호르몬의 관계는 다음과 같이 되어 있다.

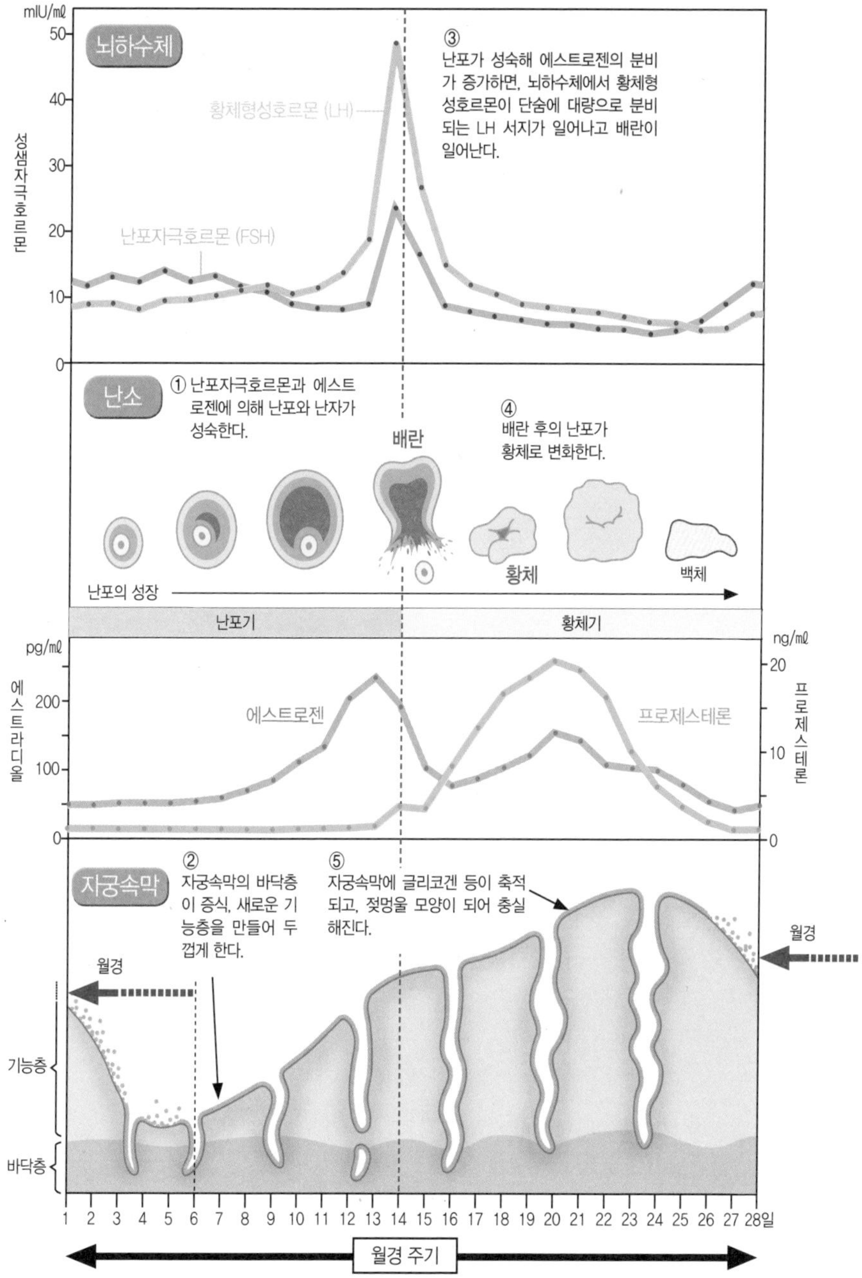

생식

남성의 생식 기능

POINT

- 정자는 곱슬정세관에서 만들어지고, 부고환에서 성숙해 정관에서 대기한다.
- 정자는 사춘기에서 노년기까지 계속 만들어진다.
- 정액에는 정낭, 전립샘, 요도망울샘에서 나온 분비액이 섞인다.

정자는 고환의 곱슬정세관에서 만들어진다

정자는 고환의 **곱슬정세관**(P.227 참조) 속에서 끊임없이 만들어지고 있다. 곱슬정세관의 내벽에는 정자의 기초가 되는 **정조세포**가 늘어서 있으며, 사춘기부터 노년기에 이르기까지 분열 · 증식을 계속하고 있다. 정조세포는 차례로 **감수분열**(P.24 참조)을 해 **일차 정모세포**, **이차 정모세포**, **정모세포**로 변화하고, 마지막으로 꼬리를 가진 정자가 된다. 정자는 1일에 3000만 개나 만들어지고 있다고 알려져 있다.

■ **정자가 만들어지는 과정**

정조세포에서 운동 능력을 가진 정자가 만들어지는 과정은 다음과 같다.

① **정조세포**가 **감수분열**해 생긴 세포는 곱슬정세관의 내강측에 밀려 나간다.

② 둥근 정모세포가 꼬리를 가진 **정자세포**로 변태한다. **정자세포**는 아직 운동 기능이나 수정 능력을 가지고 있지 않다.

③ 정자세포가 뒤에서 밀리듯이 또는 관의 운동에 의해 **부고환**으로 이동한다.

④ 정자세포는 부고환에서 나오는 분비물에 의해 운동 기능이나 수정 기능을 획득해 성숙한 정자가 된다.

정액의 성분과 통과 루트

완성된 정자는 부고환에서 **정관**으로 이동해 사정까지 거기서 대기한다. 성적 흥분이 높아져 **사정**이 일어나면 정자는 정관에서 **정관팽대부**, 전립샘을 가로지르는 **사정관**을 거쳐 **요도**를 통해 밖으로 나온다. 그 도중에 **정액**에는 **정낭액**이나 **전립샘액**, **요도망울샘**의 분비물이 섞인다.

시험에 나오는 어구

부고환
고환의 상후부에 있는 가늘고 긴 기관으로, 곱슬정세관에서 이어지는 고환날세관과 부고환관이 꾸불꾸불 가득 차 있다. 부고환관 벽 세포에서 분비되는 물질이 미성숙한 정자를 운동 기능이나 수정 기능을 가진 정자로 변화시킨다.

키워드

정액
정자에 정낭액, 전립샘액, 요도망울샘의 분비물이 섞인 것이다. 성적 흥분이 높아지면, 방광 출구의 속요도조임근이 닫히므로 소변은 정액에 섞이지 않는다.

메모

무한한 정자
여성의 경우 난자의 기초가 되는 세포는 출생 시에 이미 준비되어 있으며, 배란할 수 있는 난자의 수에는 한계가 있다. 그러나 남성의 경우는 정자의 기초가 되는 정조세포는 노년기가 되어도 증식을 계속해 정자의 수에는 한계가 없다.

정자의 형성과 정액의 루트

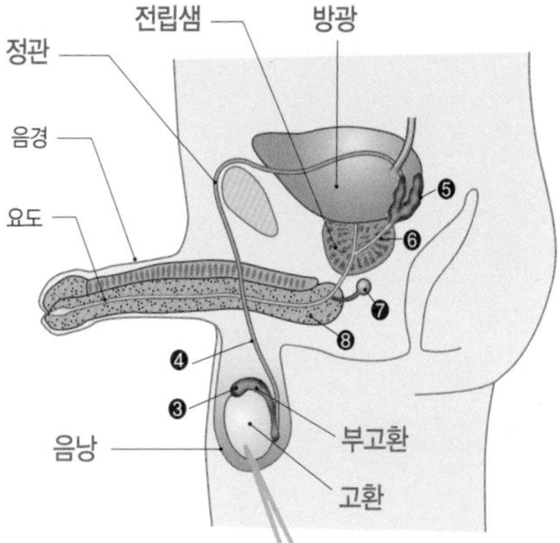

❶ 정조세포가 감수분열을 한다.

❷ 둥근 정모세포가 정자세포로 변태한다.

❸ 정자세포가 부고환으로 이동해 성숙한다.

❹ 정자는 사정까지 정관에서 대기한다.

❺ 정낭액이 섞인다.

❻ 사정관에서 전립샘액이 섞인다.

❼ 요도망울샘의 분비물이 섞인다.

❽ 후부요도나 주위의 뼈대근육 수축으로 사정이 일어난다.

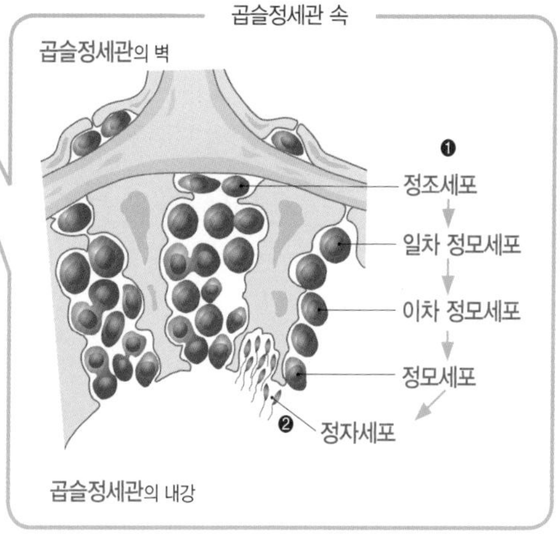

정자의 구조

고환의 곱슬정세관에서 정조세포로부터 만들어진다. 1개의 정조세포에서는 256개의 정자가 생긴다. 정자는 미토콘드리아에서 만들어지는 에너지로 꼬리부를 움직여 헤엄치는 기능을 가진다.

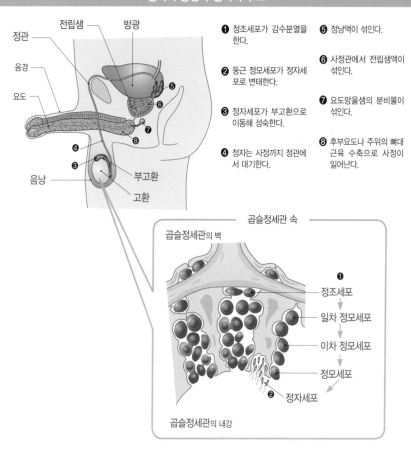

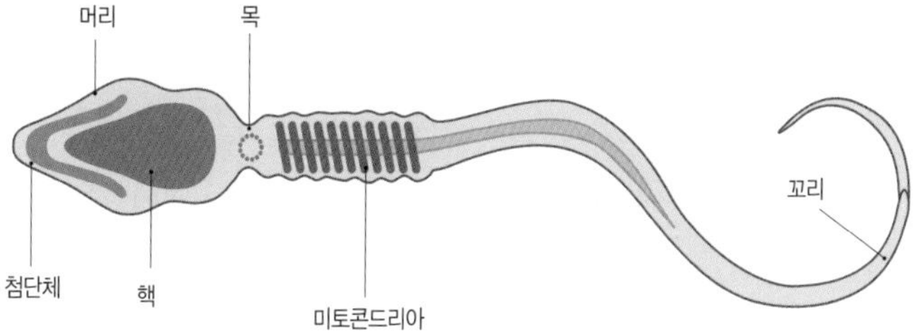

생식

수정과 임신의 성립

POINT

- 난자와 정자는 자궁관팽대에서 만나 수정이 일어난다.
- 질에서 난자까지의 경쟁을 이겨낸 1개의 정자만이 수정할 수 있다.
- 수정 후부터 7일쯤에 수정란이 자궁속막에 착상, 임신이 성립된다.

수정은 자궁관팽대에서 이루어진다

체세포 절반의 DNA를 가진 난자와 정자의 핵이 합체해, 몸의 모든 세포의 기초가 되는 1개의 **수정란**이 만들어지는 것을 수정이라고 한다.

수정은 여성의 **자궁관팽대**에서 일어난다. 난소에서 배란된 난자는 **자궁관술**에 잡혀 팽대로 이동한다. 한편, **사정**에 의해 질에 방출된 **정자**는 자력으로 헤엄쳐 **자궁목관**, **자궁안**을 통과해 **자궁관**으로 전진, 자궁관팽대를 향한다. 한 번에 방출되는 정자의 수는 억 단위이지만, 도중에 길을 잃거나 힘을 다해 도태되거나 하기 때문에 자궁관까지 도달할 수 있는 것은 몇백 개 정도, 난자가 있는 곳까지 도달하는 것은 **수십** 개라고 알려져 있다.

난자가 있는 곳에 도착한 정자는 일제히 난자에 매달리고, 첨단체에서 효소를 내 난자 주위를 둘러싸고 있는 **투명층**을 녹여 머리를 집어넣으려고 한다. 그리고 경쟁을 이겨낸 1개의 정자가 난자에 침입하면, 주위의 투명층이 변화해 강력한 배리어가 되어 다른 정자의 침입을 방해한다.

수정란은 자궁속막에 착상한다

자궁관팽대에서 생긴 수정란은 자궁관벽에 나 있는 섬모의 움직임과 자궁관의 연동운동에 의해 자궁안으로 운반되어 간다. 그 사이에 수정란은 세포분열을 반복해 자궁안에 도달할 쯤에는 내부에 체액을 넣은 공간을 가진 **주머니배**가 된다. 수정란은 수정 후 7일쯤에 자궁안에 도달, 자신이 방출하는 효소로 자궁속막을 녹이고 들어가 **착상**한다. 이것으로 **임신이 성립**하고, 여기서 태아가 성장해 간다.

시험에 나오는 어구

수정
난자와 정자가 합체하는 것으로 자궁관팽대에서 일어난다. 정자는 첨단체의 효소로 난자 주위의 투명층을 녹여 머리를 집어넣으려고 한다. 그리고 가장 빠르게 난자에 도달한 1개의 정자만이 난자와 수정할 수 있다.

키워드

투명층
난자의 주위를 둘러싸고 있는 투명의 물질로 다당류로 이루어져 있으며, 난자를 보호하는 작용이 있다. 정자는 투명층을 녹여 난자에 침입한다.

주머니배
수정란이 세포분열을 반복해 많은 세포 덩어리인 오디배에서 내부에 체액이 들어간 주머니배공간을 가지고, 일부에 세포가 모인 구조의 배가 된 것이다.

메모

수정의 타이밍
정자의 수명은 2~3일 정도로, 더 길게 생존하는 것도 있다. 한편, 난자의 수명은 한나절에서 길어도 1일 정도이다. 즉 수정의 찬스는 상당히 적은 것이라고 할 수 있다.

배란과 정자의 여정과 수정

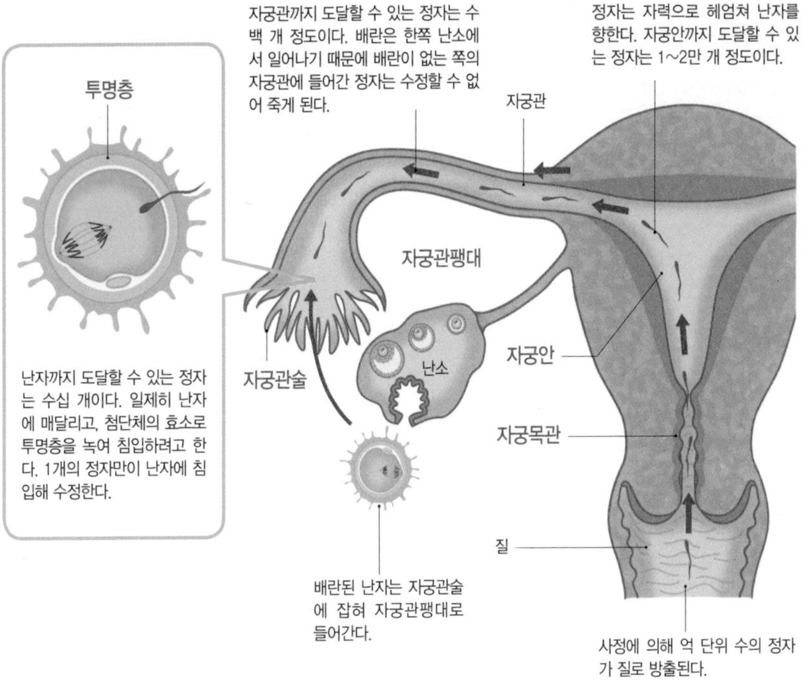

자궁관까지 도달할 수 있는 정자는 수백 개 정도이다. 배란은 한쪽 난소에서 일어나기 때문에 배란이 없는 쪽의 자궁관에 들어간 정자는 수정할 수 없어 죽게 된다.
정자는 자력으로 헤엄쳐 난자를 향한다. 자궁안까지 도달할 수 있는 정자는 1~2만 개 정도이다.
투명층
자궁관
자궁관팽대
자궁안
자궁관술
난소
자궁목관
질
난자까지 도달할 수 있는 정자는 수십 개이다. 일제히 난자에 매달리고, 첨단체의 효소로 투명층을 녹여 침입하려고 한다. 1개의 정자만이 난자에 침입해 수정한다.
배란된 난자는 자궁관술에 잡혀 자궁관팽대로 들어간다.
사정에 의해 억 단위 수의 정자가 질로 방출된다.

수정에서 착상까지

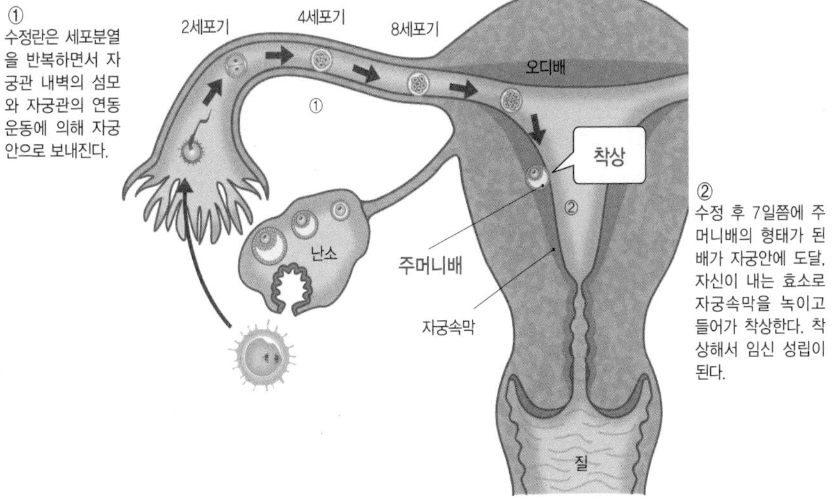

①
수정란은 세포분열을 반복하면서 자궁관 내벽의 섬모와 자궁관의 연동운동에 의해 자궁안으로 보내진다.
2세포기
4세포기
8세포기
오디배
①
착상
②
난소
주머니배
자궁속막
②
수정 후 7일쯤에 주머니배의 형태가 된 배가 자궁안에 도달. 자신이 내는 효소로 자궁속막을 녹이고 들어가 착상한다. 착상해서 임신 성립이 된다.
질

한글 찾아보기

한글 찾아보기

영어 찾아보기

영어 찾아보기

그림으로 이해하는 인체 이야기

생리학의 기본

2021. 9. 8. 초 판 1쇄 인쇄
2021. 9. 16. 초 판 1쇄 발행

감 수 | 나카시마 마사미
감 역 | 윤관현
옮긴이 | 김정아
펴낸이 | 이종춘
펴낸곳 | BM (주)도서출판 성안당
주소 | 04032 서울시 마포구 양화로 127 첨단빌딩 3층(출판기획 R&D 센터)
10881 경기도 파주시 문발로 112 파주 출판 문화도시(제작 및 물류)
전화 | 02) 3142-0036
031) 950-6300
팩스 | 031) 955-0510
등록 | 1973. 2. 1. 제406-2005-000046호
출판사 홈페이지 | **www.cyber.co.kr**
ISBN | 978-89-315-8970-2 (03510)
978-89-315-8977-1 (세트)
정가 | 16,500원

이 책을 만든 사람들
책임 | 최옥현
진행 | 최동진
본문 · 표지 디자인 | 신묘순
홍보 | 김계향, 유미나, 서세원
국제부 | 이선민, 조혜란, 권수경
마케팅 | 구본철, 차정욱, 나진호, 이동후, 강호묵
마케팅 지원 | 장상범, 박지연
제작 | 김유석

편집: 유한회사 view기획(노아키 마키코, 이토 노리히데) | 커버디자인: 이세 타로(ISEC DESIGN INC.)
본문디자인: DTP 사노 유미코 | 집필협력: 스즈키 야스코
일러스트: 아오키 노부토, 이케다 토시오, 칸바야시 코지